醫道鏡詮

香港道醫文化史略

醫道鏡詮

中華書局

前言

香港開埠以來，港英政府對中醫藥界實施不約束、不監管的態度，任由中醫藥業界自律地發展成長，在香港這片中西文化相互交流的地方，傳統中醫藥不但未受西方醫學影響而改變，反而能完整保留其精髓。多年來幸有一批充滿熱誠的業界人士和社團，默默耕耘，以不同方式，包括舉行展覽會、開班教授、贈醫施藥等，造就香港中醫藥業界蓬勃發展，讓業界人士各適其適、百花齊放，拼搏出香港精神，名揚海外，使香港成為中醫藥業繁盛的黃金年代。

回歸以後，1999 年香港政府通過《中醫藥條例》，將傳統民間醫療逐步推動為現代化專業醫療系統。中醫藥行業面對不斷提高的監管要求，在保障公眾健康的大前提下，業界盡力配合落實《中醫藥條例》的要求。

《中醫藥條例》通過至今已二十餘年，讓中醫藥界帶來巨大的機遇，同時也帶來衝擊，不少老牌藥舖藥廠結業，宮觀煉丹製藥消失了；還有部分醫師未能適應考試制度，導致行醫困難，影響生計。在這個背景下，許多流傳百多年的中醫藥技術面臨失傳，令人惋惜。

傳統中醫藥的歷史源遠流長，博大精深。繼承、發揚、延續，這是我們業界應當肩負的使命，教育下一代人珍視歷史。因此，筆者與中醫藥界的行家在多年前發起，編輯一部關於香港道醫、中醫藥的專書，盡力保存相關的文化史略，期間尋尋覓覓、多方探索，不時遇上冷嘲熱諷，加上門戶分歧，彼此自我標榜，總之是非不絕、阻撓重重，辛酸之處不足為外人道。

筆者幸蒙業界前輩、宮觀同道仗義支持，始得堅持至今，經年餘時間整輯成書，名為《醫道鏡詮：香港道醫．中醫．中藥文化史略》，以道醫、中醫及中藥三者為核心，如實呈現香港近二百年來由傳統中醫藥到現代專業管理的發展歷程，並旁及相關的行業文化。本書堅持呈現香港好醫好藥的故事，不標榜個人或寶號，不作宣傳與廣告，務求中肯，實話實說，所引述資料，均為親身採集及考證，客觀可信，有理有據的史實。

本書分為三卷：《道醫卷》概述香港民間醫療系統及宮觀提供獨有醫療、製丹藥技術和贈醫藥服務情況。卷末附有本港道醫藥大事年表，呈現本地居民由應用傳統道醫技術療治，按時間進程，記錄宮觀、民間醫療、中醫及中藥發展，方便讀者掌握歷史源流梗概；《中醫卷》概述本地中醫由個體到群體的歷程，旁及百多年來傳統中醫學習的轉變，卷末附有中醫團體簡史；《中藥卷》以香港中藥貿易為集散地，呈現中外參茸、燕窩、藥材、成藥供應鏈與行業文化，同時展現香港養生保健文化及產業的發展。卷末附有香港中藥業界商會與組織沿革；全書〈結語〉扼要總結香港道醫、中醫業、中藥業在近二百年間之發展歷程與意義。

業界長期努力爭取提升香港中醫藥的地位，希望本書能夠加強社會大眾對傳統中醫藥的認受性，為中醫藥業界迎來更大的新機遇！筆者僅就能力所及的範圍，盡力搜羅各種資料，雖不能說十全十美，但已勾勒香港道醫、中醫、中藥源流之完整輪廓及價值。

最後，感謝歷來支持編訪工作的宮觀道侶、中醫藥業界前輩和學者，以及所有曾經提供協助的友好，謹致衷心感謝。筆者希望承先啓後，引起後世繼往開來的胸懷，傳承道醫、中醫、中藥傳統文化的一點光，連綿不絕。

項目執行人

林久鈺　羅偉強

序一

中醫藥是中華文化的主要構成部分，也是今日中華民族和平復興的重要元素。從人類活動的模式和脈絡回顧中華文化的形成，中醫藥比其他文化部件有着更長遠的淵源；中醫藥源自生活，與中華民族的歷史同出一源，並同步在今天走上復興的道路。

在世界醫療發展的歷史之中，中醫藥是一個系統圓滿並且有自我更新能力的醫療體系。中醫有理論，有實踐，有傳承，有文獻，有醫案；中藥有科學實證，有精密的科類體系，有嚴格的製煉要求。在西醫藥通過軍政力量確立其主導全球的影響力之前，中醫藥曾經跟隨中華文化走到世界醫學的頂峰，為中華民族以及全球人民的健康作出重大的貢獻。

十九世紀以來，中華大地曾經長時期被西方帝國主義踐踏；在絕望的日子裏，炎黃子孫之中不少有識之士竟然提出放棄中華文化，以便汲取西方的文化養分，使中國重新走向富強。在這種歷史迷津之中，中醫藥一度在摒棄之列；所幸天意昭彰，新中國成立之後中央政府大力推動中西醫結合的公共衛生政策，中醫藥自此在中華大地再現生機。

香港自百多年前開埠即形成華洋雜處的局面，中西醫各司其職，各領風騷。1870 年東華醫院成立，成為香港以至中國的第一家中醫院，也是推動中醫藥走向現代化的一個難得的機遇。可惜一場鼠疫改變了東華發展中醫藥的命運，也塑造了此後香港中醫藥邊緣化的現實。在此後的一段長時期內，香港中醫藥的典型操作模式是中醫師在藥材舖掛單，以各師各法的醫術服務市民。

九七回歸為香港的中醫藥創造了光明的生機。儘管業界的發展仍然受制於西醫主導的框架，但中醫藥已逐步走上規範化的發展。2003 年的沙士一役，東華三院率先在香港推行中西醫結合的治療方案，成績斐然。今日的香港經歷了新冠肺炎持續兩年的煎熬，竟然在第五波疫情來襲的困境中為全民上了寶貴的一課;大家都切實認識到中醫藥抗疫的奇效，政府更大手引入中藥全城派發。這是中醫藥創造的奇跡，希望香港社會能夠借此良機，進一步落實中醫藥發展的勢頭。

本書是林久鈺和羅偉強兩位執行人的奇書，記錄了道家、道教與中醫藥的淵源，並以圖文細說香港道醫的神秘面貌和發展足跡，條分縷析，兼具高度學術水平和閱讀興趣，難能可得。回顧百多年來中醫藥在香港走過的曲折道路，本書既是過去的總結，也是未來的展望，值得關心中醫藥和中國文化的讀者細閱。

劉智鵬

序二

中醫中藥，華夏文明，源流五千餘載，傳播百餘國家。上古有《黃帝內經》、漢代有《傷寒雜病論》；神農遍嚐百草，開啟醫藥；李時珍著《本草綱目》，收載藥物 1800 餘種，對世界醫藥貢獻殊多。中醫中藥博大精深，乃中華民族之瑰寶。

香港地處嶺南，自古以來傳承中醫中藥。開埠之後，中西文化交匯，地理位置得天獨厚。二十世紀七十年代，中醫中藥發展達到高峰，中藥材零售商達二千餘家。香港成為全球中藥貿易之集中地，巨額中藥轉口貿易促進香港中醫之發展及經濟繁榮。

醫乃仁術，香港中醫藥界一直以來十分注重慈善服務，悲天憫人，心繫蒼生，宮觀和慈善機構保持緊密聯繫，為貧苦大眾及需要幫扶者贈醫施藥，懸壺以濟世為懷，施者不圖回報，不求揚名，但求低調，雪中送炭，情深義重，感人事蹟不計其數，大多不為外界所知。惟恐斗轉星移，歷史湮沒，以致滄海遺珠，甚為可惜。及見於此，中藥界翹楚羅君偉強聯同業界精英發起編寫香港中醫藥歷史文化專著，記錄香港中醫中藥之逸聞好事。兩年多來，羅君遍訪港九新界，尤其高陞街內諸寶號，尋訪宮觀、中藥廠、慈善社團等，擘劃鉤沉，焚膏繼晷，幾經曲折，終於告成。洋洋大觀，呈現香江中醫藥之百年滄桑，此亦史無前例也。嘗聞盛世編書，聚前賢之輝光，記中醫藥之輝煌，冀傳統之不墜，更施惠於港人健康，此功莫大焉！德亦莫大焉！今《醫道鏡詮：香港道醫．中醫．中藥文化史略》編成付梓，敢竭鄙誠，爰之為序。

霍宗傑先生

香港中藥聯商會榮譽會長

序三

為了弘揚中華民族文化，廣泛傳播和充分利用中醫藥這份寶貴遺產，滿足廣大中醫藥工作者讀書、臨證的需要，邀請有關專家學者，在傳世的近萬種中醫古籍中，經過反復論證，嚴格篩選，集各家之所長，《醫道鏡詮：香港道醫 · 中醫 · 中藥文化史略》在2022年正式出版。

此書的出版無論對中醫藥業界、學術界和普羅大眾都得益良多，而且對於香港的中醫藥教育具有重要且深遠的意義。中醫藥學源遠流長，有文字記載的歷史已達到5000年，而無文字記載的歷史不可勝數。據統計，我國歷代使用過的和正在使用的中藥品種，竟有近萬種之多。當瘟疫肆虐、疾病纏身之時，先輩們與病魔抗爭，不屈不撓，才獲得了大量的醫藥經驗和知識，有了豐富的本草論著，這是一大筆寶貴的遺產。今天，中醫藥無論是其應用經驗，還是其理論系統，在當今世界各民族傳統醫藥中都是無與倫比的，我們當為此感到驕傲和自豪。香港的中醫藥使用歷史也可追溯至千百年前，《醫道鏡詮：香港道醫 · 中醫 · 中藥文化史略》一書博古論今，整理記載了自1841年英軍登陸香港島至今的詳盡素材，讀者朋友們在了解歷史的同時，對今日的生活工作也有所幫助。香港雖然很少種植中藥材，但中藥材的進出口銷售額卻在全國首屈一指，另外香港亦擁有眾多著名的中醫藥老字號品牌，這些老品牌在香港落地生根，不僅很好的保留至今，而且還再不斷發揚光大，將銷售和影響力輻射全國甚至全世界。所以在大灣區中醫藥發展的整套計劃中，香港的地位無可取代。與此同時，香港中醫藥業界的同道也有共識，希望眾志成城，將香港打造成為大灣區的中醫藥中心。

《醫道鏡詮：香港道醫 · 中醫 · 中藥文化史略》一書以香港本地為中心，搜尋整理有關民生、健康、中醫、中藥發展歷史等內容，以時間為主線，共分為《道醫篇》、《中醫篇》、《中藥篇》等三個篇章，處處見證前輩們艱苦奮鬥、開創燦爛事業的事跡，為香港中醫藥界留下光輝足跡。《醫道鏡詮》由香港開埠初期近百年中醫藥發展的故事一路梳理挖掘，當中涉及港英時代的中醫藥業界的生存與營商環境、道醫在港贈醫施藥造福大眾實況故事及香港現代中醫藥的發展及前景展望等。每個部分又列舉多個實況故事，圖文並茂，引人入勝。從整體上看，每一章節既是香港該段歷史的選粹，又是研究該段歷史當中中醫藥的文獻通鑒，具有永久的收藏和使用價值。

《醫道鏡詮：香港道醫 · 中醫 · 中藥文化史略》資料全面詳實、論述透切，條理清晰，通俗易懂。體現了科學性、系統性、實用性、可讀性的有機結合，使社會不同界別、不同層次的讀者都可以從中獲益，實為佳作。

詹華強教授

香港科技大學生命科學部 講座教授

香港科技大學中藥研發中心 主任

深圳市可食用及藥用資源研究重點實驗室 主任

香港中醫藥生物科技聯會 會長

編委會

目錄

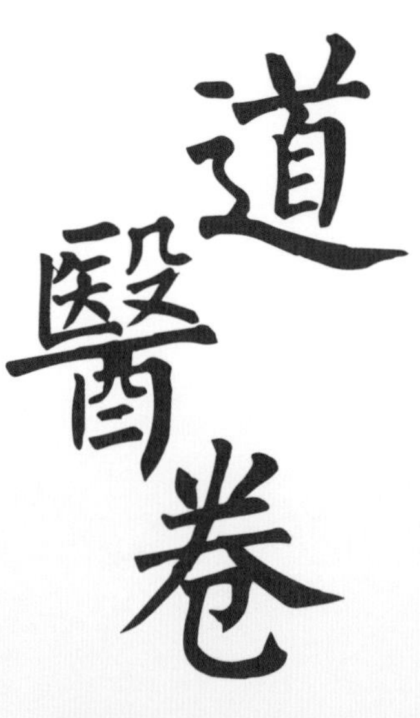

全書簡錄

第一冊　道醫卷

第二冊　中醫卷

第三冊　中藥卷

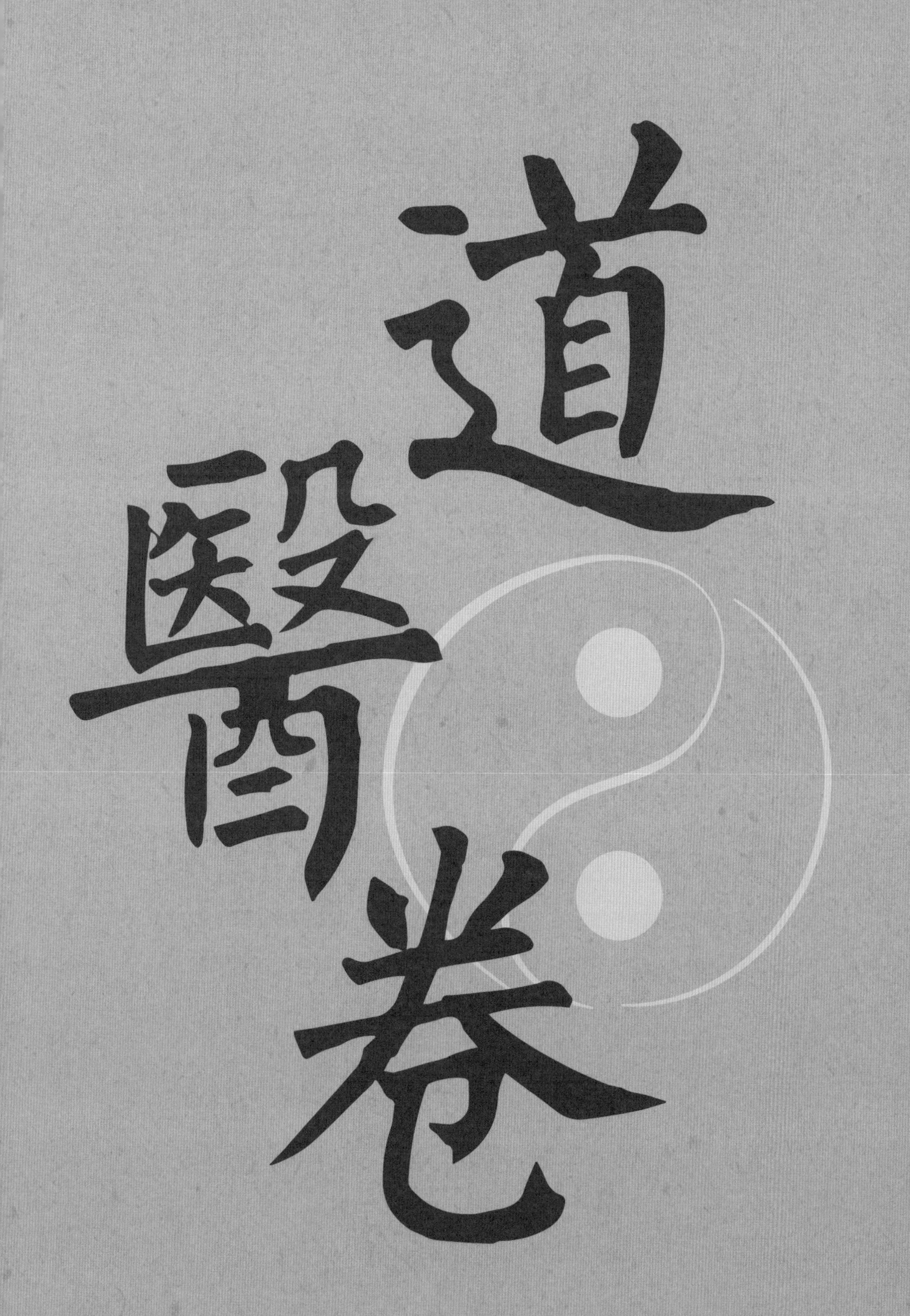
道醫卷

第一章
香港之道醫發展

◎ 前言　道醫源流概況

「道」，是指沿天地法則（道）之學，上古之「巫」，按其規則，替人療病治痛，故統稱為道醫，亦為漢醫藥起源。巫、祝又稱為巫覡，可以追溯至一萬年前的遠古時代。古之「巫」（女性）、「覡」（男性），以媒介身份，肅事神明，通過超自然力量與天地溝通，有治療疾病的能力。

進入三皇五帝時代，奉神道設教，具初步綜合性結構，包括運用超自然力量精神層面的祝由治療，相容各地方草藥理療，以及人的身體內外經脈應化診療。到了漢代，道教正式成立，吸收了巫覡數千年來累積的經驗，承天符咒錄而啟人道之教，寫經造典，系統分科，設定教義規則，按不同科範闡教，其執行者，稱為「道士」。而在道教分科中，主理治病者，稱為「道醫」，由道士及「向外求道」者弘揚發展，衍生醫學流派，經歷代歸納總結，成就了多個學說及經典，對後世醫學、養生、金丹修煉，具有非常重要的貢獻。

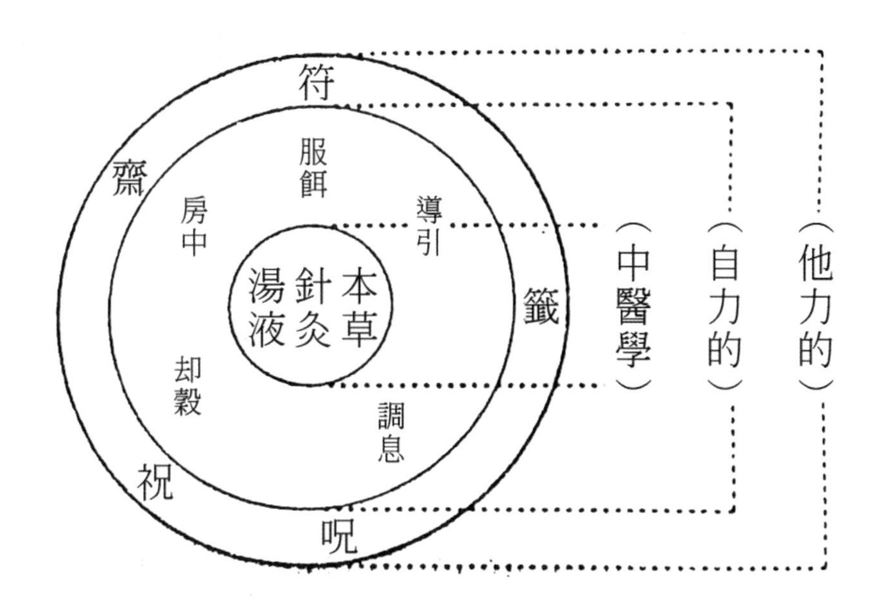

‥道教醫學的構成（吉元昭治，1990）

道、醫、藥發展解圖

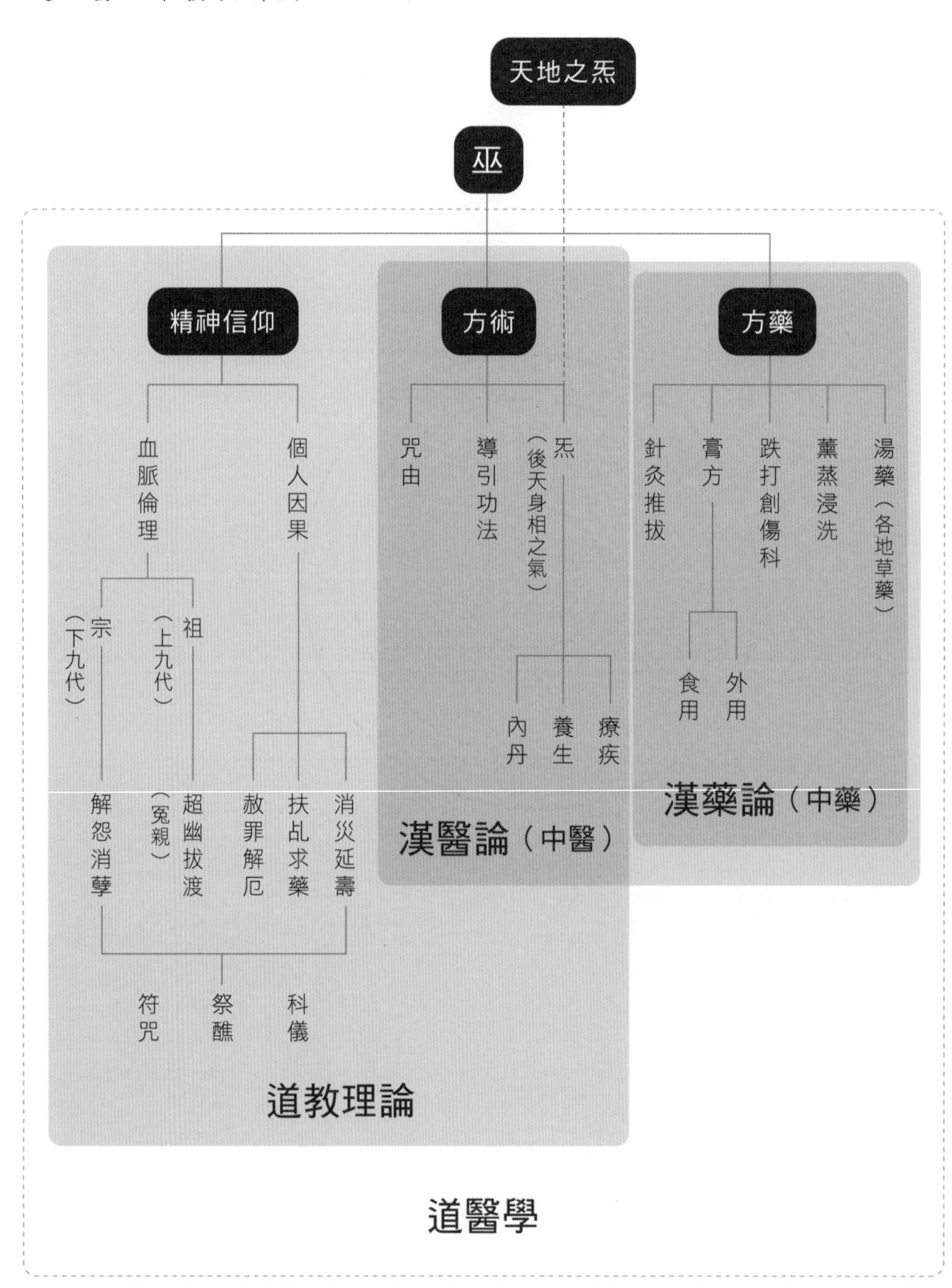

‥林久鈺道長構圖

道醫藥主要經典根據（精錄）

1）精神信仰

1.1　解怨消孽

- 《元始天尊説東嶽化身濟生度死拔罪解寃保命玄範誥呪妙經》
- 《關燈散花科》
- 《觀音消孽教》

1.2　超幽拔渡

- 《太極靈寶濟煉科儀》
- 《先天斛食濟煉幽科》
- 《玄門破獄科》

1.3　赦罪解厄

- 《呂祖無極寶懺》
- 《玉皇宥罪賜福寶懺》

1.4　消災延壽

- 《清微禮斗科》
- 《太上靈寶天尊禳災度厄經》

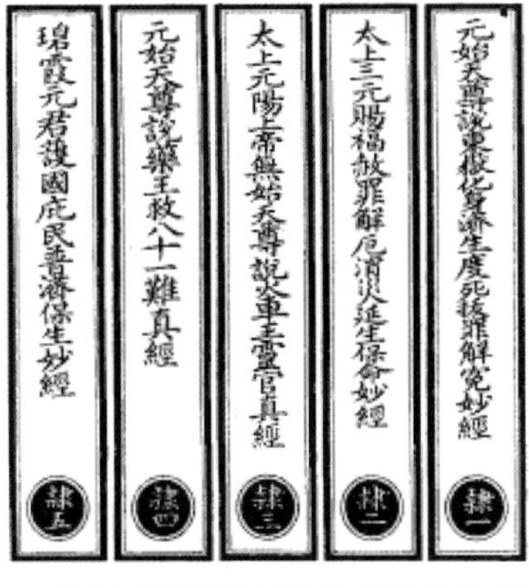

‥《元始天尊説東嶽化身濟生度死拔罪解寃保命玄範誥呪妙經》

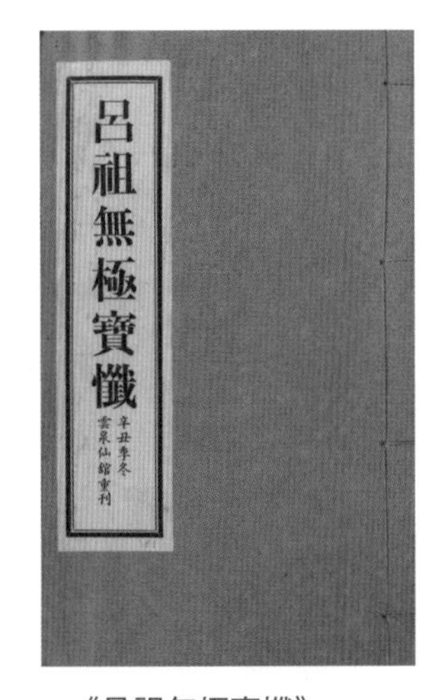

‥《呂祖無極寶懺》

2）方術

2.1 咒由

- 《黃帝內經・素問》～軒轅黃帝
- 《祝由十三科》

2.2 導引功法

- 《導引養生圖》～陶弘景
- 《馬王堆導引圖》
- 《引書》

2.3 炁（後天身相之氣）

2.3.1 內丹

- 《黃庭經》～魏華存夫人
- 《抱朴子》～葛洪
- 《太乙金華宗旨》～呂洞賓

2.3.2 養生

- 《難經》～扁鵲
- 《彭祖壽經》～彭祖

2.3.2 療疾

- 《肘後備急方》～葛洪
- 《補闕肘後百一方》～陶弘景

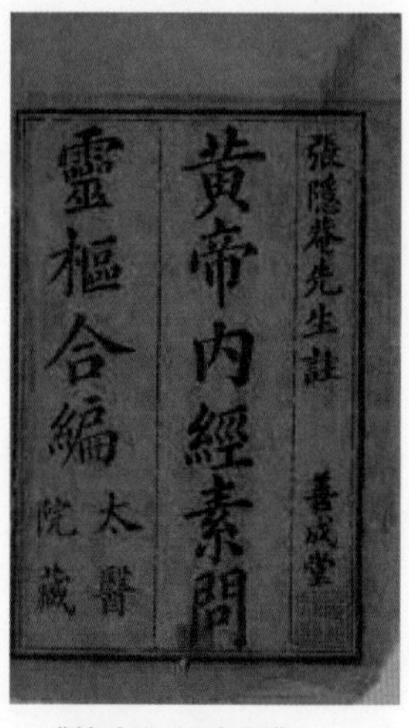

‥《黃帝內經素問》

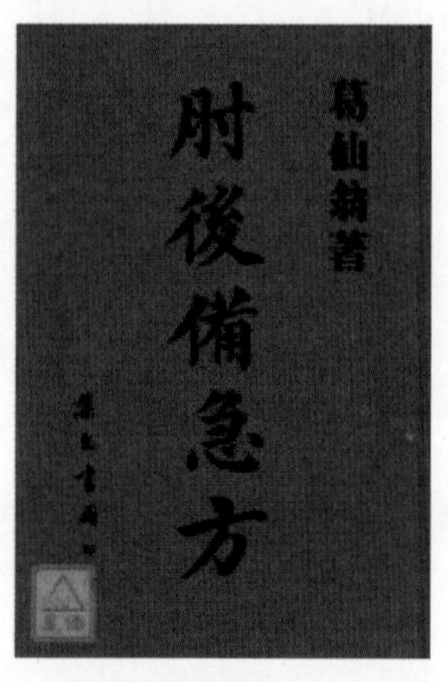

‥《肘後備急方》

3）方藥

3.1 針炙推拔

- 《黃帝內經・靈樞》～軒轅黃帝
- 《針灸甲乙經》～皇甫謐

3.2 膏方

- 《千金要方》～孫思邈
- 《跌打損傷神方》

3.3 跌打創傷科

- 《青囊書》～華佗
- 《洗冤錄》～宋慈

3.4 薰蒸浸洗

- 《溫熱論》～葉天士
- 《傷寒論》～張仲景

3.5 湯藥

- 《本草經集注》～陶弘景
- 《本草綱目》～李時珍
- 《金匱要略》～張仲景

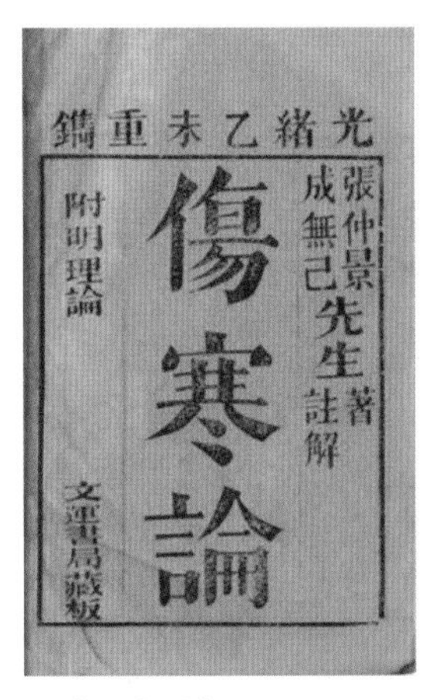

‥《傷寒論》

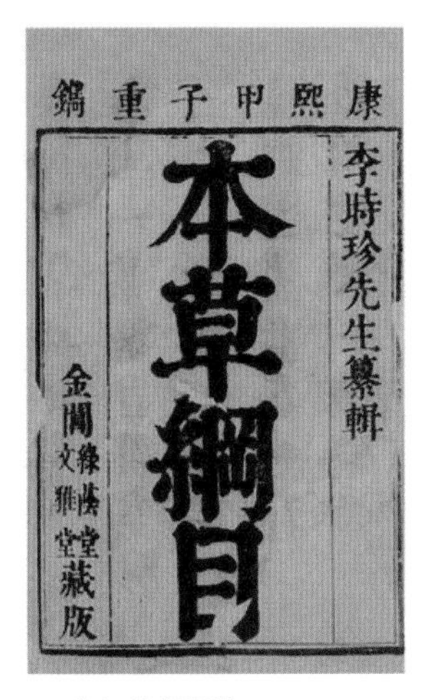

‥《本草綱目》

道醫學理論分為三個範疇，包括精神信仰、方術及方藥。施行道醫者，需要具備敏銳的洞察力，包括了解當下社會時勢及病人的心理質素和需求，治病時也要秉持盡性至命、以道事醫、以醫了道的思想，以道、法、體、術、用、證的順序方式進行適切治療及護養，確保患者自然清靜和了解精神的平衡變化。透過經驗累積及結合傳統哲學，從而衍生多個法藥系統。物質層面的使用技術也有所提升，使人體由經脈學，提升至經絡陰陽五行應化辨症、對症診治。經過朝代更迭和不同地域而發展出各種方式，將廣義精神、意識、物質互相聯繫，配合傳統理論而融入生命形態，再結合近世文明的有形物質輔助，以救死扶傷，濟世渡人為顯法的慈悲宗旨，成為現代道醫學理論與學說的依據。

綜觀之，追溯中醫源流實始自巫醫體系，經數千年之實踐經驗，從而累積了對人體機能與病理因素的理解，另開發展路徑，較注重解決病者在物理層面的疾病問題。中醫，本稱「漢醫」，着重人體為陰陽五行的整合，運用「漢藥」或「漢方」等道地藥材，為患者辨證施治，提供綜合治療。現代中醫學經過演變，形成各種專科，從病人醫療角度而言，醫師注重療治物理性質的病痛，而不會深入至宗教（精神）層面。相對而言，漢醫以物理變化為核心，故必須對宇宙四時氣候轉變有深刻認知，從而產生有實證的中藥理論。

◎ 一、近代廣東道脈南移與香港道醫發展

鴉片戰爭後，中國陷入數千年未有之大變局，遭逢內憂外患，清末光緒年間，廣東一帶疫症頻生，健康成為當時國民的心願，促使道教在嶺南一帶迅速崛起。根據文獻記載，1875 年至 1911 年是各類疫症出現的高峰期，三十六年間共達六百多次，而大規模瘟疫佔一百多次。[1] 在這種背景下，各派道堂紛紛在廣州成立，以道濟世，較著名者包括有省躬草堂、普濟壇、亦鶴樓等，提供道教醫療服務，並編有多種醫方及善書，包括《善與人同錄》、《呂祖靈籤圖解》、《黃大仙良方》、《博濟仙方》等，以解救國民於水火之中。根據《關帝明聖經全集》對廣東的描述：「光緒甲午（1894），廣東疫症盛行，各省市民焚香供誦《真經》，驅邪逐疫，應驗如響，有設壇請乩者。」[2] 與此同時，由於西風東漸萌生，國人有反迷信運動的思潮趨勢。洋務派主要代表人物張之洞著有《勸學篇》及維新變法主要發起人康有為提出的「廢廟辦學」，主張摒棄佛、道二教，將大部分佛道寺觀改建為學校，間接為「廟產興學」揭開序幕。[3] 直至 1912 年清朝覆亡，革命者建立中華民國，終止了中國二千多年的帝制時代。新政府在 1920 年代實行「反迷信運動」，頒佈多種破除迷信方案，包括「神祠存廢標準」、「嚴禁藥籤神方乩方案」、「廢除卜筮星相巫覡堪輿辦法」、「取締經營迷信物品業辦法」，一概將仙丹、藥籤、神方、扶乩等全部禁

1 游子安：〈博濟仙方 ——清末以來嶺南地區仙方、善書與呂祖信仰〉，《中國科技史雜誌》，第 32 卷，2011 年，頁 49。

2 《關帝明聖經全集》，總頁 407，載於游子安：〈敷化宇內：清代以來關帝善書及其信仰的傳播〉，《中國文化研究所學報》，第 50 卷，2010 年，頁 234。

3 劉延剛：〈現代化處境中的民國道教〉，《弘道》，2008 年第 3 期，頁 63。

止，引至廣東道教發展迅速陷入低潮。[4]

再經歷中日戰爭、國共內戰，在新中國成立後，1950 年代設立國務院宗教事務局，主張只能師徒傳授，不能公開展示。可見正因為近代內地政策及風氣，對傳統宗教的禁制，迫使道脈南移至當時的英國殖民地——香港。

當時港英政府對華人傳統文化採取較寬容態度，加上香港的急速發展，配合粵港交通與商務活動往來頻繁，內地道堂順勢紛紛遷往香

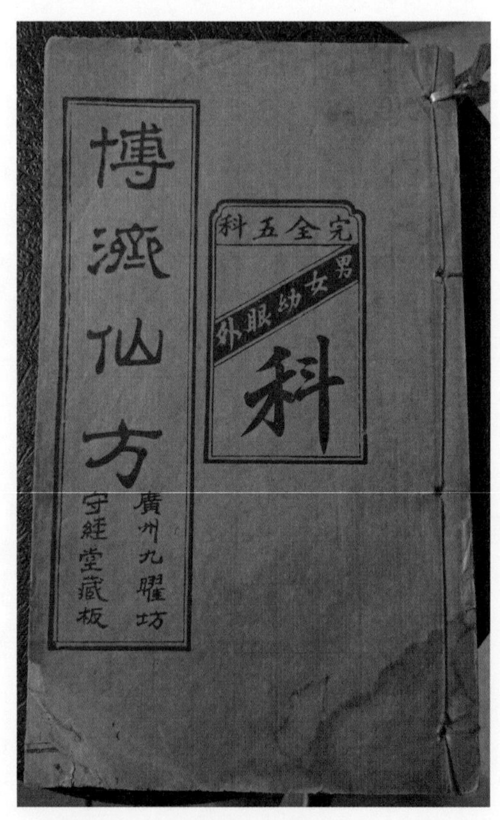

‧《博濟仙方》（香港道德會藏）

4 岳永逸：〈教育、文化與福利：從廟產興學到興老〉，《民俗研究》，2015 年第 4 期，頁 124-133。

港，為本地道教發展創造新里程。1883 年，道教羅浮山道士羅元一與源顯芝、源作舟、呂景輝等道友，在大嶼山鹿湖合創純陽仙院，作為清修場所，成為香港較早設立的道堂。[5] 同時，一部分仙方書籍經香港印刷出版，道教信仰在香港地區漸次廣傳。

1920 年至 1940 年代，一些廣州著名道觀受「廟產興學」及反迷信運動政策波及，決定遷至香港建壇。1921 年，廣州何鶴樓在香港設立分壇「抱道堂」，崇祀鍾離祖師、呂祖、張三豐；同年，廣州黃大仙祠梁仁庵道長父子，得黃大仙降乩指示，南遷香港創立普宜壇（嗇色園）；1929 年，廣州越秀山三元宮住持麥星階，與全真龍門派道人何近愚、陳鸞楷到粉嶺探訪李道明，在雙魚洞山麓興建蓬瀛仙館；1936 年，廣州省躬草堂得廣成子降乩，開示廣州會有大變，故南遷香港建立省躬草堂；1938 年，廣東南海茶山慶雲洞弟子，在香港設茶山慶雲洞通善壇；1942 年，潮州商人周亮星建立駐憩亭，即黃大仙元清閣；1944 年，原位於廣東西樵山的雲泉仙館，因為日本攻佔西樵，主持人吳禮和道長決定南下，在香港德輔道西創立雲泉仙館。

及至戰後，香港進入重建及經濟起飛階段，然而醫療系統尚未完善，再有另一批廣東道壇遷移到香港建壇。1950 年，廣州「至寶台」在香港建立青松觀，並於 1960 年於屯門青山麒麟圍建立永久觀址；1952 年，原在東莞成立的蓬瀛閣在香港設立省善真堂。1960 年代，澳門有道侶遷來香港發展，成立了信善三分壇、六合聖室、紫闕玄觀、信善玄宮等道壇。1970 年，原在抗戰時期來港設壇的金蘭壇，遷到元朗屏山籌建聖廟，易名金蘭觀。

5　鄧家宙：《香港佛教史》（香港：中華書局，2015 年），頁 28。

到了 1980 年代，各種具規模的道堂有增無減，以非牟利慈善團體名義為社會提供服務。1980 年，十八位全真龍門派的弟子創立飛雁洞，日常開乩施法，普濟信徒。1997 年，以濟公活佛為師的林東居士，創辦東井圓佛會，在港澳提供中醫藥服務，活人無數。

考查香港較著名的道堂，有供奉黃大仙、廣成子、呂祖、北帝、譚公、茅山先師、瑤池金母等的醫藥神靈。[6] 其次，香港還有很多中、小型規模的道壇，以不同方式，在各區為善信提供道醫或中醫藥服務，數量眾多難以盡錄。[7] 回顧這一百多年來，香港道壇之所以香火鼎盛，大多與中國局勢有關，內地與香港關係密不可分。港英政府一方面對華人傳統採取放任自理的態度，長期以來，並未為普羅市民設立福利保障；另一方面，昔日華人基於對西醫的抗拒情緒及經濟考慮，每遇患疾病時，會首先選擇由中醫治療。部分宮觀提供開乩、義診與贈藥服務，對廣大市民的福祉加以照顧，正好彌補了政府醫療的不足。在此背景下，道堂作為宗教團體，除了弘揚道教，能夠讓信眾透過拜祀醫藥神靈而得到精神安慰外，修道者亦同時運用醫術知識，提供多項身心治療服務，包括扶乩問方、藥籤、祝由（術）等，以師徒制方式傳承，持續提供服務。

道醫濟世度人，更將製藥技術和贈藥服務推而廣之。為了令更多市民獲益，道醫師聯同本地中醫師，研製藥方，讓貧苦大眾可以在生病時獲得免費診治的機會；政府在醫療福利尚未完善的年代，宮觀的道醫與義診贈醫服務顯得格外重要。由於英治時期漠視華人福利，反而令傳統宗教與中醫藥界頗有自由發展的空間。

6　有關各醫療神祇的詳細資料可參閱附表。

7　有關 1990 年代以前創立的香港道堂資料，可以參考志賀市子：《香港道教與扶乩信仰：歷史與認同》（香港：香港中文大學出版社，2013 年），頁 14-16。

香港提供道醫服務的宮觀（舉例）

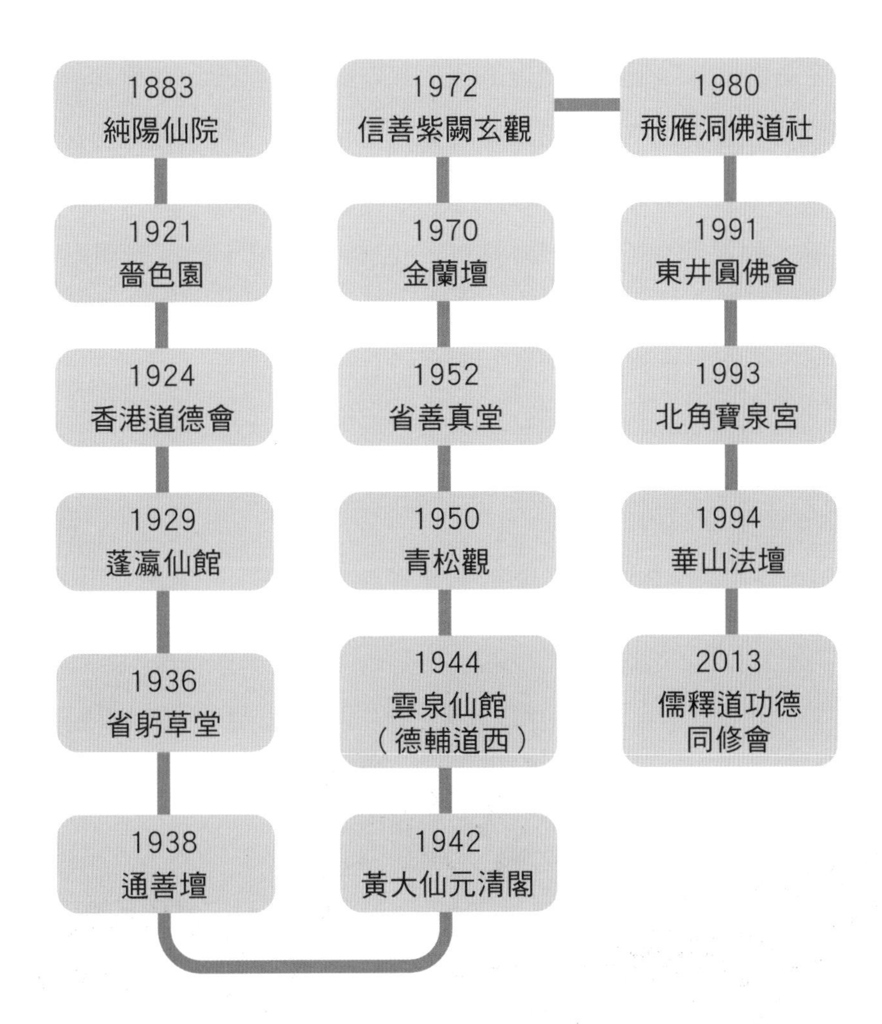
1883
純陽仙院
1921
嗇色園
1924
香港道德會
1929
蓬瀛仙館
1936
省躬草堂
1938
通善壇
1942
黃大仙元清閣
1944
雲泉仙館
（德輔道西）
1950
青松觀
1952
省善真堂
1970
金蘭壇
1972
信善紫闕玄觀
1980
飛雁洞佛道社
1991
東井圓佛會
1993
北角寶泉宮
1994
華山法壇
2013
儒釋道功德
同修會

◎ 二、香港之道醫服務

「道學」對宇宙人生無可置疑有完整的理解，不單強身增壽，對修養性命亦超凡入聖。然而就普羅信眾或病者而言，一般只着眼於救治目前的病患痛苦，對於道學原理實在不易掌握，特別在生活艱困的時期，解救苦難才是當務之急，無暇顧及養生修性。反之，宮觀開壇弘道，面對普羅善信的逼切需求，亦隨力施濟，從道學體系中，選取最能契應的方法協助解救，當中尤以扶乩、藥籤、祝由術最為普遍，堪稱本地道醫發展之特色和最具實證的表現。

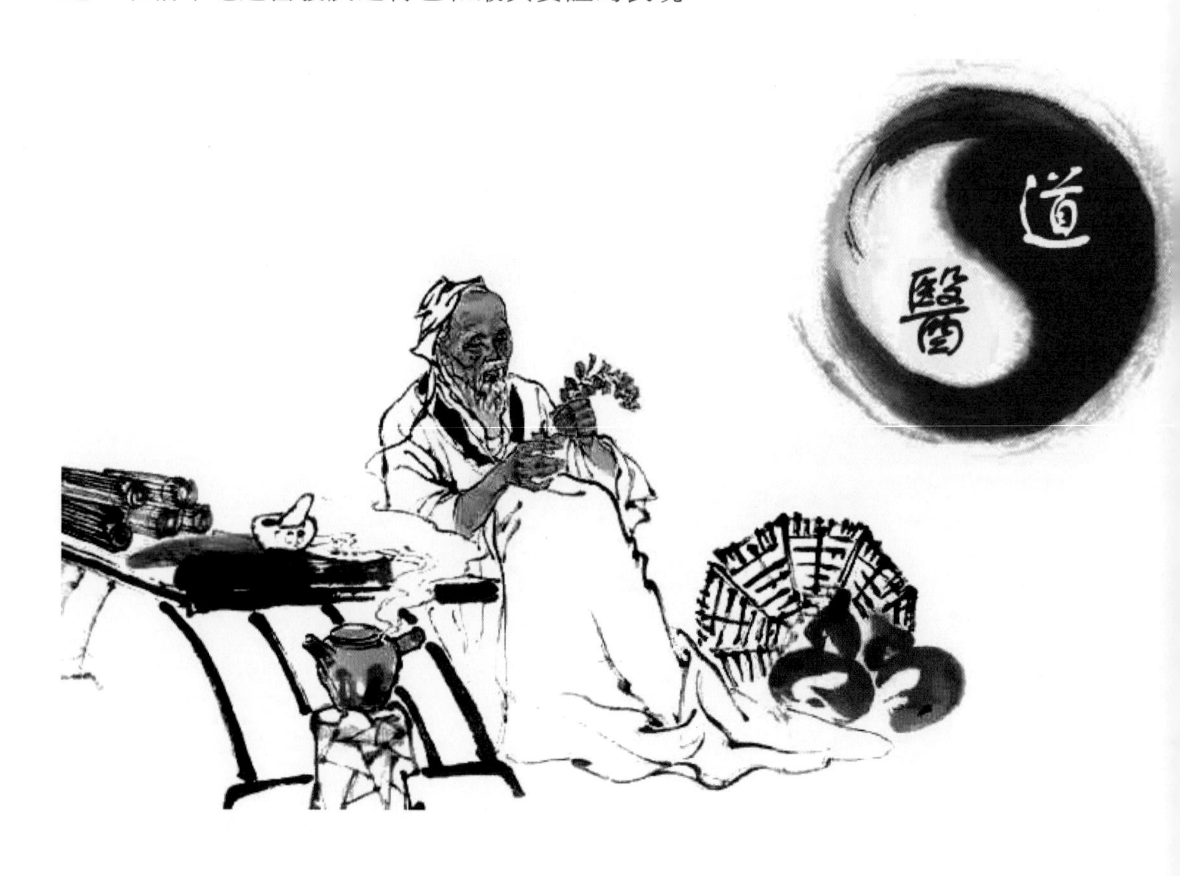

道教生態概念圖

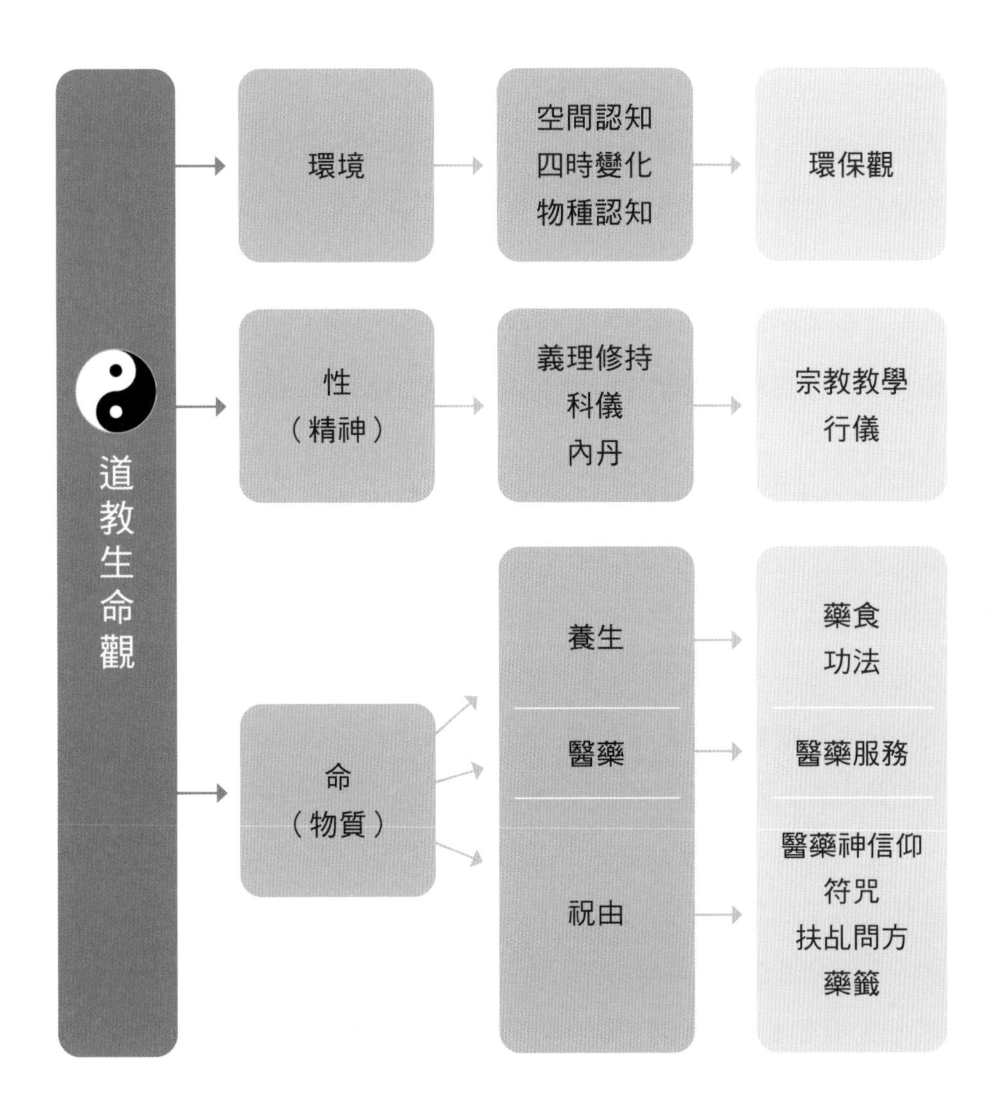

道教生命觀
環境
空間認知
四時變化
物種認知
環保觀
性
（精神）
義理修持
科儀
內丹
宗教教學
行儀
命
（物質）
養生
醫藥
祝由
藥食
功法
醫藥服務
醫藥神信仰
符咒
扶乩問方
藥籤

2021 年，編者訪問了林久鈺道長，他對道教的養生理念有以下的理解：

地球唯一現存的古文明 —— 華夏文明，由軒轅黃帝開創。昔日黃帝問道於廣成子仙師，從而開衍道學，是以道門以此典故編曆，至今已是道曆 4718 年。

道醫學含蓋養生之道，黃帝就是最先提倡養生文化的鼻祖。中華醫典《黃帝內經》曰：「不治已病治未病。」明確指出不要等病果形成才去治理，而是在未有病的情況中做好保健養生的工作。

《素問篇．上古天真論》曰：「上古之人，其知道者，法於陰陽，和於術數，食飲有節，起居有常，不妄作勞，故能形與神俱，而盡終其天年，度百歲乃去。」即從前的人，在明白並遵行自然規律中過好生活，做到飲食均衡，日出而作，日入而息，不會過分勞動或勞心，適當的運動以養身強體輕的外形，及清靜小憂慮而心安神寧，而得百齡上壽，宜養天年！

黃帝的第八世孫彭祖，乃我國長壽之最，其後人整理出的《彭祖經》亦云：「人之受氣，雖不知方術，但養之得宜，常至百二十歲。不及此者傷也，小復曉道，可得二百四十歲，加之可至四百八十歲。盡其理者，可以不死，但不成仙人耳。」即養生得宜可活至一百二十歲，而懂得寡欲清靜之道，就可活到二百四十歲或四百八十歲，明白這道理的人可以不死，只是仍未能成仙！

我們來看看《莊子》中的記載，成玄英疏曰：「彭祖者，姓名鏗，帝顓頊之玄孫也。善養性，能調鼎進雉羹於堯，堯封之彭城，其道可祖，故謂之彭祖。歷夏經殷至周，年八百歲矣。」引「彭祖」為藥膳養生之父，並善於調養心性而擁八百歲高壽！

《刻意篇》又曰：「吹呴呼吸，吐故納新，熊經鳥申，為壽而已矣，此道引之士，養形之人，彭祖壽考者之所好也。」也說明長壽是需要適當的呼吸法，並配合肢體屈伸的導引術，持之以恆的運動。

時至東漢華佗祖師，總結導引術的方便法門，提出了「五禽戲」的功法，且看《後漢書．華佗傳》的記載：「是以古之仙者為導引之事，熊經系鴟顧，引挽腰體，動諸關節，以求難老。吾有一術，名五禽之戲：一曰虎，二曰鹿，三曰熊，四曰猿，五曰鳥。亦以除疾，兼利蹄足，以當導引。」當中強調「除疾及利蹄足」的好處，正是解決「人老腳先衰」的問題。

華佗的弟子吳普也循此法修練至年九十多歲，仍耳聰目明，健步而行。

到了東晉時期，魏華存夫人撰寫了《黃庭經》（分《內景》、《外景》），是早期道教重要的經典之一。它是七言詩的形式描述人體臟腑功能，首次提到中國氣功學所說的「三丹田」學說，對人體科學養生有很大的貢獻。

煉功時，注重腦（上丹田）、心（中丹田）、臍（下丹田）之氣下行，沉於下丹田，是運氣存氣的始點和歸宿。存養丹田，保氣煉精，這正是讀《內景經》的人練功強身卻病，養生長壽的最高希望。當中所談到的人體生理，多與中醫學相通，其獨到之處，尤其是重視大腦的作用，確與現代科學不謀而合。

後來，中國養生學的發展，均按照各個時段的氣候及各個地區的民族民風，作出「因時制宜、因地制宜、因人制宜」的種種變化，以福澤各方百姓需要！

（一）扶乩求藥（乩方）

扶乩，又稱為扶鸞，華人社會自古流傳與仙佛溝通的方法，亦是道教內重要的科範項目，具有悠久歷史；最早可以追溯至西元五世紀期間，江南地區口耳相傳的「紫姑神」信仰。扶乩有別於一般中醫診療，乃是藉着善信的誠意和特定儀式獲得神諭，指引前程。昔日求問扶乩者，多數都是走投無路、久病不癒時，祈願神明降乩給予仙方（乩方），尋求解決方法。

扶乩過程需要由一名乩手進行，他們會設立壇場，工具包括乩架、乩筆、乩盤，由弟子（又稱鸞生、乩身、乩手，大多由男性擔任）恭請神靈或祖師降壇，借弟子手持乩筆，在沙盤上寫字回應善信。綜合而言，藉扶乩而得的仙方有兩種：第一，由仙佛自行降乩賜示仙方，多見於歲時節令和疫症前後；第二，善信因病而向仙佛求賜仙方，這包括湯藥及祝由術。

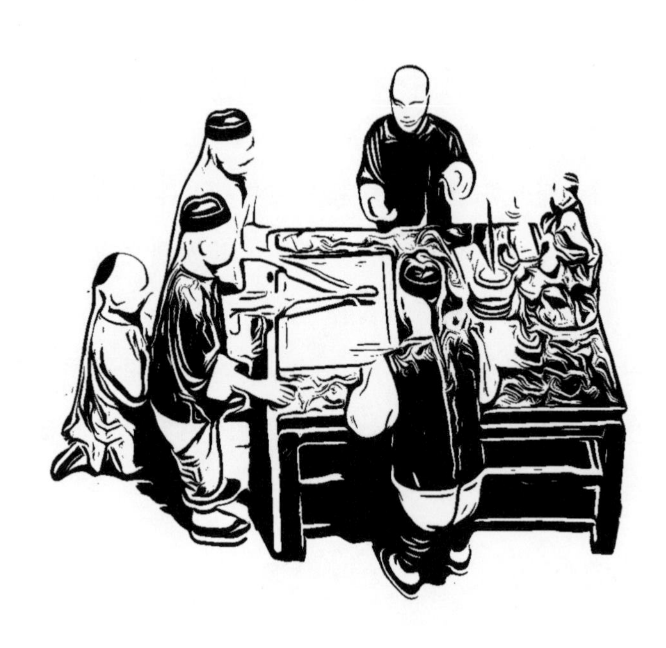

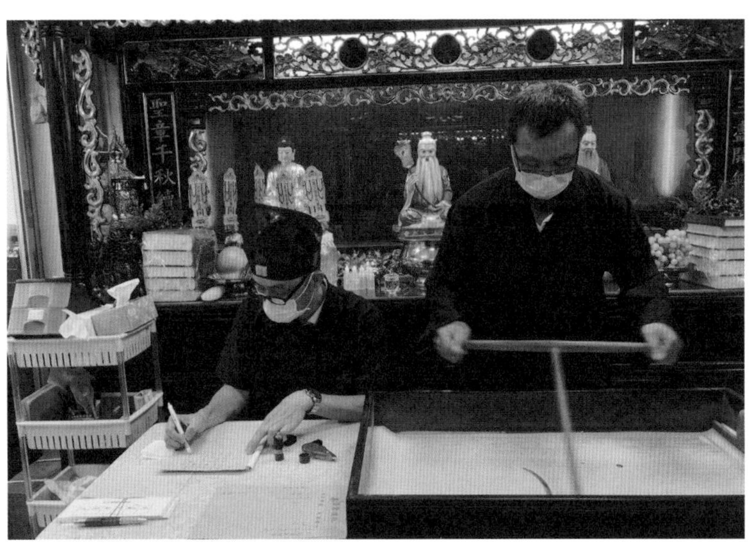

‥儒釋道功德同修會扶乩

百發百中萬應經驗良方列後

呂祖降方 蘇癆症獨步良方 重症四服 輕症二服

蓮喬 四錢 桃仁 三錢 生地 四錢 紅花 弍錢 甘草 二錢 麥冬 一錢

歸尾 四錢 正川貝 三錢 白芍 三錢 澤且 三錢 法夏 三錢

呂祖降乩 嵒軒清痢丹耑治紅白閉口痢症

木棉花 弍兩 川枳殼 四錢酒炒 吳萸 五錢 赤小豆 三兩

山渣炭 一兩 南豆花 一兩 土茵陳 弍兩 正川朴 弍兩 白頭翁 五錢

共為細末每服弍錢重症兩服輕症一服

呂祖降方仁誠呂仙丹 耑治霍亂痾嘔肚痛四時感冒外感發燒

蘇葉 五錢 春砂 三錢 木香 三錢 香附 三錢 甘草 三錢 枳殼 五錢

赤芍 四錢 蒼朮 五錢 渣肉 三錢 羌汁川朴 三錢 酒芩 三錢 白芷 五錢

生曬葛根 一兩 桔梗 四錢 半夏 五錢 麥芽 五錢 炒六曲 五錢 澤且 三錢

赤茯 三錢 扁豆 一兩 川芎 三錢 羌活 四錢 蓮葉 一兩 連喬 三錢

雲苓 五錢 霍香 四錢 陳皮 四錢 酒洗腹皮 四錢 靈仙 四錢 蓗荷 三錢

蘇合香 五錢

以上各葯共為細末用鮮蓮葉煎水埋小丸每服二錢重者兩服輕者一服萬應良葯

‥《呂祖博濟仙方》之仙方

現在香港部分道堂仍有公開的扶乩服務，包括金蘭觀、省善真堂、通善壇、元清閣、飛雁洞等。有些則只限本壇信善參與，例如省躬草堂。根據省躬草堂負責人解說有關擔任乩手的背景及具體做法：「1950 至 1960 年代，道堂弟子初到香港，可能因為資源匱乏，弟子會到其他道堂幫手開乩幫補。不過，現時道堂資源足夠，因此限定門下弟子只可以為本堂做乩手。弟子本身懂得寫符，亦要熟悉道經，但扶乩時靠自己感覺感應，在乩盆寫出詩句（乩文），當中沒有特定程式。」[8]

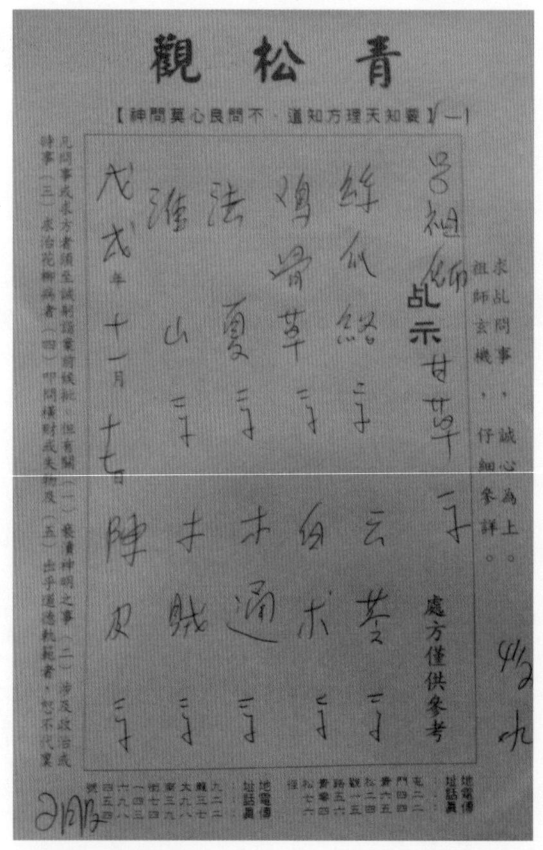

‥善信求取的乩方

8 《省躬草堂口述歷史訪問》。

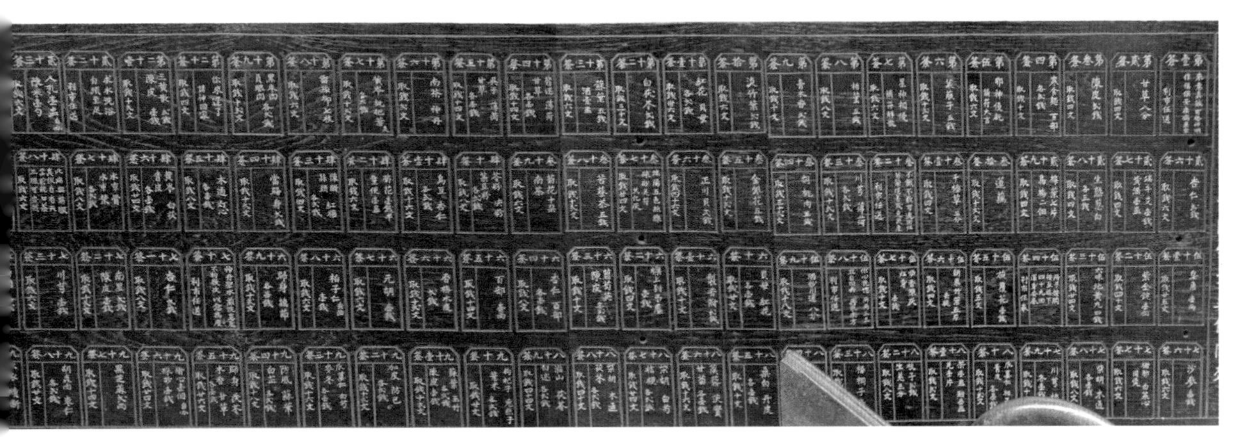

··澳門鏡湖歷史紀念館內展示昔日華佗先師靈方藥價

根據編者於金蘭觀的口述歷史訪問，他們對扶乩的基本原理有以下的理解：

祖師稱扶乩的原理就是神人相通，正如基督教摩西出紅海，只是形式不同，乩文正如十誡碑文，兩者都是神人相通的情況。中國歷代出現不同形式、面對不同時代，不同民眾的乩文，例如有放紙張於水中顯現文字的水乩、用火烘烤紙張的火乩、甚至採用神靈附體的口乩，太平天國時期正是用此方法。而扶乩則屬於木乩，以上都是與上天的溝通方法，「巫」一字的象形解釋就是天地人的聯繫，所以說扶乩是「巫」。

每次扶乩，在乩台上包括兩個乩手（一正一副）、一個報字、一個撥沙、一個記錄，五行齊備。由於神人相通，報字者在乩台上不需要真的用眼看乩文或乩筆，和乩手一樣，運用精氣神集中，令自己靈識與仙佛同步，接收乩文報出，如果一時精氣神未能集中而錯報乩文，仙佛會作出提醒，或由四周的人幫忙更正。由於報字者意識上接收速度快於乩筆寫字，如報字者已讀出一整句正確乩文，乩筆便會停止扶出這句乩文，而開始下一句，表現天人合法。

此外，扶乩如何達到濟世治人的功能，他們同樣有自己的看法：

世人可能因為遇到問題才會想到修道，這些問題可以視為仙佛給予的考驗，信眾藉由乩文獲得解決方法。祖師指出「真藥醫假病，真病自己醫」，醫病未必需要用藥，祖師說重要是醫好個「心」，心病是一切病的本源，心病還需心藥醫。

（二）藥籤

「藥籤」是道醫系統中最普及的工具，且與扶乩關係密切。藥籤即是以籤文方式記載診療方法的內容，籤文大多由扶乩仙方轉化而成。昔日到宮觀求仙方者眾，經常應接不暇，於是將常見的善眾問症仙方（如水土不適等都市病）加以整理，經宮觀、醫師及藥業界核實，匯合醫藥文獻而結集成《藥方集》，再轉化為藥籤。因應地域差異，各處宮觀的籤數、內容未必盡同；但在地緣症候及個人因素的病因背景下，同一區域的藥籤結構一般都大同小異。藥籤大致分為病因和療法兩個核心，展示有科目、編號、詩句（病因）、複方、分量、用法等資料。透過求問者對祈求神靈而獲取印有治療方法的籤文，再擲筊杯確認，得聖杯就可以按籤文所示進行配方。

根據資料搜集及考證，香港流傳的藥籤有《呂祖仙方》、《黃大仙仙方》、《廣成子祖師靈方》及《保生大帝藥籤》四套，就操作而言，均是向仙佛拜祀稟報病情狀況後，以搖籤方式求取仙方，分別有「單一仙方」，即善信按該套藥籤症候分科，直接求取一枝藥籤；另一種是《廣成子祖師靈方》的「複合仙方」，善信求取時不須分科，透過拜祀仙師並叩杯三次，得兩次聖杯才可從籤筒中搖出三枝藥籤，從而組合成複合方，情況如同由醫師因應症候而開方。

香港流通的四套藥籤版本表

藥籤版本＼療治科目	內科	男科	婦科	兒科	眼科	外科	跌打	總籤數
《呂祖仙方》	--	100	100	100	53	100	--	453
《黃大仙仙方》	--	100	100	100	100	100	--	500
《保生大帝藥籤》	120	--	--	60	84	30	100	394
《廣成子方》	--	--	--	--	--	--	--	150

籤數統計表

藥數／版本	《呂祖方》	《黃大仙方》	《廣成子方》	《保生大帝方》
無方／其他	73	64	5	0
單味	27	18	23	14
兩味	30	34	47	12
三味	15	23	50	54
四味	11	32	16	62
五味	29	19	2	46
六味	68	216	6	28
七味	89	36	0	27
八味	85	40	1	28
九味	22	9	0	32
十味	1	4	0	32
十一味	1	4	0	26
十二味	1	0	0	22
十二味以上	1	1	0	11
總數	453	500	150	394

藥籤涉及多項專科，都是常見疾病類別，包括內科（亦有細分男科、婦科）、兒科、眼科、外科（或跌打科）。籤文內容相當多元化，物理方面有湯藥、食療浸洗及外敷技術，且多用道地藥材，尤其是《呂祖仙方》及《黃大仙仙方》，常見有陳皮、春砂仁、清遠茶、何首烏、藿香、滑石、石菖蒲、橘紅花、石決明、薏仁、玉竹、沉香、牡蠣等入藥，都是嶺南產物。另有一些屬精神治療，包括品德修養、符章、神靈拜祀，例如指示善信靜坐自思己過、放生戒殺等，藉端正身心，治療心理層面的問題，這與一般中醫藥診治方法有明顯不同。至於仙方的佐配方面，如《呂》、《黃》的藥籤，普遍引用六至八味藥材；至於《保》則不使用祝由及神籲等方法療治，全屬藥物處方。用藥數量較為廣泛，除一般草藥外，亦不乏貴重藥材，及以牲口食材等入藥，平均引用七味藥材組成一方；而《廣》的組合方，按機率亦會得到六味藥材，就以治病症而言，亦合乎醫理與實際情況。

對於藥籤之理據，《孚佑帝君藥籤書後》有這樣的說法：「方而曰仙，用藥自不拘於成格，不尚乎重劑，不貴乎珍品，不求其多味，降方濟世癒人之病者末也，寓勸懲警人心者本也。自世人不察，所以疑信參半。疑者固非，信者亦未當也……仙方皆足以活人歟？驕縱淫佚，放僻邪侈，有所恃無忌矣，仙方不足以活人歟！鰥寡孤獨，貧寒困苦，誰博施而濟之，神而明之，存乎其人，細繹男科、目科、外科無方無藥各簽文，則知懲勸兼施，無非冀人改過遷善。」顯然易見，仙方有濃厚的宗教勸化作用，以懲惡勸善，訓治人心為本，療人病痛為次。仙聖藉降示處方籤文，指導善信，蓋心性之善惡直接主宰身心健康，只要心端行正，則邪病自無生發之條件，是以治心實為康強之本。

呂祖仙方藥藥籤分類簡表

	男科	婦科	幼科	外科	眼科	總籤數
方劑／療法	84	82	84	88	46	384
修養品德	7	10	7	5	6	35
符	0	1	3	0	0	4
其他（安心／不予／祭祀）	9	7	6	7	1	30
總籤數	100	100	100	100	53	453

黃大仙仙方藥籤分類簡表

	男科	婦科	幼科	外科	眼科	總籤數
方劑／療法	70	78	85	88	86	407
修養品德	10	13	7	5	8	43
符	5	0	0	2	0	7
其他（安心／不予／祭祀）	15	9	8	5	6	43
總籤數	100	100	100	100	100	500

本地提供藥籤之神靈簡介

呂祖仙師 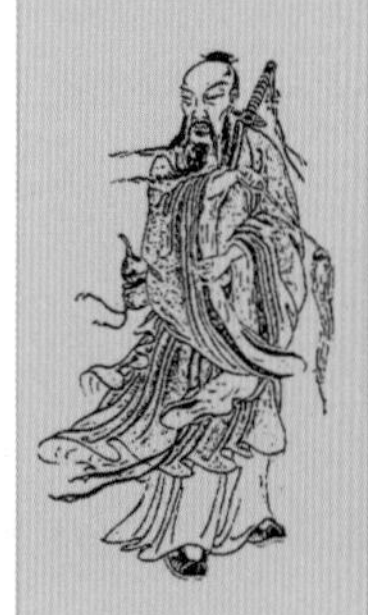	仙師本名呂喦，字洞賓，號純陽子。唐德宗貞元十四年（798）四月十四日生。早年習科舉，兩試不第。年六十四，長安遇鍾離祖師，受「黃粱一夢」所感化，投身玄門，清修道業，得成大道。後傳道於王重陽而開闡全真一脈，列全真道「北五祖」之一，故被尊稱為呂祖。 呂祖仙師誓願宏大，靈蹤遍及大江南北，深得民心，廣為民間所奉祀，朝廷亦有崇封，元世祖尊為「純陽演正警化真君」，武宗加號為「純陽演正警化孚佑帝君」。 明清時期，呂祖信仰傳及南方。清中葉，閩粵地區多次爆發瘟疫，部分居民從北方迎請呂祖仙師分靈設壇，又帶來《博濟仙方》藥籤，藉扶鸞等法濟世渡生，恩澤萬千。
黃大仙 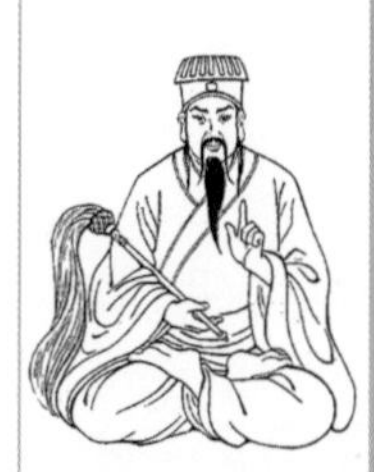	大仙本名黃初平，應化於晉代浙江金華蘭溪。本為放羊牧童，在金華山修煉升仙，常以醫藥治人疾苦，尤於瘟疫時期，賜示乩方，治人無數，人稱黃大仙，宋代敕封「養素淨正真人」。 大仙信仰本在浙江流傳，近世傳至華南。1915 年，大仙乩示弟子到香港建壇，藉醫藥濟世，除降乩開方，亦以《黃大仙仙方》治病，以「有求必應，有應必靈」見稱。 大仙恩德遍及全港，百年來深受善信信賴及尊奉。九龍中部之行政區及地鐵站，亦特別以黃大仙寶號名命，其深入民心程度，於茲足見。
廣成子祖師 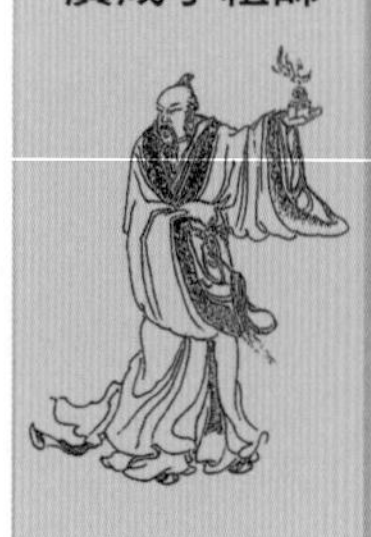	廣成子祖師，住崆峒山，相傳為太上老君之化身，世壽逾千二百歲。黃帝聞之，親往請益，得授《自然經》，傳長壽保養之道，後世始有《黃帝內經》傳世，奉為漢地醫學之依據，故知廣成子祖師實為中華漢醫學（現代中醫）之高祖。 清末，廣州爆發瘟疫，信徒從外省迎請廣成子祖師聖像到省供奉，以扶鸞與藥籤應化，解救善信痛苦。二十世紀初，廣成子祖師指示遷爐於香港，續行濟世，至今已近百年。其中，以一百五十籤之藥材籤組合成處方，求者無不藥到病除，深應祖師之靈應神妙。
保生大帝 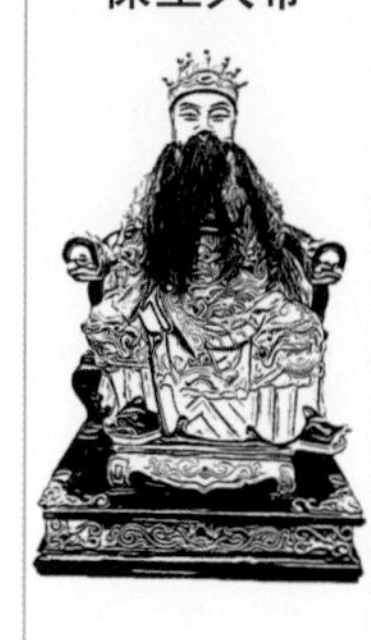	保生大帝本名吳夲，於宋代應化於福建安溪石門，自幼已精通醫理，曾出仕任官，後學道修真，煉丹渡人，復世尊稱吳真君、大道公等。因醫靈有應，自宋代起已受朝廷褒封，明代晉封「萬壽無極保生大帝」。 明末清初，保生大帝分香至台灣，再分爐至各處，全台廟宇逾三百所，影響極為深遠。大帝藉藥籤護佑生民，恩澤無邊。 上世紀，大道公信仰隨閩籍人士傳至香港，各區皆有奉祀。至九十年代，本地閩南信徒回福建滬江寶泉菴迎請保生大帝及藥籤到港建立正爐，設專廟供奉，並提供求籤贈藥服務，回應信徒需求。

男科藥籤

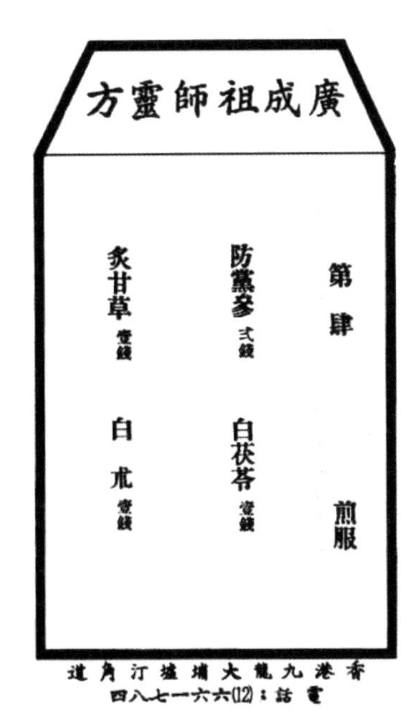

‥方劑／療法

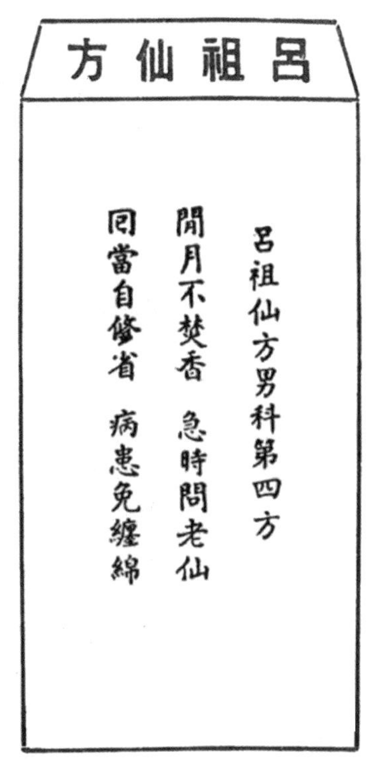

‥修養品德

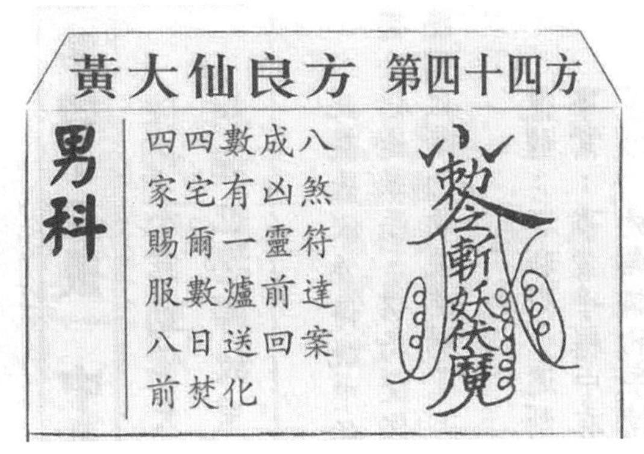
黃大仙良方 第四十四方
男科
四四數成八
家宅有凶煞
賜爾一靈符
服數爐前達
八日送回案
前焚化

‥符

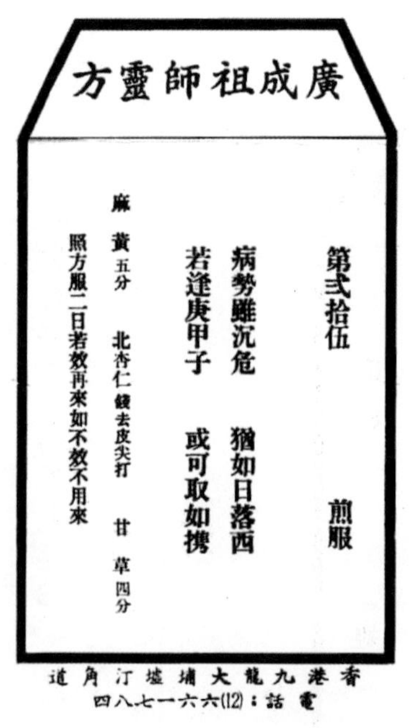

廣成祖師靈方

第弍拾伍 煎服

病勢雖沉危 猶如日落西

若逢庚甲子 或可取如携

麻黃五分 北杏仁錢去皮尖打 甘草四分

照方服二日若效再來如不效不用來

香港九龍大埔墟汀角道

電話：(12)六六一七八四

‥其他（安心／不予／祭祀）

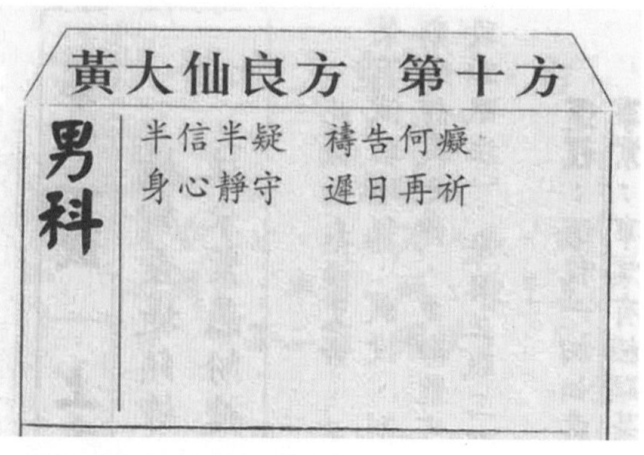

黃大仙良方 第十方

男科

半信半疑 禱告何癡

身心靜守 遲日再祈

‥其他（安心／不予／祭祀）

婦科藥籤

黃大仙良方　第十方

婦科

在家孝父母　出閣敬翁姑
能知此二事　神力亦持扶
爐前炷香灰淨水煎飲

‥符

黃大仙良方　第六十四方

婦科

家內不和妖魅侵　偏多危病苦沉沉
虔誠祀祭先靈位　免使前人血淚深
祀祭家先　明日再來

‥其他（安心／不予／祭祀）

呂祖仙方

呂祖仙方婦科第九十八方
小腸有濕　熱困膀胱
清楚導滯　賜以妙方
車前二錢　赤芍二錢　淡秋石錢半
酒芍二錢　枳殼錢半　木通一錢
寒水石一錢　草梢一錢　煎服

‥方劑／療法

呂祖仙方

呂祖仙方婦科第三十九方
此病來求藥　惡氣未曾除
急宜猛痛改　凶灾或漸舒

‥修養品德

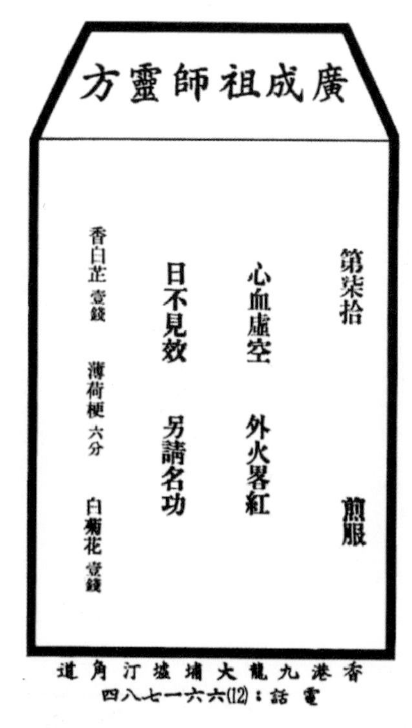
廣成祖師靈方

第柒拾 煎服

心血虛空 外火署紅

日不見效 另請名功

香白芷 壹錢 薄荷梗 六分 白菊花 壹錢

香港九龍大埔墟汀角道
電話：(12)六六一七八四

‥方劑／療法

幼科藥籤

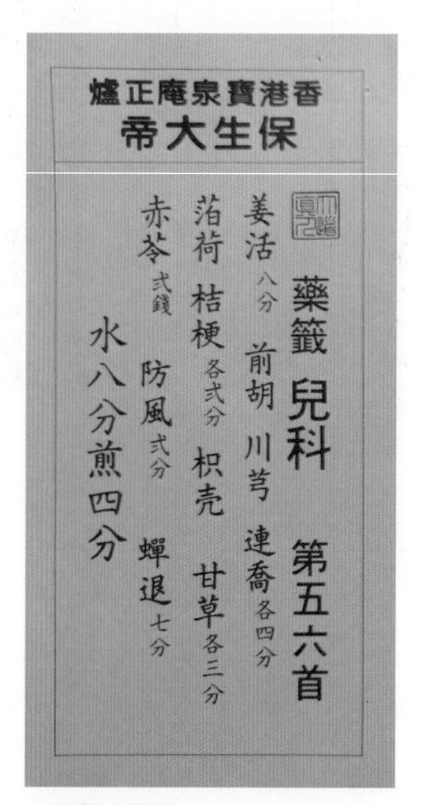
香港寶泉庵正爐
保生大帝

藥籤 兒科 第五六首

姜活 八分 前胡 川芎 連喬 各四分

蒞荷 桔梗 各弍分 枳壳 甘草 各三分

赤苓 弍錢 防風 弍分 蟬退 七分

水八分煎四分

‥方劑／療法

黃大仙良方 第一方

幼科

保赤心常赤
護安立見安
靈符賜與佩
慎飲食風寒

（用黃紙硃筆照畫）

‥符

黃大仙良方 第九十四方

幼科

稚子無知貪口腹
為父母者要約束
酸甜苦辣時當戒
庶免此病多反覆
生地二錢、白芍一錢、絲瓜殼一錢、竹茹三十六條、銀花二錢、公英錢半，同煎服。

‥修養品德

廣成祖師靈方

第叄拾

益元散 三錢沖 燈心煎水沖服

本方即六一散加硃砂藥店常有賣

香港九龍大埔墟汀角道
電話：(12)六六一七八四

‥方劑／療法

呂祖仙方

呂祖仙方幼科第十三方
並非邪怪 祖先不安
宜當祀奉 患自無干
宜拜當祀祖先 再求

‥其他（安心／不予／祭祀）

外科藥籤

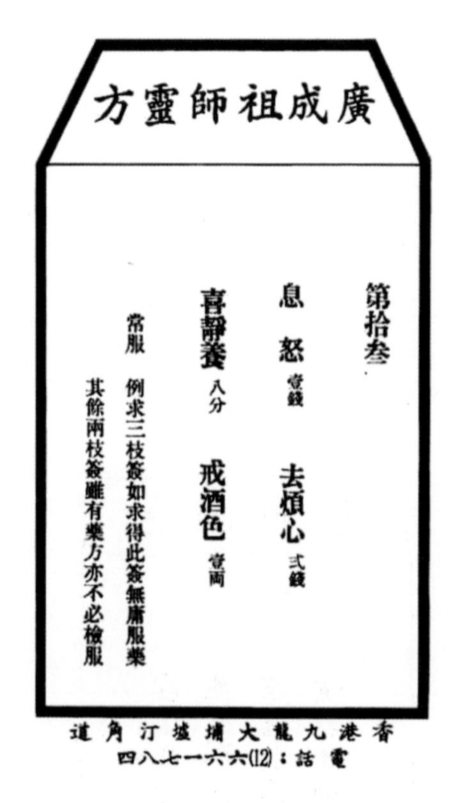
廣成祖師靈方

第拾叁

息怒 壹錢　去煩心 弍錢

喜靜養 八分　戒酒色 壹兩

常服　例求三枝簽如求得此簽無庸服藥
其餘兩枝簽雖有藥方亦不必檢服

香港九龍大埔墟汀角道
電話：(12)六六一七八四

‥修養品德

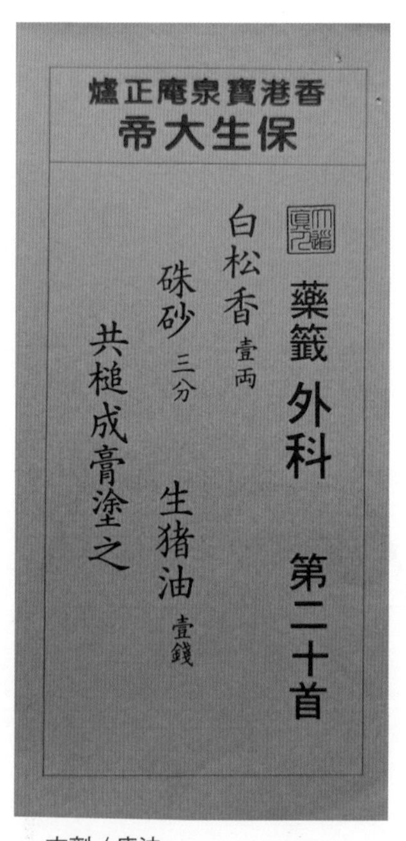
香港寶泉庵正爐
保生大帝

藥籤　外科　第二十首

白松香 壹両

硃砂 三分　生猪油 壹錢

共槌成膏塗之

‥方劑／療法

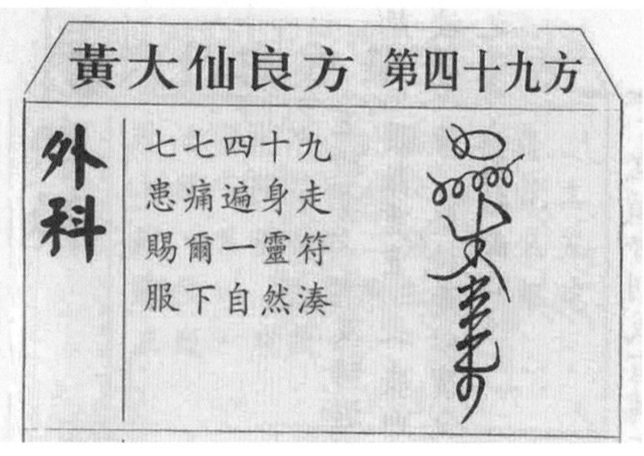
黃大仙良方　第四十九方

外科

七七四十九
患痛遍身走
賜爾一靈符
服下自然湊

‥符

黃大仙良方　第二方

外科

毒由裡發　表裡相攻
靈丹二服　便見奇功
乳香七分、花粉錢半、牛七錢半、地丁一錢，煎飲。
連喬二錢、瀉葉一錢，另局沖。外用川連末一錢、鱉甲灰二錢、三仙丹二分，和勻開油搽。

‥方劑／療法

呂祖仙方

呂祖仙方外科第六方

疥癩之疾　皮膚風毒所發

但能勤洗　其病若失

用甕菜
米湯水煎水洗之

‥方劑／療法

眼科藥籤

呂祖仙方

呂祖仙方眼科第一方

求得靈方第一枝

雲開日出不須醫

清晨汲取長生水

面對東方洗濯宜

‥其他（安心／不予／祭祀）

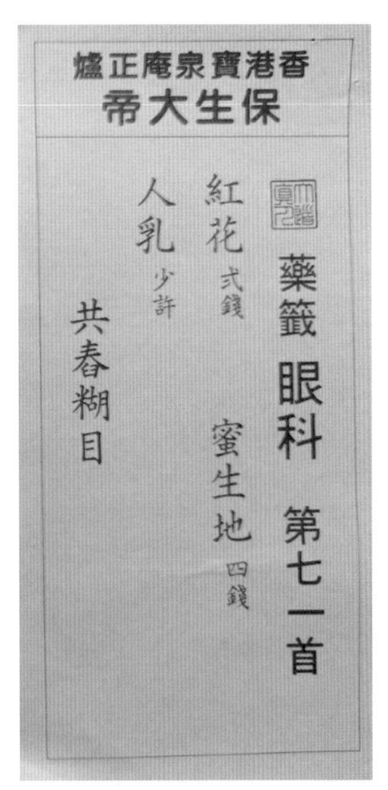

‥方劑／療法

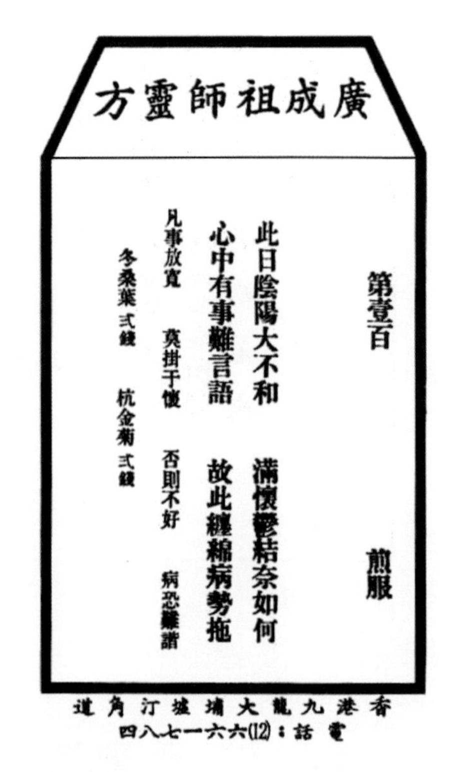

廣成祖師靈方

第壹百 煎服

此日陰陽大不和 滿懷鬱結奈如何
心中有事難言語 故此纏綿病勢拖
凡事放寬 莫掛于懷 否則不好 病恐難諧
冬桑葉 弍錢 杭金菊 弍錢

香港九龍大埔墟汀角道
電話：(12)六六一七八四

‥修養品德

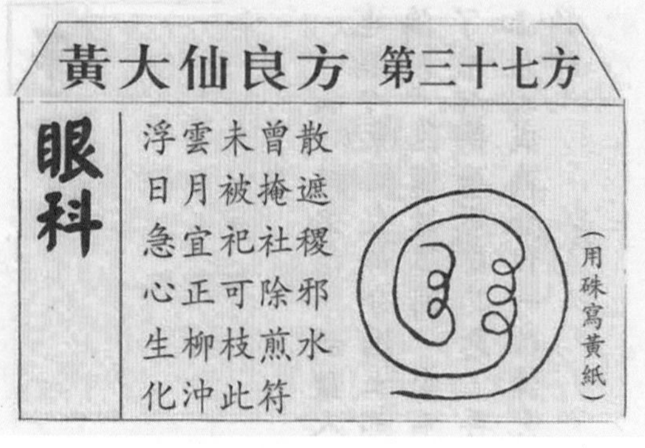

黃大仙良方 第三十七方

眼科

浮雲未曾散
日月被掩遮
急宜祀社稷
心正可除邪
生柳枝煎水
化沖此符

（用硃寫黃紙）

‥符

黃大仙良方 第四十七方

眼科

正熊膽二分（甘草水浸）
五鳳凰胎（煆灰去清火氣即脫胎雞蛋殼）
將熊膽水同鳳凰胎灰搽眼邊

‥方劑／療法

跌打科藥籤

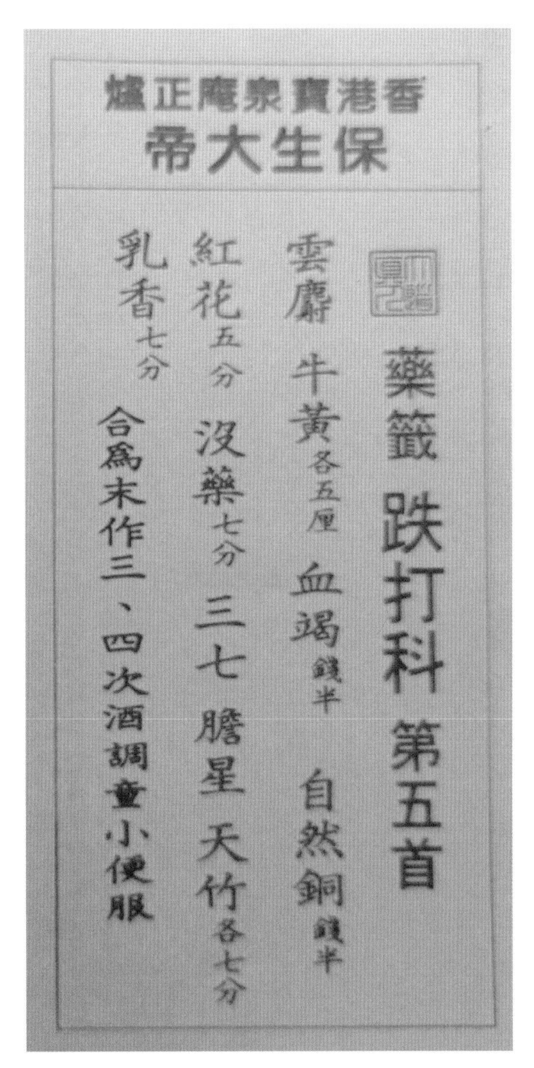

香港寶泉庵正爐

保生大帝

藥籤 跌打科 第五首

雲麝 牛黃各五厘 血竭錢半 自然銅錢半

紅花五分 沒藥七分 三七 膽星 天竹各七分

乳香七分

合爲末作三、四次酒調童小便服

‥跌打科藥籤

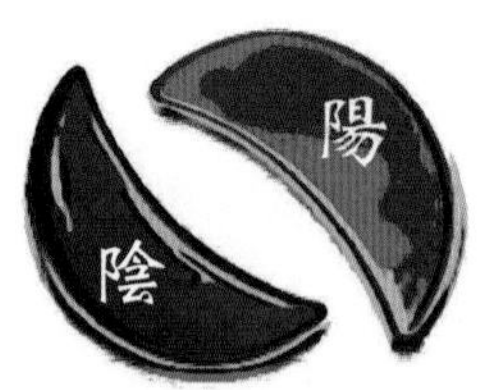

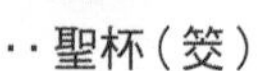
‥聖杯（筊）

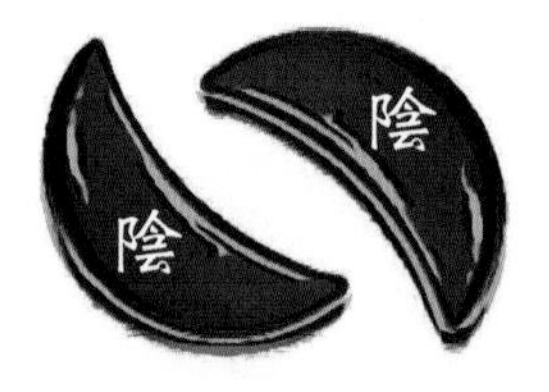

‥陰杯（筊）

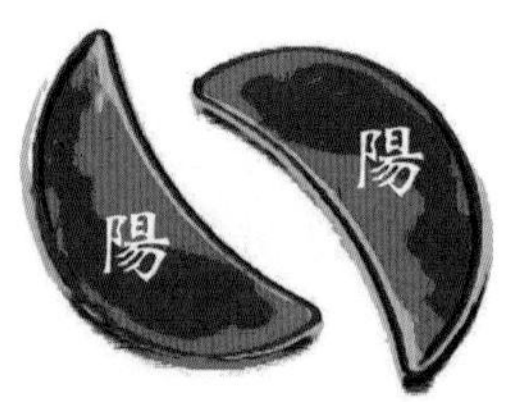

‥笑杯（筊）

求取藥籤沒有特定資格與要求，但原則上有「八不治」原則：[9]

1. 不誠不敬者不治；
2. 毀謗道醫者不治；
3. 不通道，不信因果者不治；
4. 重財輕命者不治；
5. 匪盜大惡、觸犯刑律之人不治；
6. 不聽善勸、無心改過者不治；
7. 不按照醫囑療程、治療、用藥的不治；
8. 聽信讒言、妄自改動治療計劃的不治。

不治原則有時候會反映在籤文裏，例如「閒月不焚香，急時問老仙，回當自修省，病患免纏綿」、「你心不定，潔體再來」等，以類似訓誡的方式，用「無方」來拒絕為他們治病。以省躬草堂為例，有六支籤是無藥，甚至會註明「心藥還需心藥醫」，據負責人稱：「不是因為你真的有病，而是心理有病，所以祖師告訴你不用食藥，當你求得三支籤的其中一支籤是無藥的話，再以『三筊兩聖杯 』[10] 方式獲

9 呂祖《博濟仙方》舊本有「求方十則」，惟今本未見引用。

10 擲筊是中國民間信仰中請示神明的儀式，所用兩個半月形木片稱作「筊杯」，平坦一面為陽面，浮凸一面為陰面。善信將筊杯擲出，落地出現一陽一陰（一平一凸），稱為「聖杯」，表示神明允許、同意。全部反面是「陰杯」，表示神明說不行。全部正面是「笑杯」，表示問題可能沒說清楚，或者心中已有定見，無論允許與否都會去做，神明只能一笑。三筊兩聖杯，意指善信要總數將筊杯擲出三次，得到最少兩次「聖杯」才得到神明確認。

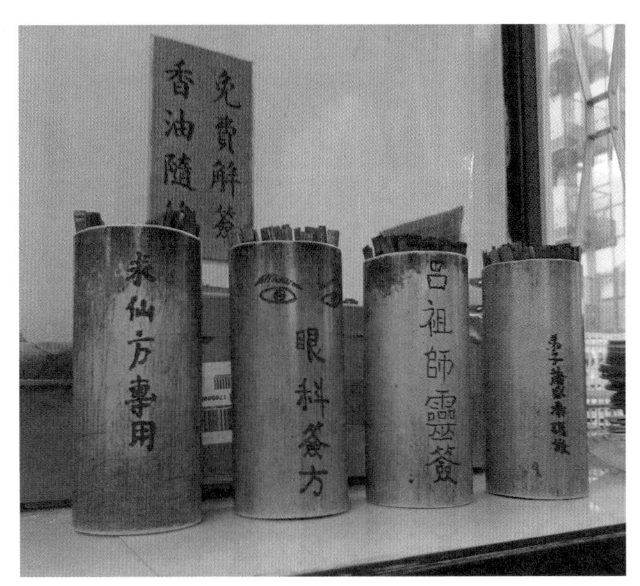

‧‧雲泉仙館籤筒

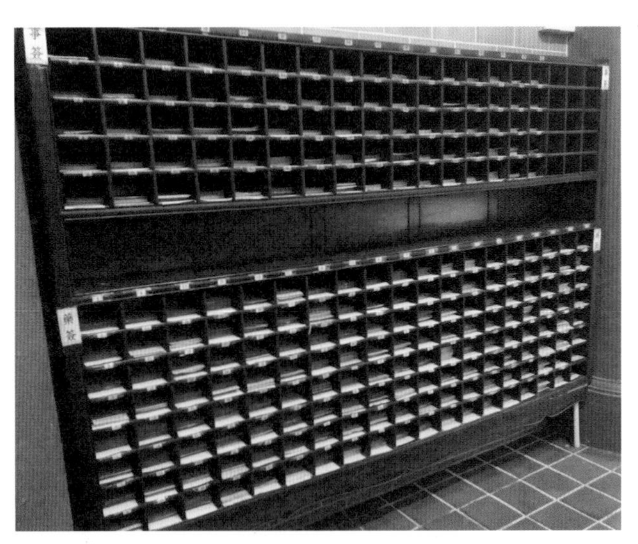

‧‧省躬草堂藥籤櫃

得神明確認，善信就不用吃藥。」[11]

藥籤是宗教信仰、地方醫藥及地方醫療福利三者之混合體，服務範圍相當廣泛。現時，雲泉仙館及大埔省躬草堂仍然提供藥籤服務；

11 《省躬草堂口述歷史訪問》。

省躬草堂在善信求藥籤後，大多會由註冊中醫覆檢處方。畢竟人生須要面對各種困難和挑戰，並非人力所能應對，基於現實環境及為求心安，善信都需要道醫服務來慰藉心靈及醫病健體。整體而論，藥籤廣泛應用，至今沒有善信投訴藥籤處方出現問題，亦深獲善信信賴，顯示藥籤在民間醫療系統之重要性。

（三）祝由術

「術」即方法，道醫借助天地的能量，施用仙藥及符咒，協助病人調整人體機能回復正軌。《雲笈七籤》指出：「道者，虛無之至真也；術者，變化之玄伎也。道無形，因術以濟人；人有靈，因修而會道。人能學道，則變化自然。道之要者，深簡而易知也；術之秘者，

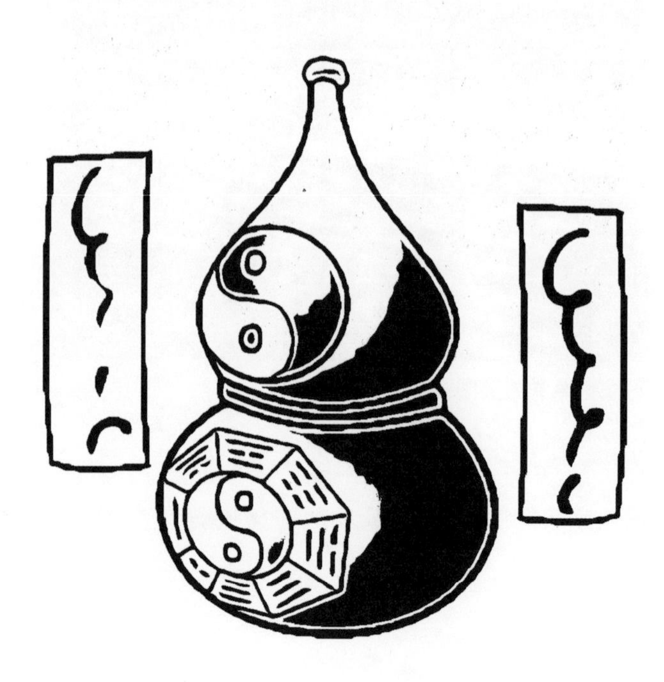

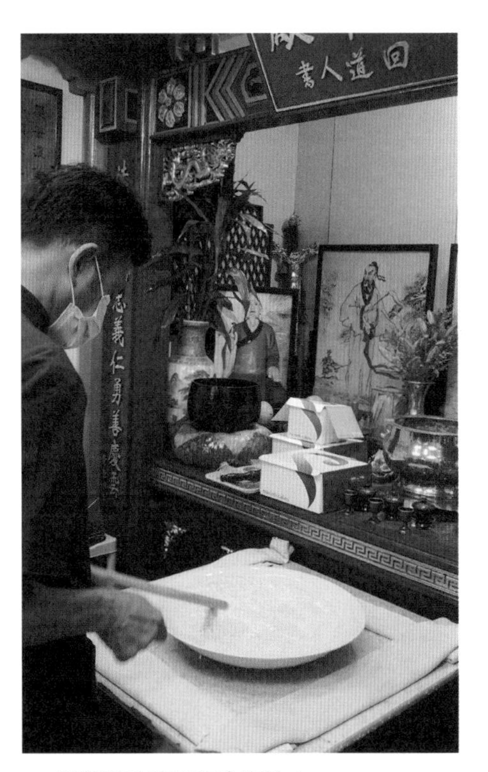

‥儒釋道功德同修會開法水

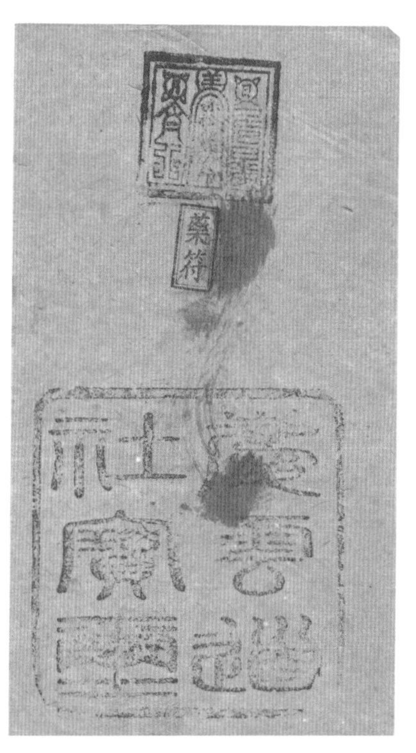

‥儒釋道功德同修會藥符

唯符與氣、藥也。符者，三光之靈文，天真之信也；氣者，陰陽之太和，萬物之靈爽也；藥者，五行之華英，天地之精液也。妙於一事，則無不應矣。」[12] 說明道與術的關係密不可分，是一種着重於符（精神）、氣（氣功）、藥（物理）的綜合療法。

古時需要先修習祝由科，以及擁有正統道脈傳承，方能成為道醫。自隋代開始，祝由科被納入正軌醫學範疇，唐代另設「咒禁科」，屬於元始太醫院的十三科之一，直到明代隆慶年間才取消。祝由之法，出自《黃帝內經・素問》的〈移精變氣論〉，運用符咒為人

12 〔宋〕張君房：《雲笈七籤》，卷四十五〈秘要訣法部一〉。

治病，具體意思至今仍然有廣泛討論。[13]

「符籙」是道教常用的科範行儀，普遍用黃紙書符，具有驅邪盪穢的功效，一般施法者（道士）按病者情況來衡量需否使用符章。如本地正一系統的壇場，會依照乩方指示及授籙儀規，按求醫弟子所屬的護法天將來尋求幫助。由於過程涉及咒令及召請天將，需要極其專注才能與神靈感應溝通，請他們降壇幫助。一般而言，朱元帥專責驅瘟，且神格品位較高，所以通常會請祂來協助。[14]

「書符」方面，符籙紙質以米漿植物纖維製成，現代則改用玉扣紙[15]這類可食用紙張製成。從前社會資源匱乏，國民貧窮，難以負擔昂貴藥材，加上交通問題，難以尋覓南藥北藥，道醫一度以書寫整條藥方，然後燒符化灰入水的方法，讓病人吞服，或直接運用法水施救。法水本是一碗山溪甘泉，道醫會利用精神召喚力量，按病人情況召喚相應神靈，使用神靈理解的符號系統（符文或咒語），將精神力量灌注到這碗「清水」，使其成為可以救人的法藥。法水可以用於飲食和敷洗，有蕩穢除邪、扶正施藥之用。燒符成灰的過程，稱為淨符

13 祝由治病的方法至今仍然眾說紛紜，《聖濟總錄》認為醫療者自己要先「移精變氣」，然後施行「祝由」之術，讓病人「移精變氣」而痊癒；《王雲五大辭典》認為「祝由科」指的以符咒治病的法術；《漢語大詞典》認為是古代以祝禱符咒治病的方術，後世稱用符咒禳病者為「祝由科」；《中國文化辭典》則認為它是古代一種迷信治病方法，甚至根據《黃帝內經．靈樞．賊風篇》，可以說是樸素的心理療法，通過向病人說明生病的原由，以達到治療效果的心理療法。參見林富士：〈「祝由」釋義：以《黃帝內經．素問》為核心文本的討論〉，《中央研究院歷史語言研究所集刊》，2012 年，頁 677-678、692，702。

14 《飛雁洞口述歷史訪問》。

15 玉扣紙全用嫩竹製造，質地良好，具有纖維細長，光滑柔韌，拉力強，摩擦不起毛茸，張片均勻，色澤潔白，瑩潤如玉，衛生無毒，清晰透度，書寫易乾，墨蹟不褪，經久不被蛀蝕等特色，是絕佳的書畫用紙。

水，是心靈與物理結合的療法，亦可稱為「藥力轉換」，情況類似中醫的「協同效應」。

現今，香港大型道觀已經沒有公開及對外提供祝由術，只有部分小型道堂維持服務。香港信善三分壇創辦人梁藻智道長擅寫符咒，運用毛筆或劍指（手印），幫助善信止血、止痛、止咳、止嘔、化痰、收驚 、鎮宅等。[16] 省躬草堂則以「符章」為主體，藥物為輔助。負責人指出，不一定需要，也不會強求用符章。道人通常以硃砂書寫在指定尺寸（乩示）的黃紙上，並加蓋符印。道壇多數運用消解、驅魔、救疫、解穢、解毒這五套符來解決問題，另外尚有眼科的眼符，但較少使用。[17]

現時基於法律所限，部分懂祝由術的道醫（弟子），僅能以註冊中醫師身份行醫，雖不能直接以「道術」名義治人，有些道醫卻會自行加入道術，為求醫者加持療病。例如茅山派有一種醫治情況較為常見，當善信感覺出現撞鬼情況，病理上感到發冷，弟子會利用硃砂書符為病人安神、鎮靜。硃砂本身有正氣辟邪功用，再燒成灰化為符水供病人飲用，或者直接在人身上寫符驅除邪疫。所以道醫在落筆時要掌握病人實況再用適當方法來「解因」。[18]

關於道教符籙理據，《洞神八帝元變經．服符見鬼第五》謂：「符者，蓋是天仙召役之神文，學者靈章之秘寶。然則符文於術，無所不宗，故云玄文垂象。王者當有盛衰，坤文兆靈。百姓所以存亡，變怪見徵，室家必有善惡，龜策星文。筮者豈無臧否？符文已彰，鬼

16 游子安：〈博濟仙方 ——清末以來嶺南地區仙方、善書與呂祖信仰〉，頁 60。

17《省躬草堂口述歷史訪問》，2019 年 6 月 4 日。

18 有關「硃砂」及「符籙」的詳細解構可以參考文中任宗權道長的看法。

神何能隱伏？故究家以靈文太版，真文大字及都籙鬼符，並是役神之秘書，階仙之典誥。真人隱要，莫文因符能效。諸符之力也，或致天神地祇，或辟精學魅，或服之長生不死，或佩之致位顯達，若備言功効，則書面莫盡。」

任宗權道長認為，道教認為一切萬物，莫不以精氣為用，神符是以道之精氣，布之簡墨，會物之精氣，以卻邪偽，輔助正真，召會群靈，制禦生死，保持劫運，安鎮五方。故而後世道教亦宣稱符是天神所降，精氣所成，有治病、鎮邪、驅鬼、召神的功效。《道法會元》言：「符者，天地之真信，人皆假之以朱墨紙筆，吾獨謂一點靈光，通天徹地，精神所寓。何者非符，可虛空、可水火、可瓦礫、可草木、可飲食、可有可無，可通可變，夫是謂之道法。」又言：「符者，陰陽契合也，唯天下至誠者能用之。誠苟不至，自然不靈矣。故曰：以我之精，合天地萬物之精；以我之神，合天地萬物之神。精精相附，神神相依。所以假尺寸之紙，號召鬼神，鬼神不得不對。」

任道長續說，在《道藏．太上洞玄酣寶素靈真符》中有治百病符、瘟疫符、傷寒符、寒熱符、頭痛符五種。此外，《上清靈寶大法》卷四十二第二十六中關於醫病功能的符很多，如：南極天醫招真降藥符、分娩符、監生符、斷胞根催生符、召天醫符、麒麟降藥符、接足符、接手符、治腫毒虛浮符、偃水符、治遭刑自刎定痛止血符、全形具體符、全血符、生成五臟符等，應有盡有。通行民間的《祝由科》，又稱《軒轅黃帝祝由科》，這部書《道藏》中未有收錄，其極力稱為「學道者」以救沉疴。此書法以「尚字為將，食字為兵，各字為先鋒，施之百病無不應手立癒，此咒百病之所由也，故曰祝由科。」此書中專以治百病為目的，五花八門，男女大小諸般疾病，「凡醫藥針灸所不及者，以此佐治，無不投之立效」，其包括大鄉脈、諸風科、胎產科、眼目科等十三科，任道長如是說。

各門各派的作法方式雖有不同，均有遙距治病的「飛符」技術。「飛符」通常都是在病者生命危急的時候進行，因病人不能親到壇堂，只能通過能量空間轉移的法術，由施法者接通仙師，請仙師賜神力，經六丁、六甲神祇代傳，將能量從壇場轉到另一個地方。過往「飛符」案例頗多，飛雁洞在十多年前曾有病例，幫助一名在新加坡剛出生的女嬰，當時醫生診斷只有兩小時壽命，因此她的姑姑來電請求呂祖仙師以「飛符」加持法水，並給女嬰餵服數滴，隨即渡過此劫。及後呂祖再降示女嬰只有五年壽命，於是她與家人每年都求請祖師續命，直至現在依然健康安好，實在不可思議。[19]

顯萬用法水合本咒

日華流晶 月華流光 掃蕩凶穢 萬禍滅藏
天軍將官 威布雷罡 法水道光 萬福降祥
謹請九鳳破穢 精邪滅亡 天將神吏
徑下雲罡 星移斗轉 敕啖三光 上應九天
下應九地 雷公霹靂 電母搖鐘 風雲際會
佈滿天空 乾坤定位 鬼哭神工 萬神翊衛
法則成功 急急如律令
一始無始 一析三 極無盡本 天一一
地一二 人一三 一積十矩 無匱化三
天二三 地二三 人二三 大三合六
生七八九 運三四 成環五 七一妙衍
萬往萬來 用變不動 本本心 本太陽
昂明人中 天地一一 終無終一
龍虎丹成治世疾 虎鎮龍驅百病除
法顯陰陽丹氣注 威武精神百姓福

‥《顯萬用法水合本咒》

19 《飛雁洞口述歷史訪問》。

書符所需物用品

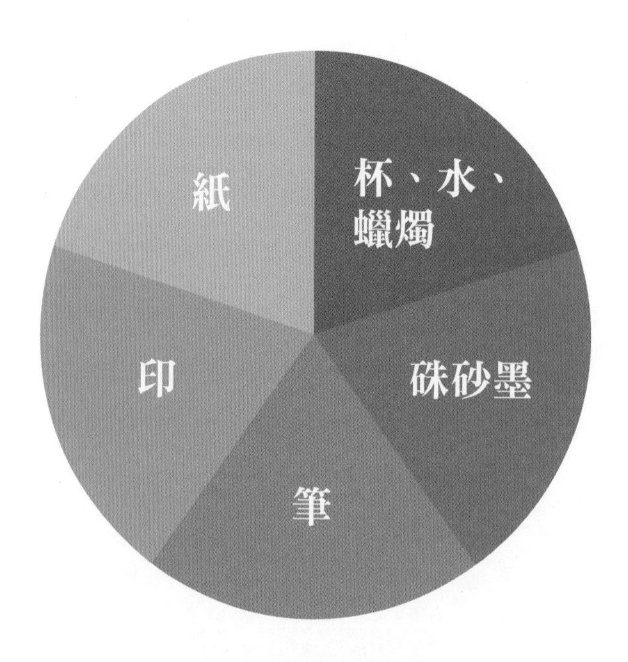

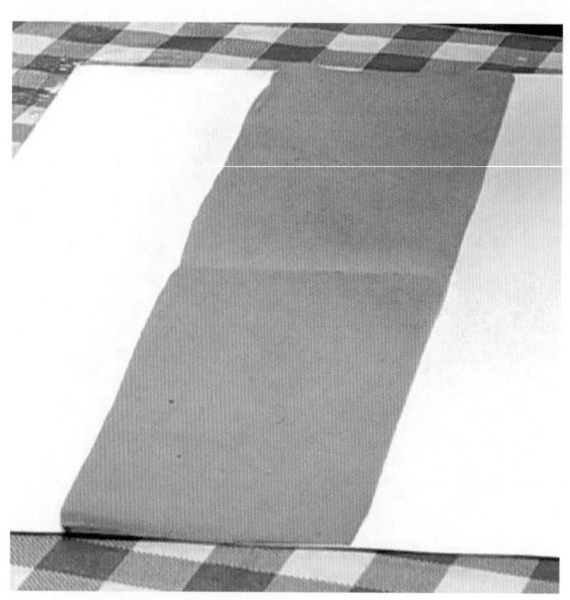

‥紙（可食用玉扣紙）

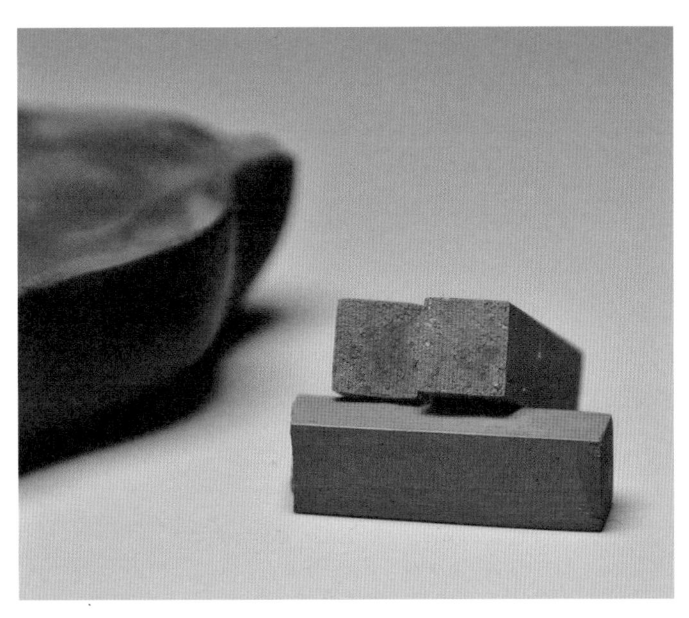

‥ 硃砂墨條

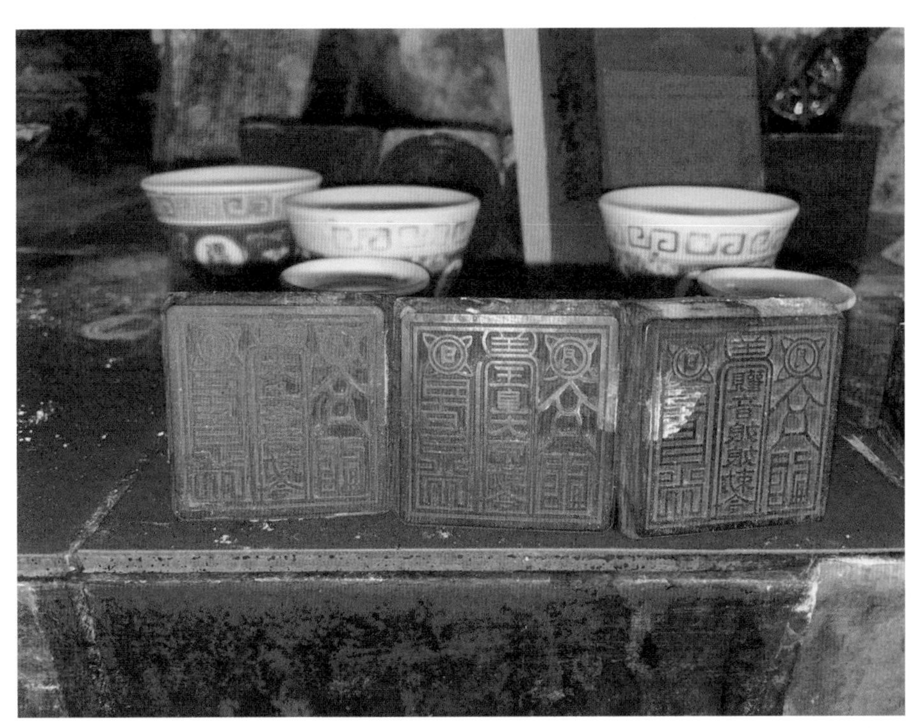

‥ 印

祝由道醫解構表

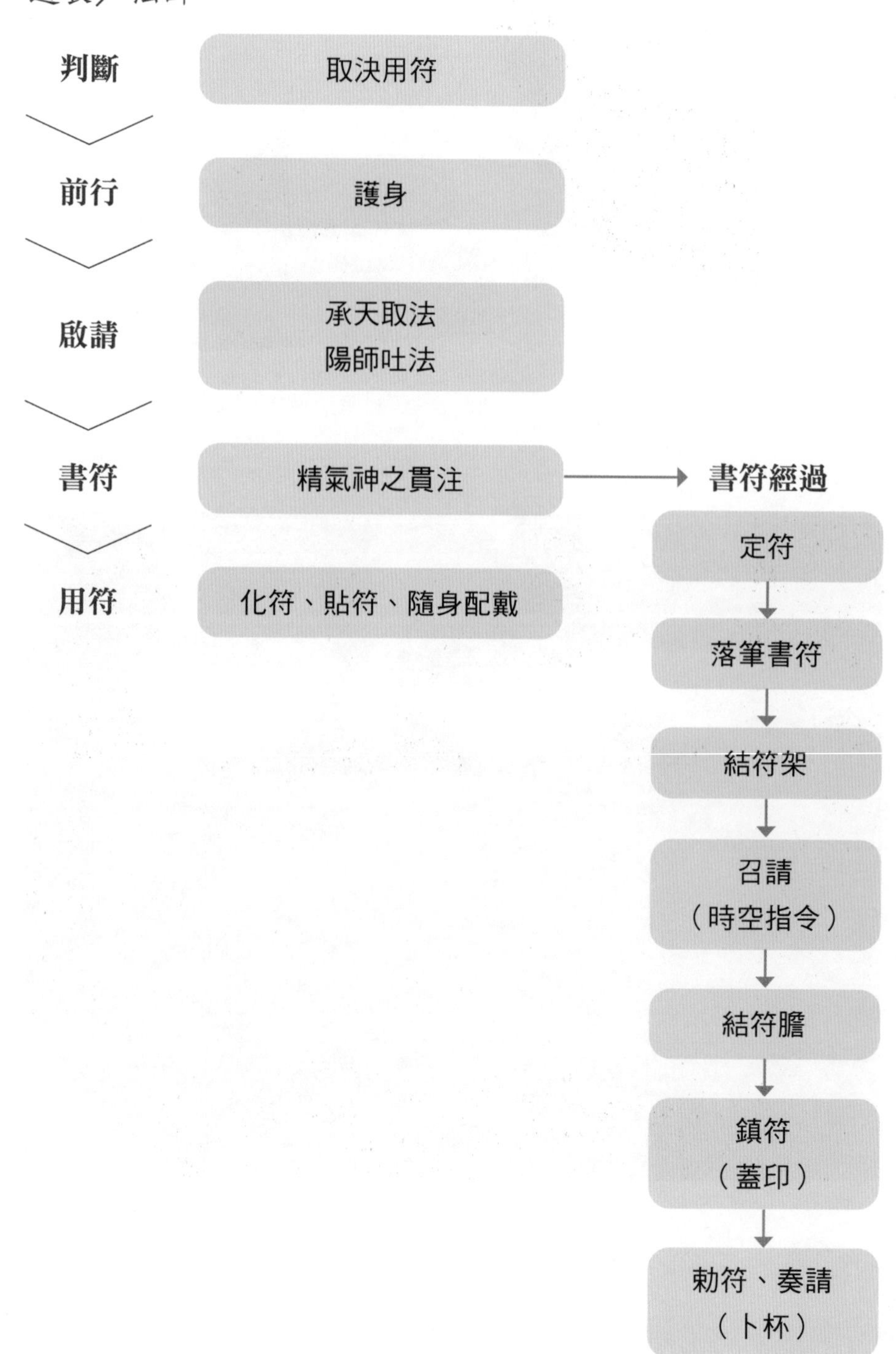
道長／法師
判斷
取決用符
前行
護身
啟請
承天取法
陽師吐法
書符
精氣神之貫注
書符經過
定符
落筆書符
結符架
召請
（時空指令）
結符膽
鎮符
（蓋印）
敕符、奏請
（卜杯）
用符
化符、貼符、隨身配戴

「符」之解構

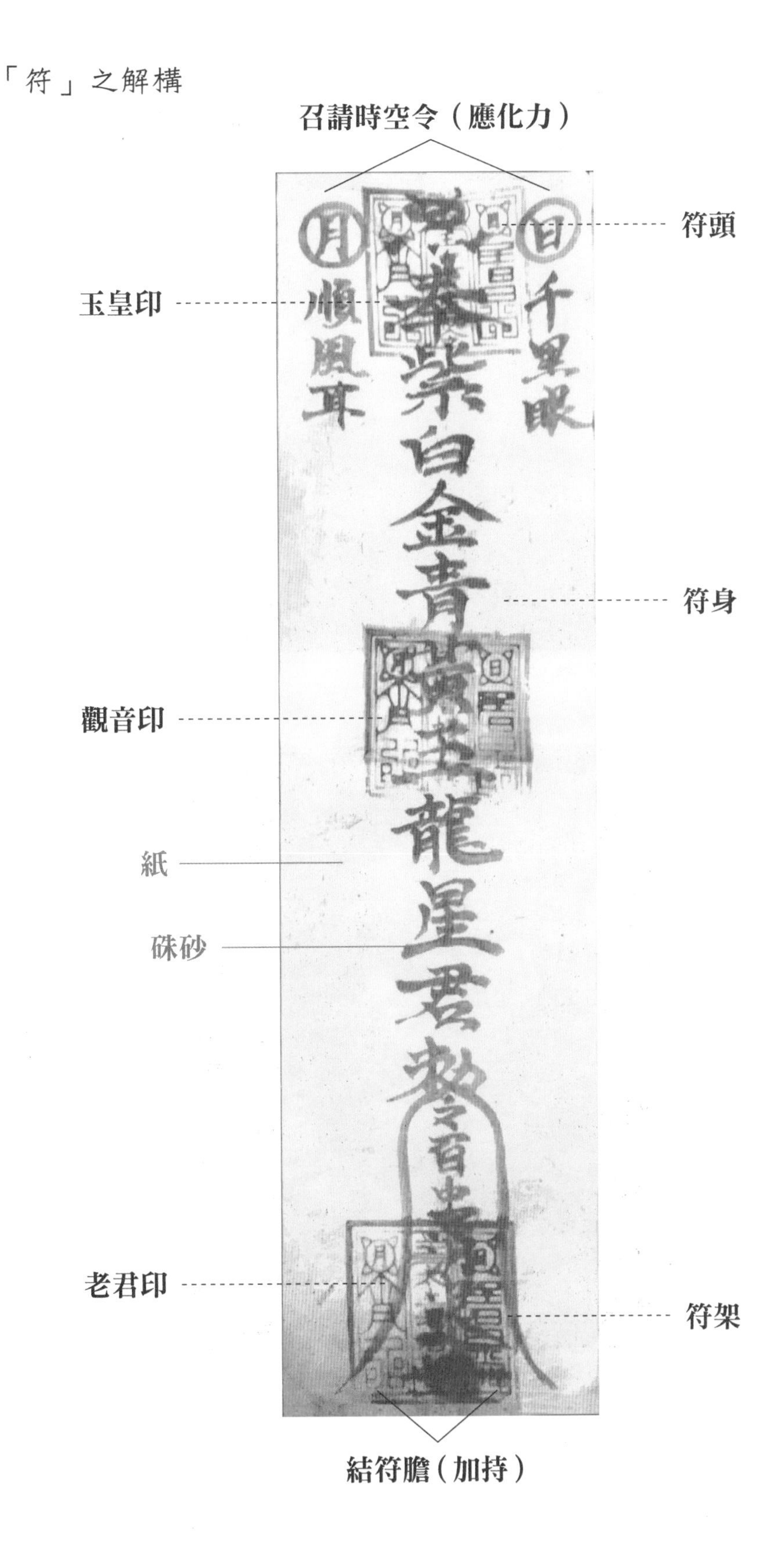
召請時空令（應化力）
符頭
玉皇印
符身
觀音印
紙
硃砂
老君印
符架
結符膽（加持）
月
日
順風耳
千里眼

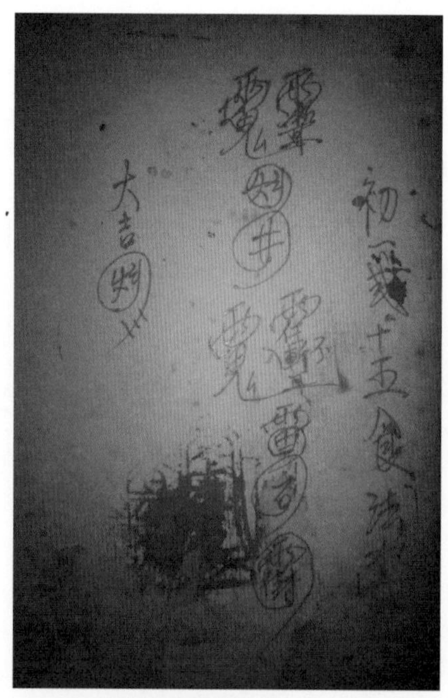

‥華山法壇法水藥符

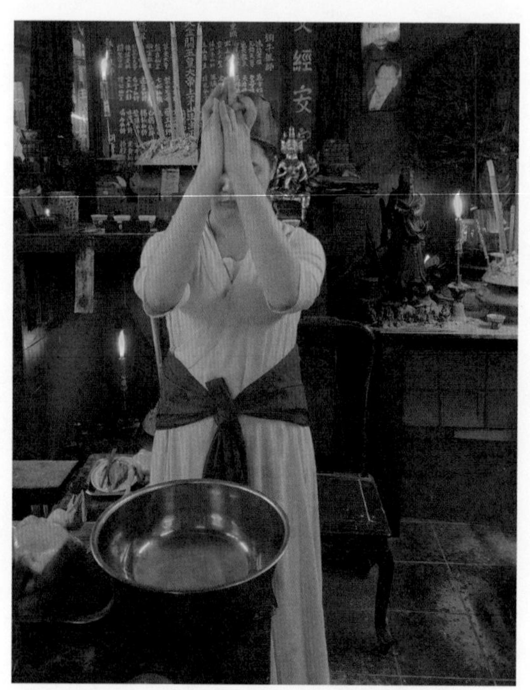

‥道長為弟子及善信求法水，以保平安健康

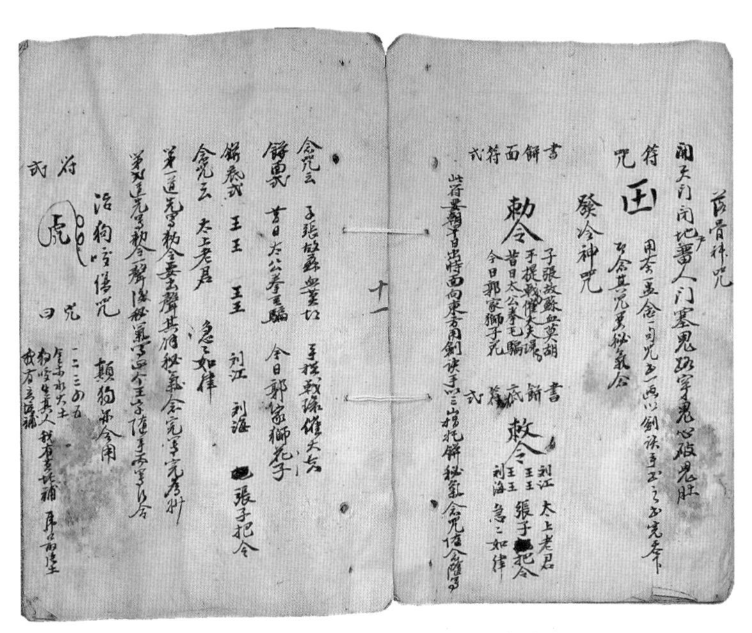

‥民間醫師抄錄的醫書（筆記）載有祝由科的治療方

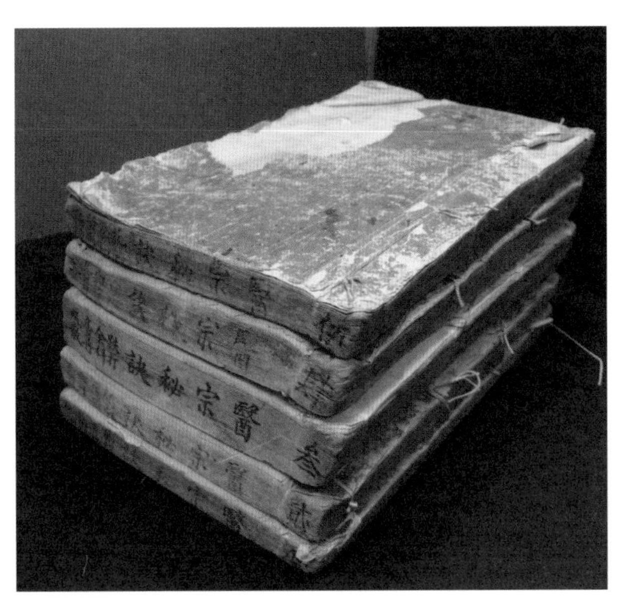

‥《醫宗秘訣》（霍宗傑先生提供）

至於聖水、法水、符水的用途，蓋因天降甘霖，以萬物生成。水淨萬物而蕩穢迎祥。由上古巫祝時期至現今，眾多不同的神仙信仰，均有以「聖水、法水、符水」，廣施普濟之用。聖水由淨水安放壇前一段時間，得神仙和法師賜與神力加持，廣用於保健安心。法水多由法師依個別的需要，如：治病、消災、驅瘟、祛邪等，再按法脈承傳的特定藥符，用「劍指、手印」，寫在淨水之上，結合咒語而成就不同用途的需要。符水則由法師按個別的需要而選定藥符，配以可食用的原材料，寫在符紙之上，經敕符及杯卜，獲仙師允許後，手持靈符，用火燒成灰燼放在碗中，最後加入淨水方成，再用濾器把灰渣隔走，便可飲用。

前頁的祝由科治療方照片選自一套大約於一八五〇年代成書，原屬民間醫師之手書筆記，習醫者博採近十位著名醫師之典籍，內容博採古今醫書及坊間經驗療方，擷錄精華，匯成筆記，成一套五本，全書分脈理藥性、眼科瘰癧、跌打、內科雜症、花柳蠱脹等門類，每本記述病理、診法要訣及多種方藥之採製與應用，取名《醫宗秘訣》。

其中「內科雜症膏丹丸散」一冊收錄三百四十五條藥方，主要引自清代的《急救便方》及多種民間驗方，惟缺病理探釋。編者集中擷錄飲食蟲咬等毒症、婦兒雜症之療方，當中更列出十四條治病符咒方，蓋此法典出《素問》，列「祝由科」，藉「祝說施術」使精神轉換氣質，達致療治效果，可見祝由為古時醫學之常法。

（四）本地醫藥神信仰

現代醫藥科技進步，大眾透過衛生及安全意識來達致身心保健，即使遇有病痛亦能簡易就診，得到良好的治理，然而生命無常，尚有許多不可預料猛厲疾疫時有侵襲，是以人類對健康平安的祈盼不曾減低，醫藥神信仰及其祭祀活動仍然相當普遍。就港澳地區考察所見，與醫藥相關的神靈及不在少數，且不少與昔日地區醫療和驅瘟有關，漸而連結成「民間神靈醫藥診療系統」的服務。

經系統整理，可將港澳地區醫藥神靈分為三大類：

- **醫藥人物：**即該神靈是過去之真實人物，當中再可分為著名醫師（如：華佗、孫思邈等）、佛道名人（如：葛洪、呂祖等）或地方推崇的英雄人物，他們曾以醫藥技術協助地方人士克服病瘟而受到拜祀（如：綏靖伯、大道等）。
- **虛構醫藥神：**即傳說中主宰醫藥事或生育之神靈，如：藥師佛、藥王菩薩、註生娘娘等；而由醫藥事延伸的功能神，如照顧嬰孩健康之十二奶娘、珍珠（天花）娘娘等，亦歸此類。
- **一般神靈兼任：**即該神靈信仰本身不為醫藥功能性質，然以信徒角度理解，神靈是無所不能，即使向祂祈醫藥治理等事，亦會得到徵應。這類神靈甚多，如齊天大聖、哪吒、車公、濟公等等，均在各地區驅瘟而有所貢獻，衍伸驅瘟信俗禮儀，不少也延續至今。

就考察所見，港澳地區之醫藥神靈拜祀十分普遍，尤以呂祖仙師、華佗、金花娘娘、黃大仙及保生大帝（醫靈大帝）之拜祀最為興盛，但令人感到意外的是包公信仰也不在少數，且傳聞亦與本地驅瘟有關。

香港醫藥神靈信俗調查簡表

醫藥神靈	功能及信俗	供奉地點
華佗	醫藥神 藥籤	大澳天后廟、油麻地天后廟、觀塘三山國王廟、飛雁洞、新蒲崗仙師壇、深水埗三太子廟、元朗墟大王廟、坪洲金花廟、赤柱天后廟、灣仔洪聖古廟、上環文武廟、筲箕灣雲鶴山房、旺角松蔭園佛道社、華山法壇、灣仔玉虛宮等
神農（炎帝）	醫藥神	善慶古洞、粉嶺軒轅廟、東華醫院禮堂、飛雁洞、九龍城侯王廟、中藥聯商會會所、嗇色園黃大仙祠等
醫靈大帝（保生大帝）	醫藥神	油麻地天后廟、深水埗三太子廟、九龍城侯王廟、三約觀音廟、大澳華光廟、省善真堂、塔門天后廟等
廣成子	醫藥神 藥籤、符章	大埔省躬草堂
張仲景	醫藥神	粉嶺南涌天后宮、飛雁洞
陶弘景	醫藥神	屯門青雲觀、飛雁洞
扁鵲	醫藥神	飛雁洞
皇甫謐	醫藥神	飛雁洞
葛洪（抱朴子）	醫藥神	飛雁洞
孫思邈	醫藥神	飛雁洞
李時珍	醫藥神	飛雁洞
藥師佛	健康、消災	九龍志蓮淨苑、飛雁洞、灣仔玉虛宮（三寶殿）、西環道慈佛社、荃灣東普陀、九龍塘修明佛堂等
金花娘娘	生育	深水埗三太子廟、油麻地觀音樓、油麻地觀音社、三約觀音廟、茶果嶺天后廟、坪洲金花廟、香港仔五華師母廟、灣仔洪聖廟、上環文武廟、筲箕灣譚公廟、赤柱天后廟、佛堂門天后廟、坪源天后廟等
黃大仙	普濟、扶乩、藥籤、符章	嗇色園黃大仙祠、龍翔道黃大仙祠、旺角水月宮、赤柱天后廟、大角咀洪聖廟、筲箕灣譚公廟、深水埗關帝廟、九龍城濟原堂、上環天后三元宮等

（續上表）

保生大帝（大道公）	醫藥神	油麻地觀音社、北角寶泉庵、塔門天后寶樓、聯合道侯王廟、銅鑼灣船廟、省善真堂、華山法壇
朱立大仙	醫藥、驅瘟	大澳龍巖廟、深水埗關帝廟、香港仔漁市場
十二奶娘	照顧小兒	油麻地天后廟、坪洲金花廟、上環文武廟、屯子圍三聖宮、青龍頭天后廟、深水埗三太子廟、梅窩桃園洞等
註生娘娘	生育、照顧小兒	銅鑼灣天后廟
珍珠娘娘	照顧小兒（天花）	佐敦谷福德古廟
車公	驅疫	沙田車公廟、蠔涌車公廟、橫洲二聖宮、廈村楊侯廟等
李道明	驅疫	荃灣玉霞經、省善真堂、金蘭觀、秀茂坪觀音廟等
濟公	驅疫	廣福義祠、荃灣玉霞宮、福德念佛社、秀茂坪觀音廟、筲箕灣譚公廟、廟街天后廟、飛雁洞、東井圓等
呂祖	扶乩、藥籤、符章	雲泉仙館、青松觀、金蘭觀、筲箕灣雲鶴山房、蓬瀛仙館、上環文武廟、上水虎地坳呂祖壇、圓玄學院、省善真堂、青雲觀、竹林仙館、香海慈航、大埔萬德苑、大埔蓬萊閬苑、大嶼山鹿湖精舍、梅窩正善精舍、荔枝角天真佛堂、西環六合聖室、石澳蓮鶴仙觀、元朗明善學院、中環玉壺仙洞、旺角萬德至善社、旺角玉清別館、中環通善壇、西環純陽仙洞、太子華松仙館、牛池灣賓霞洞、飛雁洞、荃灣乾元洞、北角抱道堂、旺角翠柏仙洞、灣仔智玄精舍、觀塘善濟佛道堂、太子慧玄精舍、深水埗普善佛堂、荃灣玉霞洞、旺角松蔭園佛道社、深水埗信善壇、沙田暢林園、北河街道教九龍別院、油麻地明元仙觀、深水埗龍慶堂、旺角竹隱長春洞、大埔聖道正壇、彌敦道道教聯誼會、粉嶺藏霞精舍等
驪山老母	驅疫	樂富天后廟、藍田玄天廟、華山法壇、茜草灣三山國王廟等
綏靖伯	驅疫	上環廣福義祠
龍寶太子	驅疫	荃灣龍母佛堂

（續上表）

林七娘	驅疫	坪洲龍母廟、西環純陽仙洞
哪吒三太子	驅疫	深水埗三太子廟、布袋澳洪聖廟、荃灣天后廟、雞寮大王爺廟、安達臣大聖佛堂等
五華師母	驅疫	香港仔五華師母廟
包公	驅疫	大角咀洪聖廟、深水埗關帝廟、深水埗天后廟、深水埗三太子廟、上環文武廟、榕樹頭天后廟、灣仔玉墟宮、銅鑼灣天后廟、土瓜灣北帝廟、坑口天后廟、灣仔洪聖廟、上環廣福義祠、青山寺、南安坊福德廟、上環天后三元宮、灣仔玉虛宮等

◎ 三、道醫的延伸：製藥與中醫診症服務

製藥與診所服務，是道堂對社會作出的重要貢獻之一，昔日市民普遍經濟能力一般，政府又未有提供醫療福利，普羅大眾無能力到醫院就診，故道堂本着濟世為懷的精神與各方合作，提供免費或廉價的中醫藥診療服務，並定時安排贈醫施藥活動，讓貧苦大眾得到照顧。

早於1900年代，因應香港出現瘟疫，善信從廣州迎請黃大仙聖像到香港，在廟內設〈黃大仙靈驗藥方〉，以每包一仙的低廉收費供應黃大仙聖茶。這仙方極為有效，佛教高僧印光法師曾道：「民國初年，香港有扶乩者，言其仙為黃赤松大仙，看病極靈。有絕無生理之人求彼仙示一方，其藥亦隨便說一種不關緊之東西，即可全癒。」[20] 1924年，嗇色園設立藥局以後，實行贈醫施藥。

二十世紀中葉至晚期，香港人口急速增長，道堂按社會需要提供贈醫贈藥服務，包括通善壇、蓬瀛仙館、省善真堂、省躬草堂、飛雁洞等宮觀。

20 游子安：〈博濟仙方——清末以來嶺南地區仙方、善書與呂祖信仰〉，頁61。

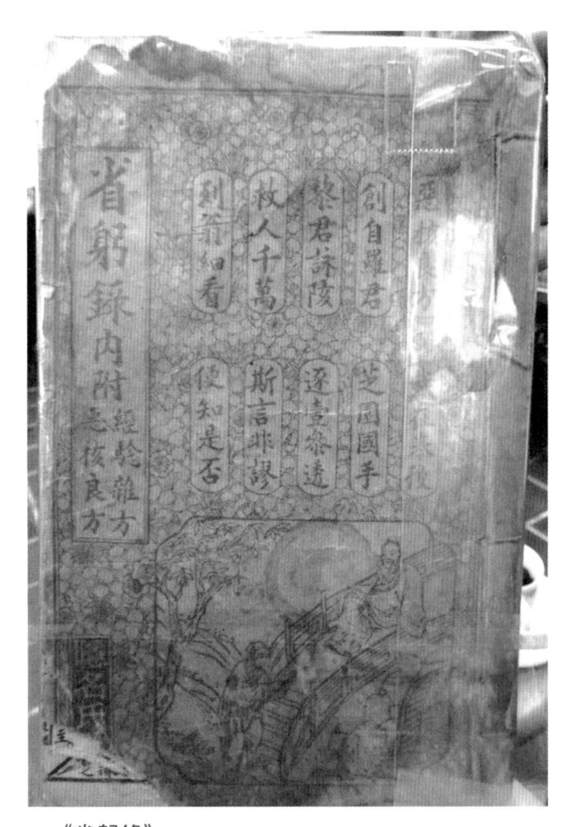

· ·《省躬錄》

1932 年，省躬草堂落成後亦設置中醫部，由身為醫師的弟子駐診。堂內有 24 冊《省躬錄》手抄的醫書，指導弟子如何行醫，直至淪陷時期，省躬草堂因被日軍佔用才暫停醫藥服務。[21]

1946 年，通善壇得呂祖先師降壇訓示香港即將出現疫症，於是組織醫師發起贈醫贈藥，隨即獲得業界響應，提供場地，製作藥散，救人不少。疫情過後，通善壇將贈醫施藥恆常化，定於每年暑期（六月至九月），為期四個月，邀請本地著名醫師，包括夏國璋、歐慶昌、陸智夫等醫師，在港島區駐診，亦有油麻地、深水埗、旺角的

21 《省躬草堂口述歷史訪問》。

中醫師支持。[22] 醫師編方開藥，病人憑特定藥單，可以到指定藥材舖（協德榮）配藥，可獲免費或折扣優惠，藥材費用概由通善壇支付，藥店提供約半價優惠。[23] 當時僅是跌打科，開診數小時已有三百人看診，直至 1964 年，開始加入針灸贈診服務。[24] 後來，通善壇的醫師們一起研究製藥，先後製作跌打丸、藥酒、膏藥等，免費贈予有需要的民眾。[25]

蓬瀛仙館開展服務的背景也相類同。1957 年，香港爆發「亞洲流感」，仙館隨即在夏季舉辦贈醫贈藥活動。根據當年的《丁酉夏令贈醫施藥勸捐小啟》記載：「粉嶺僻處荒郊，向無醫院設備，一旦有

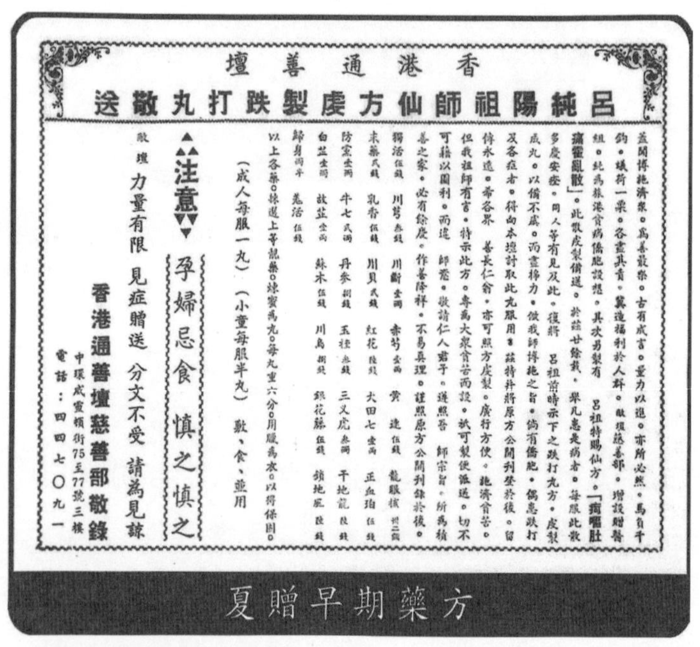
香港通善壇

呂純陽祖師仙方虔製跌打丸敬送

蓋聞博施濟衆。爲善最樂。古有成言。量力以進。亦所必然。爲負千鈞。蟻荷一粟。各盡其責。冀造福利於人群。敝壇慈善部。增設贈醫組。此爲旅港貧病儕胞設想。其次另製有　呂祖特賜仙方。「痧嚼肚痛霍亂散」。此散虔製備送。於茲廿餘載。舉凡患是病者。每服此散多慶安痊。同人等有見及此。復將　呂祖前時示下之跌打丸方。虔製成丸。以備不虞。而盡棉力。仰我師博施之旨。倘有儕胞。偶患跌打及各症者。得向本壇討取此丸服用。玆特并將原方公開列登於後。留侍永遠。希各界　善長仁翁。亦可照方虔製。廣行方便。拯濟貧苦。但我祖師有言。特示此方。專爲大衆貧苦而設。祇可製便派送。切不可藉以圖利。而違　師意。敬請仁人君子。遵照吾　師宗旨。所爲積善之家。必有餘慶。作善降祥。不易真理。謹照原方公開列錄於後。

獨活伍錢　川芎叁錢　川斷壹兩　赤芍壹兩　黄連伍錢　龍眼核卅二個
求藤貳錢　乳香伍錢　川貝貳錢　紅花陸錢　大田七壹兩　正血珀伍錢
防風壹兩　牛七貳兩　丹參捌錢　玉桂叁錢　三叉虎叁兩　千地龍陸錢
白芷壹兩　故芷壹兩　蘇木伍錢　川烏捌錢　鐵花藤伍錢　鎖地風陸錢
歸身兩半　羌活伍錢

以上各藥。揀選上等靚藥。煉蜜爲丸。每丸重六分。用臘爲衣。以將保固。

（成人每服一丸）（小童每服半丸）敷、食、並用

注意　孕婦忌食　慎之慎之

敝壇　力量有限　見症贈送　分文不受　請爲見諒

香港通善壇慈善部敬錄
中環威靈頓街75至77號三樓
電話：四四七〇九一

夏贈早期藥方

‥通善壇虔製呂祖仙方跌打丸

22 《通善壇口述歷史訪問》。

23 同上注。

24 同上注。

25 同上注。

病，更感彷徨，尤其勞苦大眾，平時生活，既屬困難，有病更無力理，輾轉呻吟，一任病魔恣虐徒喚奈何，甚或以一病而影響一家，病而傳染別地，即加近日流行感冒聞之時有悸心，本館有見及此，當經集眾議決，在粉嶺聯和墟舉辦夏令贈醫贈藥……」[26] 活動發起，粉嶺區鄉事委員會隨即響應成為合辦單位，並請張少卿醫師主理，治癒病症達四千餘宗。[27] 直至 1980 年代，上水及粉嶺發展成為新市鎮，人口大幅增加；1985 年，仙館決定委託上水廣安堂在區內辦理義診，贈醫贈藥，自此成為恆常服務，持續為當地居民服務。[28]

省善真堂創立於 1952 年當時的香港百廢待興，各種物資極度匱乏。省善真堂雖然剛剛立堂，但已開始參與社會慈惠工作，此時的慈善工作主要包括賑災、煉製及派發茶包和藥物。1953 年 3 月 15 日，蒙文殊廣法天尊訓示，同門弟子於 4 月 14 日由醫靈大帝主製樂康茶、復靈丸等。過程頗為複雜和講究，透過扶乩取得藥材成分後，弟子需七晝連宵齋戒沐浴，茶葉需經過十蒸九曬後，再經仙神施法，煉藥也要選用上等藥材，需時數月。

1956 年，委令華佗先師為省善真堂醫務主理，為救濟凡黎，聖水施丹，開方治病。製茶煉藥的傳統至上世紀九十年代依然被保存下來，種類包括百靈茶、樂康茶、治和茶、燙火露、至聖靈和丹、保命復靈丹、靈救丹等。直至 2007 年，由於香港政府實行《中醫藥條例》，省善真堂才停止對信眾派發神茶和藥物。

26 蓬瀛仙館：《丁酉夏令贈醫施藥勸捐小啟》，1957 年，載於梁德華、劉紅、陳敬陽：《蓬瀛仙館 80 周年館慶》（香港：中華書局，2009 年），頁 36。

27 同上，頁 36-37。

28 同上，頁 96。

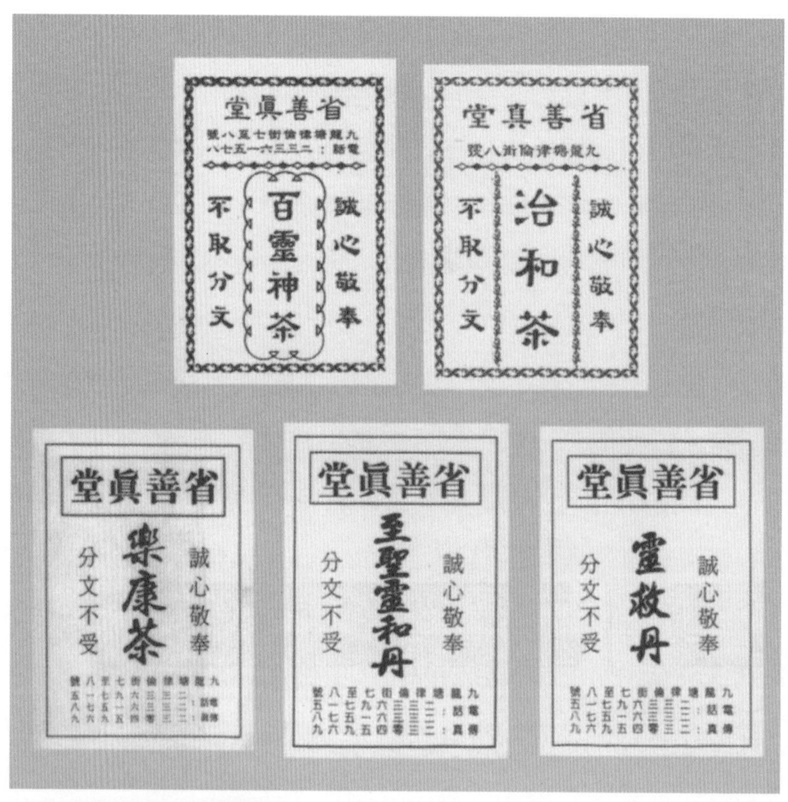

‥省善真堂所製仙方聖藥

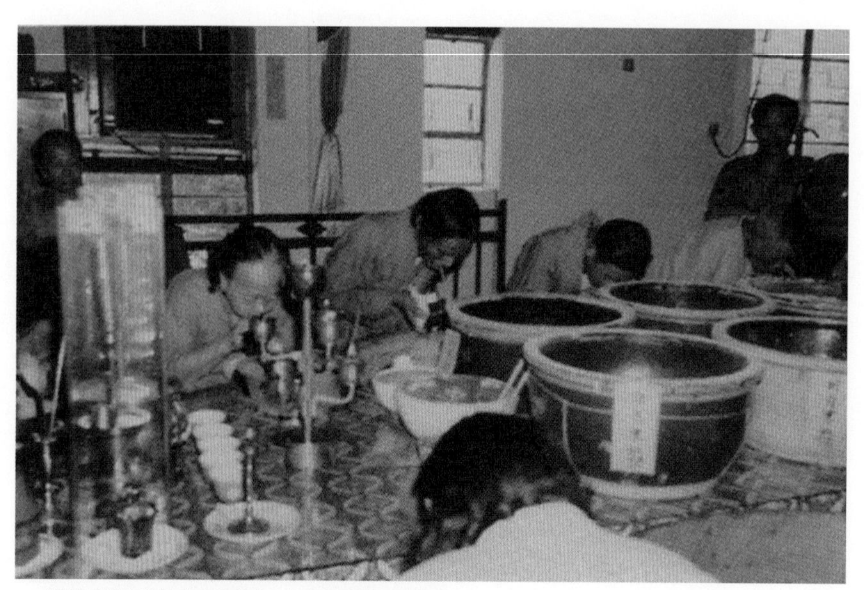

‥弟子誠請仙聖加持藥物（省善真堂提供）

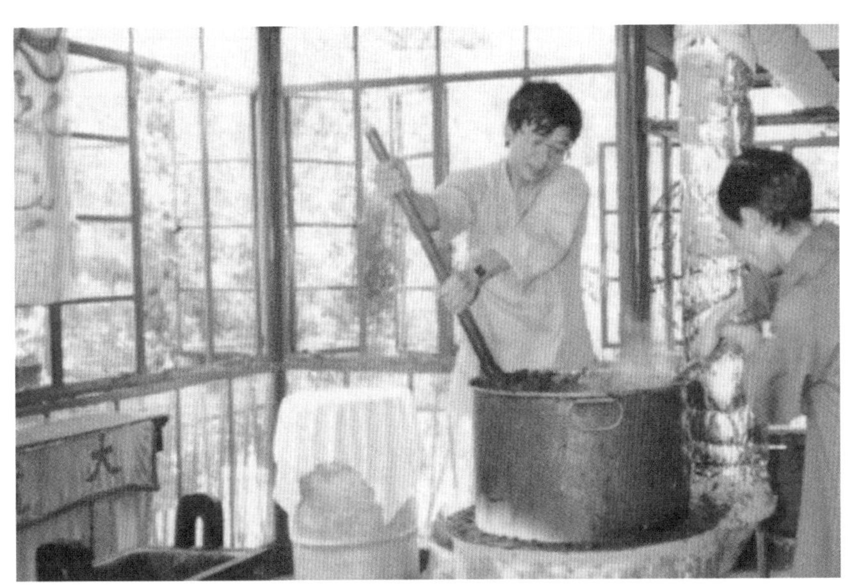

··在潔淨壇場壇場製藥（見左邊窗口之聖符及壇鼎）（省善真堂提供）

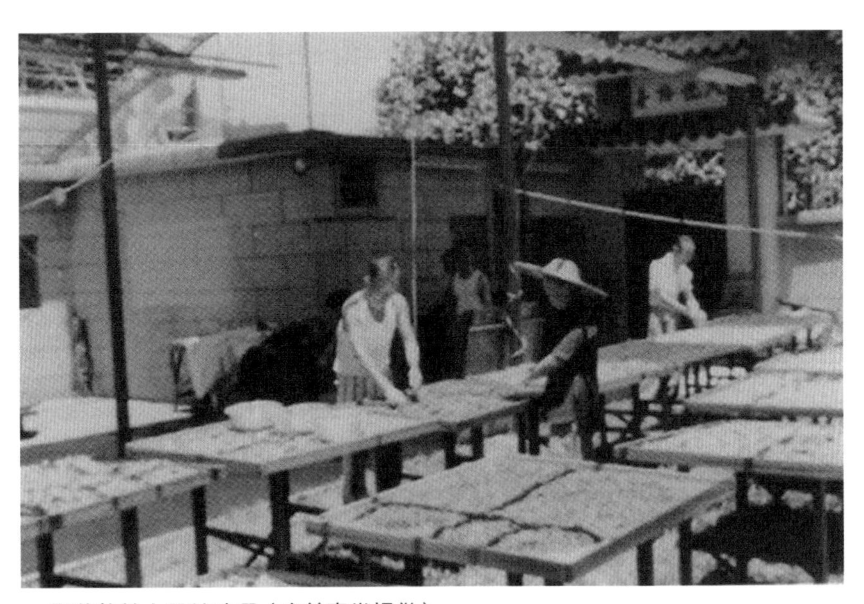

··聖藥放於大殿前晾曬（省善真堂提供）

1960年代，省躬草堂在大埔與中草藥店合作，恢復中醫服務。[29] 1990年代更增設西醫服務，從事藥物開發及生產，按古老藥方製成八種中成藥，由醫師派發給病人，其中海寶丸、換甲丸、萬應丸等最受歡迎。[30]

1995年，飛雁洞開始贈醫服務，最初由兩位女醫師負責艾灸及針灸，隨後也有弟子專門學習中醫醫術，學成除加入贈醫行列外，亦自製藥油，提供跌打及草藥服務。[31]

◎ 四、道醫的衝擊——《中醫藥條例》

1970年代以前，香港醫療系統並不完善，港英政府未有顧及基層醫療制度的需要，一般市民基於西醫診金昂貴及不信任，鮮有前往西醫求診。當出現疾病時，他們選擇服用成藥，由中醫診治或前往道堂領取仙方、法藥，甚至施用祝由法術等治病。七十年代，港英政府陸續推行多項醫療改革，開始廣設普通科門診服務[32]，使普羅市民有能力負擔一般的醫藥費用，於是市民對道醫服務的需求相對大幅下降，道醫開始退出醫療系統。

1990年代發生龍膽草中毒事件後，政府開始對中醫藥作出管制，釐清中醫師的認可資格，除一般中醫外，亦包括跌打醫師、針灸師、氣功師、推拿師及指壓師等，均需依法例而行。1998年，特區政府實施《中醫藥條例》，對中醫進行評審和規管，並設立中成藥註

29 《省躬草堂口述歷史訪問》。

30 同上。

31 《飛雁洞口述歷史訪問》。

32 《香港工商日報》，1978年10月12日。

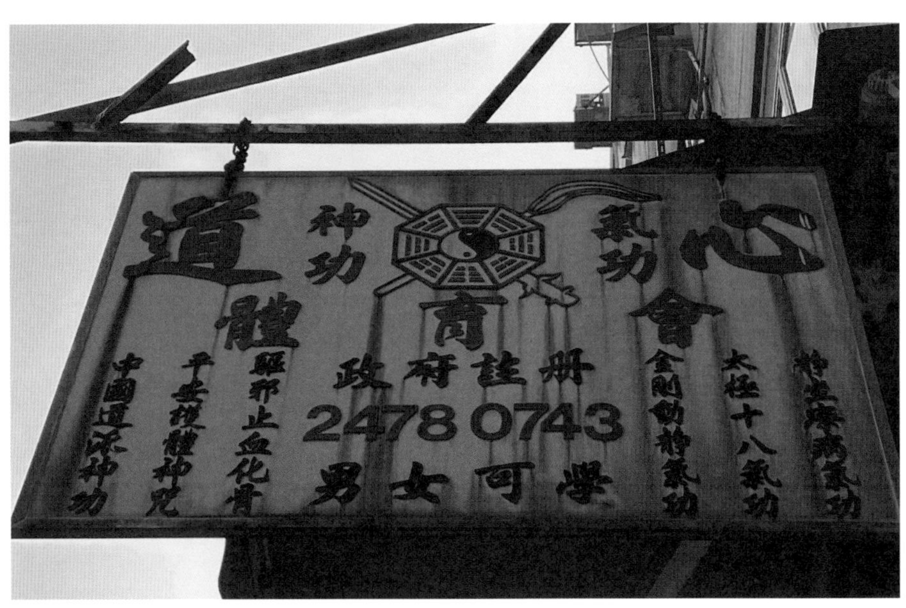

‥道醫理念和技術散落於民間

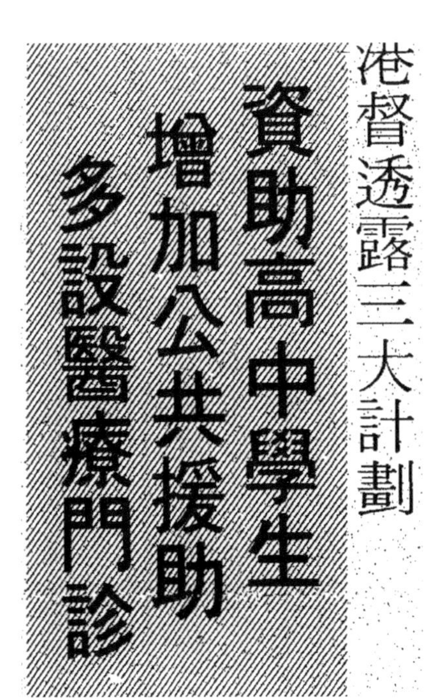
港督透露三大計劃
資助高中學生
增加公共援助
多設醫療門診

‥《香港工商日報》，1978 年 10 月 12 日。

冊制度，據時任行政長官董建華所言：「一套完善的規管系統，會為中醫和中藥在香港醫療體系內的發展奠定良好基礎。」[33] 條例促進和確保中醫的執業、培訓及中藥的炮製與銷售。此制度對道醫而言，有頗大的衝擊，根據法例規定，中藥一定要由合資格醫師處方，變相將仙方邊緣化，宮觀需要就每服仙方聖藥繳納極為昂貴的中成藥註冊費。基於現實，導致傳統道醫服務和規模大大萎縮，道堂只能以宗教方式繼續施行道醫服務。實際上，1990 年代，求仙方善信者仍然絡繹不絕，以嗇色園黃大仙祠為例，於 1998 年總共發出了三萬九千張仙方，可見它仍具相當的影響力。不過在《中醫藥條例》實施後，各派仙方聖藥流通受制，並引起部分道醫和善信不滿，大型道觀直接暫停道醫服務，其他壇場則以不同計策應對。[34]《黃大仙良方》受限制，嗇色園終止藥籤服務；[35] 金蘭觀每星期開乩，倘若仙聖降壇賜方，則由駐堂中醫師協助調製成「平安湯」，再經仙佛加持後，只供善信在觀內飲用。由於湯水不用註冊，不當作中藥，且在宮觀進行，僅視作傳統宗教儀式之一。蓬瀛仙館是僅存仍然依仙方製造藥品的宮觀，然而館方仍受法例及資源所限，僅能申領非口服類的製藥牌照，自行浸製跌打酒供市民請購。而通善壇及省躬草堂，為了避免法律訴訟，而且製藥本身相當繁複，現今已沒有醫師傳承，所以也只得停止製藥。

---

33 林鄭月娥：〈發揮優勢 促進中醫藥發展〉，政府新聞網，2019 年 5 月 24 日，檢索於 2021 年 3 月 28 日。網址：https://www.news.gov.hk/chi/2019/05/20190524/20190524_154907_134.html

34 嗇色園道長曾道：「日後中藥一定要由合資格醫師處方，但我們又怎樣去考黃大仙？」；省躬草堂負責人稱「政府為了避免，而扼殺了一些東西」，參見游子安：〈博濟仙方 ——清末以來嶺南地區仙方、善書與呂祖信仰〉，頁 62。

35 游子安：〈博濟仙方 ——清末以來嶺南地區仙方、善書與呂祖信仰〉，頁 62。

◎ 五、道醫的現況

踏入二十一世紀，道觀即使受到《中醫藥條例》限制，在醫療服務方面仍能變得更多元化及現代化，仍能增聘註冊中醫師，更加強和各大學中醫學院合作，例如省躬草堂於 2004 年開始與香港中文大學中醫學院合作，由駐診醫師「帶教」[36] 讓中醫學生實習。除此之外，亦與香港大學中醫學院中藥配劑部合作，成為學生實習地方。通善壇繼續維持贈醫施藥，提供骨科、針灸、方脈診療，近年更增設預約式牙科服務。省躬草堂本有西醫診所，後來因開支過高而取消，現在為防止服務被濫用，因此向病人收取低廉診金，長者則給予八折優惠。至於藥材，需按分量釐定收費，如達十味藥材以上約收 20 至 30 元；有些病人則會採用較昂貴的中藥製劑（顆粒 [37]），一劑藥可能需要收取 40 元至 50 元，但相比政府診所 120 元藥費，仍然便宜多了。[38] 省躬草堂另與救世軍合作，為合資格的長者提供義診 [39]；金蘭觀現時逢星期日十時開乩，為時約九十至一百二十分鐘，尊請祖師降乩指示；信徒打坐練功，有時長達四十五分鐘。[40] 大型宮觀如青松觀提供中醫及西醫服務；而嗇色園黃大仙祠除了西醫診所外，亦設立中藥局、牙醫診所、物理治療中心，近年更與香港理工大學合辦眼科視光

36 在帶教過程中，學生跟隨老師工作，可以全面觀察帶教老師在臨床實踐中所設計的各種工作內容，包括為患者進行各項護理操作、個案管理、個案討論及臨床問題。

37 中藥顆粒為近十年內中藥製劑的改良產物，一般稱為藥粉的中藥製劑，並不是由生藥直接磨粉而成，而是經過收集藥材、煎藥及烘焙，以現代化的提取及濃縮技術精製而成，以溫水沖服，方便儲存及臨床用藥使用。

38《通善壇口述歷史訪問》。

39《省躬草堂口述歷史訪問》。

40《金蘭觀口述歷史訪問》。

學中心等。蓬瀛仙館也增添流動中醫診療車，穿梭新界鄉郊地方，為偏遠地區的居民提供免費中醫醫療和配藥服務。

另一方面，內地新近推行道醫認證制度，不單承認道醫地位，更協助道醫走出國際，擴大影響力。回顧中華人民共和國成立後，政府設立「宗教問題研究小組」，即後來的國家宗教事務局（簡稱：宗教局），規定道教科儀技術只能師徒傳授，不能公開展示，因此內地道堂不能提供廣泛的醫療服務，道醫僅以氣功及特異功能名義存在。近年，國家為了保護傳統技術，容許道醫以類近「非物質文化遺產」形式，透過考核認證方式存在。然而為保存專業水平，投考者須符合以下三點：

1. 能夠證明自己從醫資歷或道學師承；
2. 道醫技術具體實踐二十年；
3. 考試前需要進行兩星期的特訓。

考試及格後，將會獲得由中國國家人事人才培訓網和中國民族醫學協會聯合頒發《中醫康復理療師證》，及由中國道醫科學研究院、中國道醫國際教育中心頒發《道醫國際資格證》。根據元清閣負責人指出，資格證書獲得歐盟認證，現時中國超過 130 萬名道醫，真正行醫者也有 37 萬人。自 2019 年起，元清閣道醫堂的道醫獲得國家認證。[41] 雖然香港不能以道醫身份執業，但內地的認證仍吸引不少香港道醫前往應考。由此可見，此項考試獲得內地與香港的道醫們支持，透過認證和宗教聯繫，能夠讓道醫在香港得以延續，不致因萎縮而消失，憑藉此機會將道醫推廣到世界各地，其影響實在不容忽視。

41 《黃大仙元清閣口述歷史訪問》。

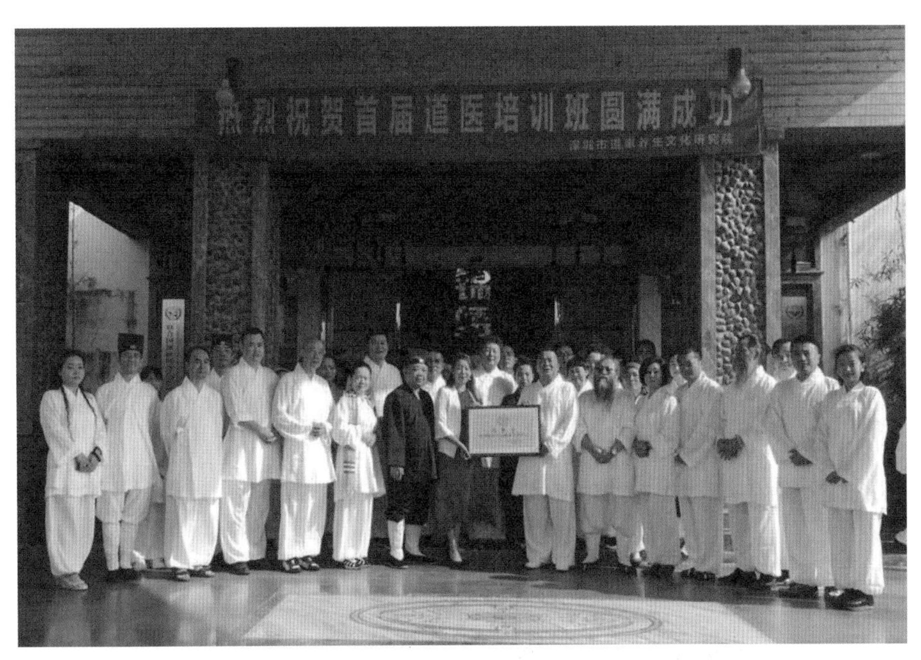

‥元清閣道醫堂的道醫獲得國家認證（元清閣提供）

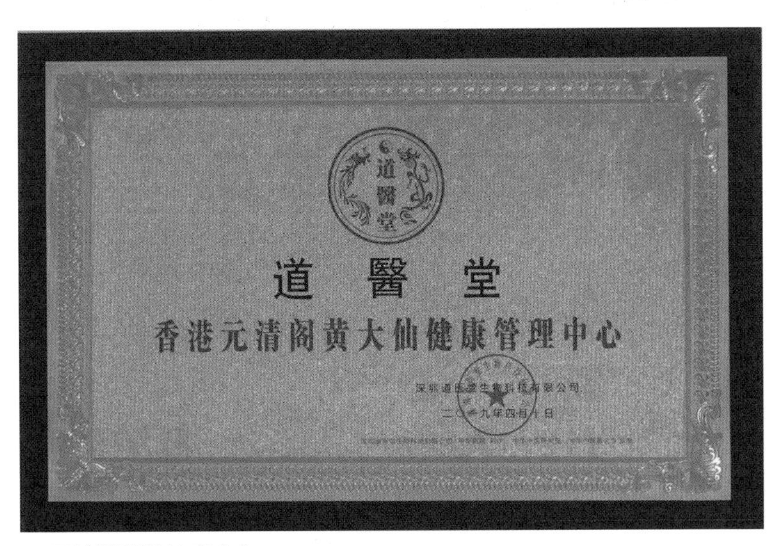

‥元清閣道醫管理中心

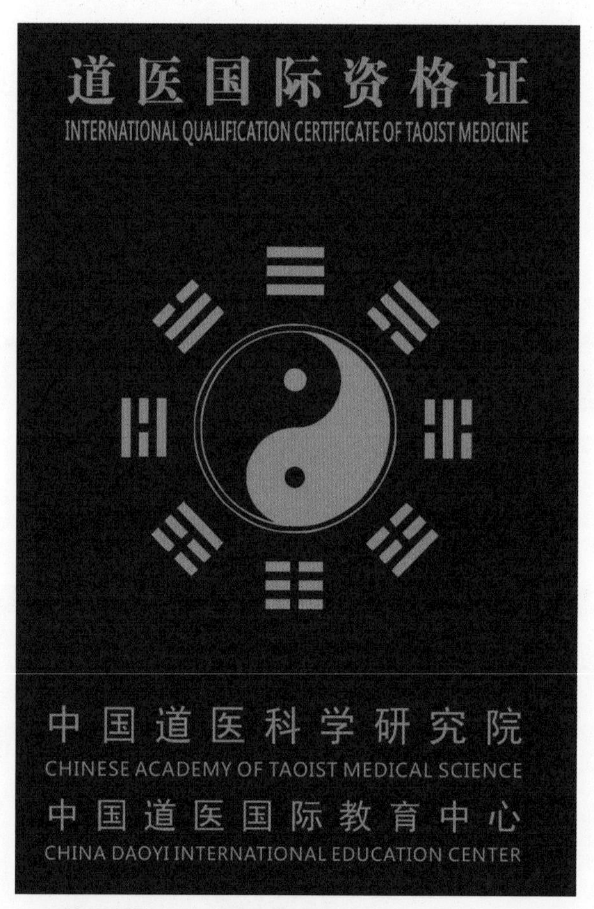

‥元清閣道醫堂的道醫獲得國家認證

◎ 六、當代道醫發展契機：兩次瘟疫的危與機

2003 年，香港爆發俗稱「沙士」的嚴重急性呼吸系統綜合症（SARS），除醫療外，香港政府邀請宗教界協助舉辦儀式，祈求消散瘟疫，穩定民心。民政事務局局長何志平邀請道觀舉行法事，慶祝華佗誕（農曆四月十八日）之餘，亦在地區舉行舞火龍驅瘟及舞獅活動。2003 年 5 月 18 日，八百名來自香港、深圳及廣州的經師在中環遮打道誦經祈福，堪稱史無前例。[42] 香港道教聯合會 4 月於沙田車公廟，舉辦為期七天之「為全港市民消災解厄祈福法會」[43]，期間誦經禮懺，祈求上天庇佑，早日脫離癘疫困擾；金蘭觀則負責派發心意卡和善書的工作。[44] 與此同時，飛雁洞透過濟聖先師扶乩，前往杭州虎豹泉衣冠塚墓旁邊的菩提樹，摘取菩提子，再配合中藥及法藥製成香囊，也有製作藥包及驅瘟方，派贈市民。[45]

2019 冠狀病毒病肆虐全球，正當港人大感無助之際，道堂再次舉辦驅除瘟疫活動，有的按乩方製藥，亦有派送防瘟符、驅瘟旗、聖水等，亦有製作香囊、湯藥包及防疫藥膏。當中，防疫香囊有避穢、化濕、開竅、溫通、解表等作用，據醫師所言：「新冠肺炎屬濕

42 何文雯：〈何志平現身華佗誕舞火龍活動〉，《蘋果日報》，2003 年 5 月 19 日，檢索於 2021 年 3 月 28 日。網址：https://hk.appledaily.com/local/20030519/L26XQVJIXL4CTFDGY66U6YRIHA/

43 香港道教聯合會於 1957 年籌組，1961 年註冊為合法社團，1967 年再註冊為有限公司，發展至今已有 54 年歷史，團體會員超過 100 間道觀。道聯會大力開展宣道，開辦道學講座、經懺及哲理班、武當養生功及道樂培訓班、內丹氣功等活動，從而擴大道教在社會上的影響，讓更多人從正面認識道教。

44 金蘭觀：〈為香港市民解厄祈福法會〉，2003 年 4 月，檢索於 2021 年 4 月 11 日。網址：https://www.kamlankoon.com.hk/2003/Activities/Pray03/Pray03.htm

45 《飛雁洞口述歷史訪問》。

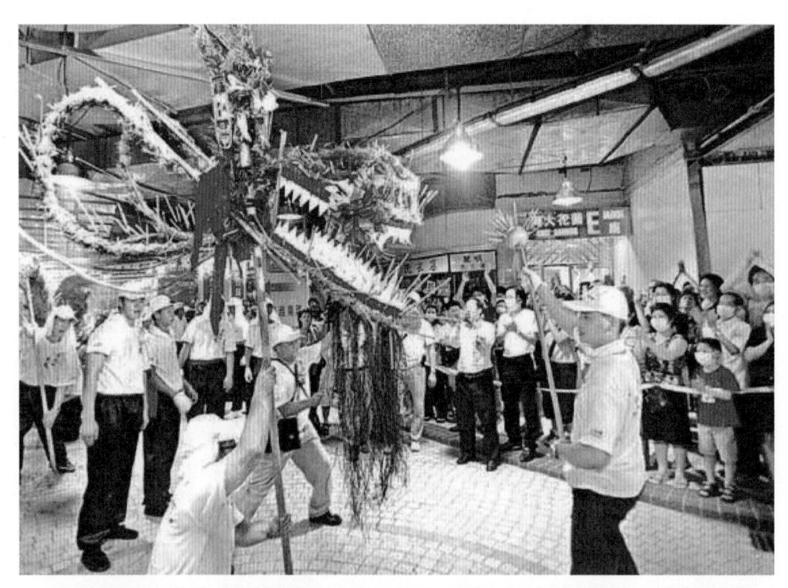

‥淘大花園 E 座的疫情最嚴重，在門外舞火龍祈求驅走疫症。(《太陽報》，2003 年 5 月 19 日)

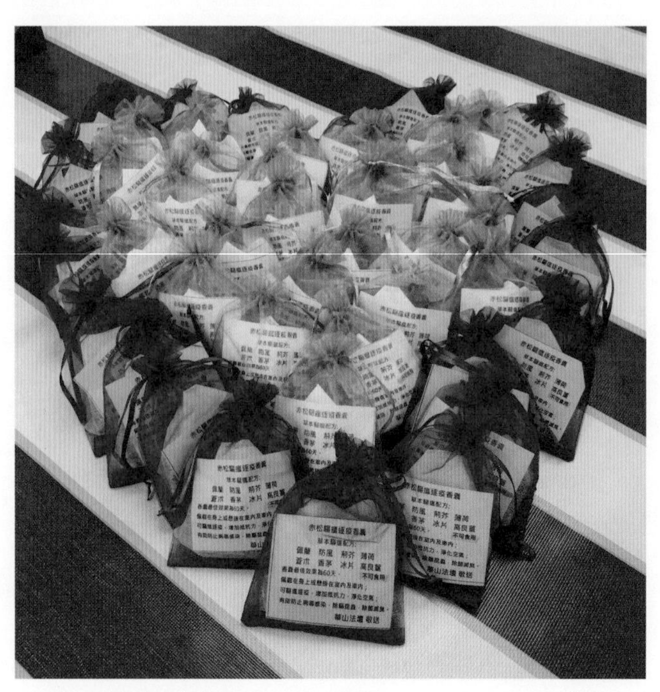

‥赤松驅瘟逐疫香囊，草本驅瘟配方：佩蘭、防風、荊芥、薄荷、蒼朮、香茅、冰片、高良薑

B4 副刊 養生坊 ■責任編輯：吳綺雯 ■版面設計：謝錦輝 2020年3月8日(星期日) 香港文匯報WEN WEI PO

防疫資訊

糅合八種藥材和道教元素 鍾煉成祝福港人的香囊

現時疫情肆虐，有人外出搶購物資，也有人雪中送炭。黃大仙祠元清閣黃維溢道長最先發起在香港十八區派發驅瘟逐疫香囊；接着中國國家培訓網中醫特色調理師導師羅偉強和香港道教聯合會六宗教聯絡部副主任林久鈺決定一同製作更多的驅瘟逐疫香囊，並與一眾善信以及義工攜手完成包裝工序，派發給社會的弱勢群體、長者、前線的警務人員等，累積至今香港已經有八萬人受惠，而更多的香囊亦將會陸陸續續送到其他群體手中。「對於疫情，香港人有過多的資訊，讓人無所適從，也無法預防，引起各種混亂。」羅偉強認為，糅合中藥及道教加持儀式的驅瘟逐疫香囊，正正能夠給香港大眾帶來疾病的預防，幫助消除精神上的恐懼。

香港在整個疫情爆發期間，林久鈺同樣關注到坊間表現得束手無策。西醫認為是新的病毒出現，令人無從入手。然而，林久鈺卻憶述，中國數千年的文化和歷史裡面，瘟疫並非初見，不同的疫情在不同地方都有發生和記載。相傳在一千五百年前，浙江蘭溪發生了大面積的瘟疫，當時人們就找來了八種處方，將它們磨成粉末，製作成外用的藥物，將處方都放在一個布袋裡面，透過氣味的釋放帶來預防疾病功用。

當中的八種處方包括佩蘭、防風、冰片、薄荷葉、荊芥穗、蒼朮、高良薑、香茅草，其中冰片作為一個相對昂貴的藥材，帶有寧神、陣痛及消炎的作用。

「驅瘟逐疫香囊的外用保護了我們身體的外圍，淨化周圍的空氣，不單單針對新冠肺炎，同時也阻隔一般的感冒菌，並有助提升睡眠的質量。」羅偉強說。

驅瘟逐疫香囊的使用方法，一般建議隨身掛在胸口上，另外也可以放在屋內、床邊或汽車等空間。從中醫的角度來看，人們的鼻黏膜將藥的氣味吸收，並通過鼻子的開竅，進入我們的肺部，形成營衛的保護氣場，再輸送到我們的皮膚和毛髮之間，從內而外形成正氣內傳、外輸，達到保養的功效。

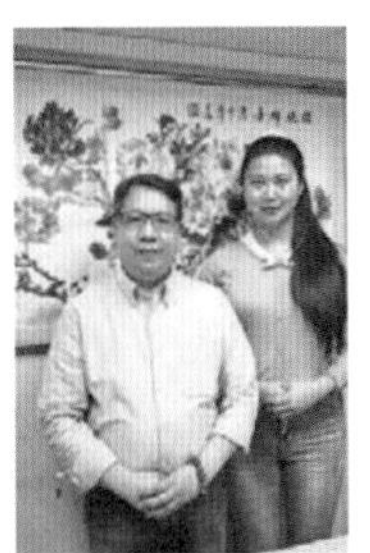

■華山法壇弟子羅偉強（左）與林久鈺

因此，無論在精神、心靈還是身體上，都有整體保護的作用。驅瘟逐疫香囊的藥性發揮會隨著每一天損耗，根據原始仙方香囊的藥性足夠使用九十天，但林久鈺和羅偉強則建議市民使用六十天。由於驅瘟逐疫香囊原屬於黃大仙傳承下來的仙方，不僅有其藥性，它還帶有神明對人們的祝福語言。 所以，驅瘟逐疫香囊從藥用的功效，還昇華到神明和人之間一起祈請健康的價值，是一個很好治未病的功能。驅瘟逐疫香囊對疾病的有效預防在2015年得到浙江蘭溪中醫院多位中醫師的認證。

面對疫情，除了製作驅瘟逐疫香囊以外，林久鈺亦希望藉着這個機會提醒廣大市民，治未病其實不是從這一刻開始，而是應該在生活點點滴滴中培養。她建議人們應該多注意均衡的飲食和進補，每天做適量的運動，有充足的睡眠，這些生活習慣都能夠提高人體的免疫力。同時，我們都應該保持安寧與平靜的心境。

除此以外，「禍福無門，惟人自召」，林久鈺相信道教裡面的瘟疫是由瘟神主宰，而瘟神顧名思義也是神明，他們一般不會加害於人間。然而，世間的一切都是因果報應，林久鈺盼港人能夠趁着這段時間靜下來深切反思自己的生命，是否曾經因為私慾、追逐名利或者對慾念過分貪求而忘記給身邊的人和社會，多一點關愛、多一點付出?!

■文、攝：香港文匯報記者 陳儀雯

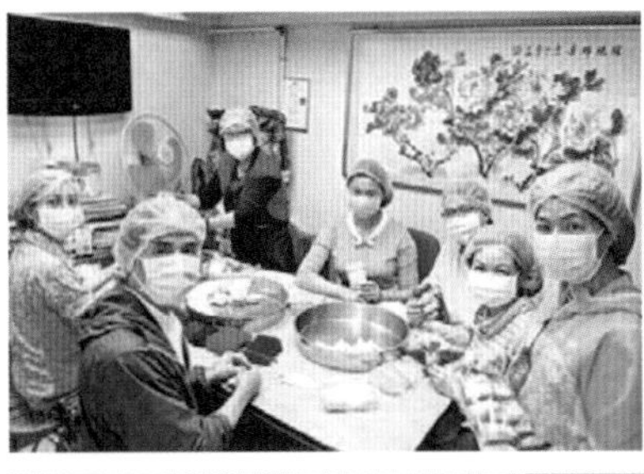

■羅偉強、林久鈺與義工一同完成包裝工序。

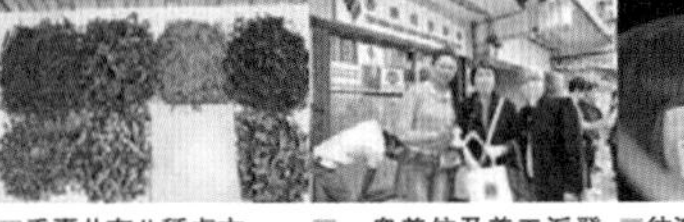

■香囊共有八種處方 ■一眾善信及義工派發給有需要人士 ■待派發的驅瘟逐疫香囊

索取驅瘟逐疫香囊

現在，如讀者有興趣一試這個驅瘟逐疫香囊，連同HK$6郵資的A5回郵信封，郵寄至香港仔田灣海旁道7號興偉中心3樓副刊養生坊收，封面請註明「索取驅瘟逐疫香囊」，截止日期：名額：50位，3月16日，先到先得，送完即止。

‥道侶研製內含中藥的抗疫香囊報道（《文匯報》，2020 年 3 月 8 日）

濁之邪，應使用藿香、草果、蒼朮等製作香包，利用其芳香化濕濁的藥性以驅邪。」[46] 香囊內有八種處方包括佩蘭、防風、冰片、薄荷葉、荊芥穗、蒼朮、高良薑、香茅草。該方由黃大仙傳承下來，本身已有神明祝福，加上香囊屬「聞香法」，透過吸入香味，使藥效直通肺竅，直接吸收藥效，擴大通竅作用。香囊也有治未病的功能，可放在屋內、床邊或汽車等空間，使用期長達六十天。[47] 自庚子年（2020）正月初八，道堂開始派發由康源藥品廠製造的香囊，及後獲得其他宮觀響應參與，單就華山法壇便製作超過八萬包香囊，其他宮觀如省善真堂也加入製作；正月十六起，首先派發予前線抗疫工作人員，再逐步推廣至其他區域的道堂、社團，使社會的弱勢群體及長者都能夠受惠。[48] 持續生產香囊需要大量人手工作，一眾善信以及義工每天需要連續工作五小時或以上，期間工作人員需要徹底消毒，休息時間也不能到處遊走；在辛勤工作下，累計製作香囊達三十萬個。[49]

後來，陸續有道醫及中醫推出各種藥方，幫助市民防止病毒感染及紓緩心理壓力，確保身心健康。湯藥包是華人家庭必備的保健材料，適當的配方能調理養生，由於中醫普遍認為：「肺炎疫症以濕毒為主，影響肺脾氣機，也因時、因地、因人之不同，可形成濕熱、寒

46 歐國賢：〈中大中西醫教兩招抗疫　戴香囊、煎中藥扶正辟穢〉，《香港 01》，2020 年 3 月 10 日，檢索於 2021 年 3 月 8 日。網址：https://www.hk01.com/ 熱爆話題 /444970/ 新冠肺炎 - 中大中西醫教兩招抗疫 - 戴香囊 - 煎中藥扶正辟穢

47 《黃大仙元清閣口述歷史訪問》，2020 年 3 月 1 日；陳儀雯：〈防疫資訊：糅合八種藥材和道教元素　錘煉成祝福港人的香囊〉，《文匯報》，2020 年 3 月 8 日，檢索於 2021 年 4 月 11 日。網址：http://paper.wenweipo.com/2020/03/08/OT2003080011.htm

48 《黃大仙元清閣口述歷史訪問》。

49 同上注。

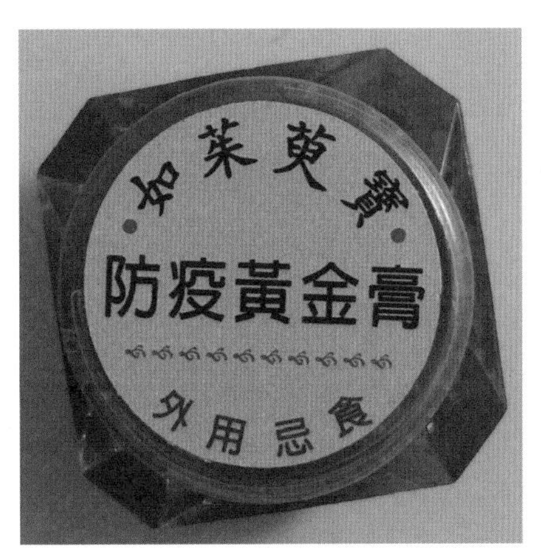

·· 如茱萸寶防疫黃金膏

濕、燥濕等不同毒邪，所以在預防上，應以益氣固表、芳香化濕、清熱解毒、養陰生津為主，而除煩化濁亦同等重要。」[50] 除此之外，經由本地中草藥權威專家李甯漢教授研製配方，林久鈺道長及藥商羅偉強先生協助製造的「如茱萸寶防疫黃金膏」，採用本地草藥吳茱萸，其藥性能有效驅散濕邪瘟疫，由開始至今已派發三萬多盒，供多個不同團體及本港市民使用，福慧彼澤民生。

其他如金蘭觀、儒釋道功德同修會、飛雁洞、華山法壇也分別製作藥包、藥粉、藥膏等。[51] 各道觀集中香港的人、事、藥，充分發揮慈悲博愛心的宗教力量，凸顯團結一心，眾志成城的香港精神。一方面為眾生拯命，使一度低落的道醫勢態有重新發展的機遇；另一方面，透過多個道教團體合辦驅除瘟疫的活動，展現出護民愛港的道家精神。

2020 年 3 月，香港道教聯合會率先在沙田車公廟前舉辦「祈禱

50 歐國賢：〈中大中西醫教兩招抗疫 戴香囊、煎中藥扶正辟穢〉，《香港 01》，2020 年 3 月 10 日，檢索於 2021 年 3 月 8 日。網址：https://www.hk01.com/ 熱爆話題 /444970/ 新冠肺炎 - 中大中西醫教兩招抗疫 - 戴香囊 - 煎中藥扶正辟穢

51 詳見下頁各道堂推出的抗疫法藥名單。

驅瘟除疫消災解厄祈福法會」[52]；11月，道聯會再舉辦「庚子年下元法會解厄消災祈禱香港繁榮安定市民除疫安居萬緣法會」。儒釋道功德同修會與其他宮觀合作舉辦「環島驅瘟灑淨巡航祈福繁華再現」活動，由尖沙咀碼頭啟航前往南丫島及長洲，全程由身穿法衣的道侶手持驅瘟旗幟在船頭進行儀式，道侶信徒誦唱歌曲。[53] 經歷新冠肺炎疫情更能理解人力之渺小，能夠控制的事情不多，世人對宇宙規律亦缺乏全盤認知，而道醫卻可運用先賢的傳統智慧，付諸實踐治療病人，凸顯了天、地、人一體的超凡哲理。

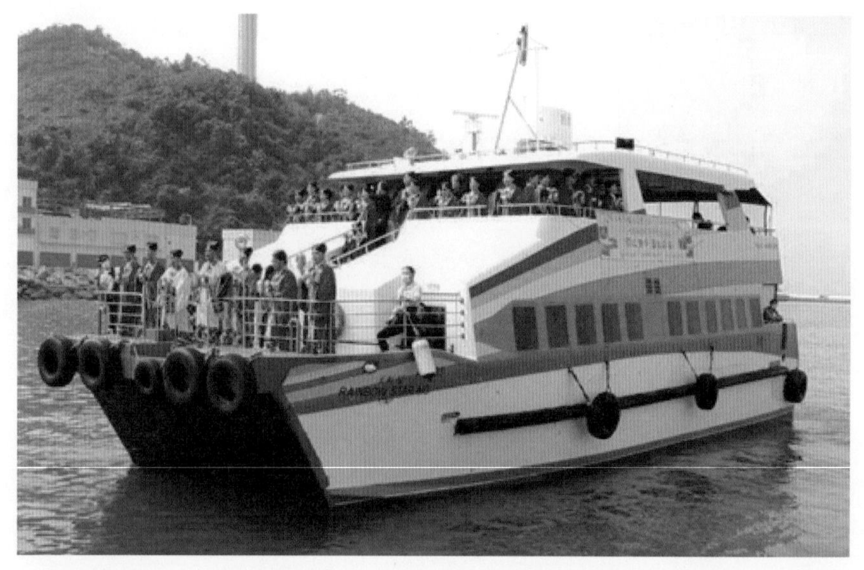

‥儒釋道同修會、香港華商旅協及元清閣舉行環島驅瘟法會，巡航祈福。（道教聯合會提供）

52 〈道教聯合會祈福　冀消災解疫〉，《東方日報》，2020 年 3 月 16 日，檢索於 2021 年 4 月 11 日。網址：https://orientaldaily.on.cc/cnt/news/20200316/00176_024.html；〈2020 庚子年下元法會〉，香港道教聯合會，2021 年，檢索於 2021 年 4 月 11 日。網址：http://www.hktaoist.org.hk/index.php?id=400

53 陳蕾蕾、朱雅霜，林振華：〈道教團體辦「驅瘟」活動　數百乘客坐船到南丫島長洲〉，《香港 01》，2020 年 3 月 27 日，檢索於 2021 年 3 月 8 日。網址：https://www.hk01.com/18 區新聞 /451044/ 新冠肺炎 - 道教團體辦 - 驅瘟 - 活動 - 數百乘客坐船到南丫島長洲

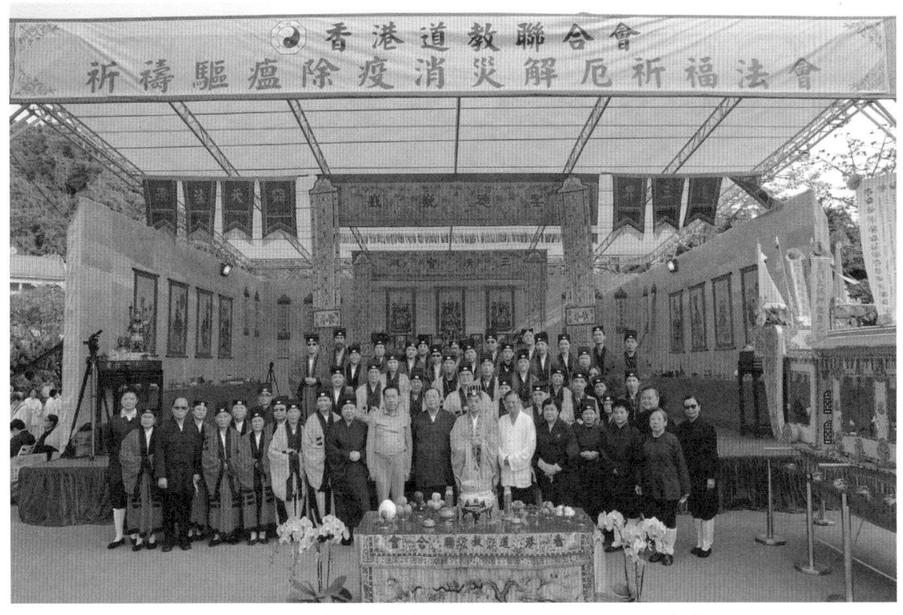

‥2020 年，香港道教聯合會舉辦祈禱驅瘟除疫消災解厄祈福法會。（香港道教聯合會提供）

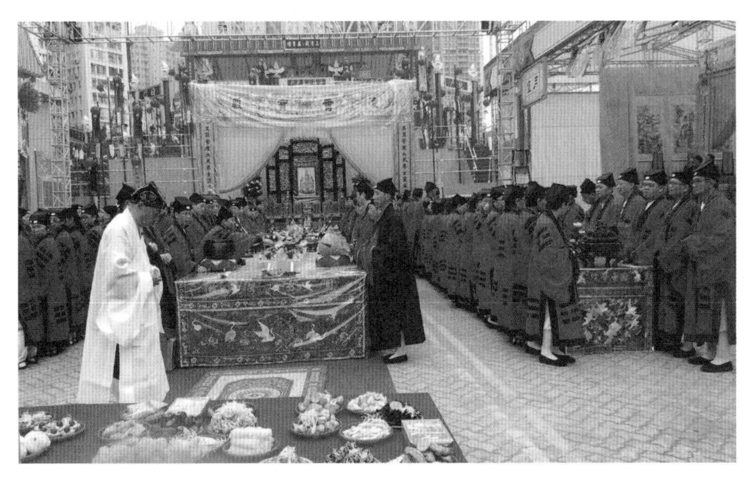

‥2017 年 11 月，香港道教聯合會舉辦十年一次之「羅天大醮」，羅天大醮是道教的大型祭祀儀式，有祈福降祥、消災解厄的含義。（香港道教聯合會提供）

‥道堂宮觀善信在道祖聖誕凝聚同歡共慶。2010 年，香港道教聯合會在第十屆香港道教節獲政府接納，自 2013 年起，每年三月第二個週日定為道教日，並獲特區首長梁振英先生蒞臨主持道教日成立開幕典禮，以誌申慶。（香港道教聯合會提供）

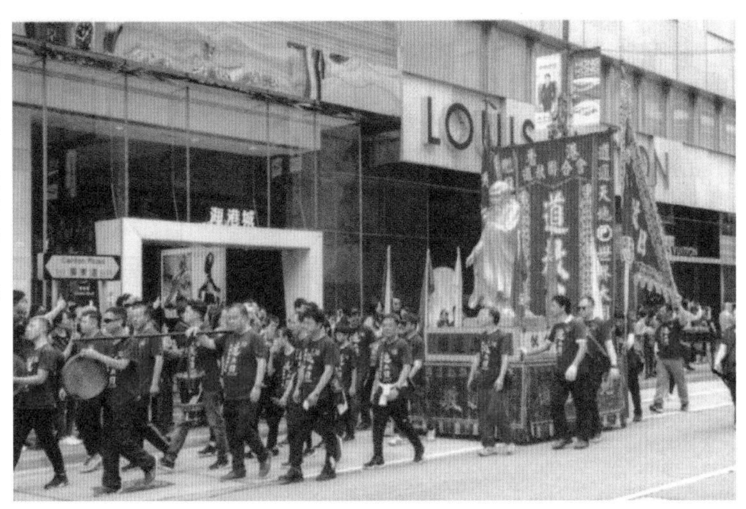

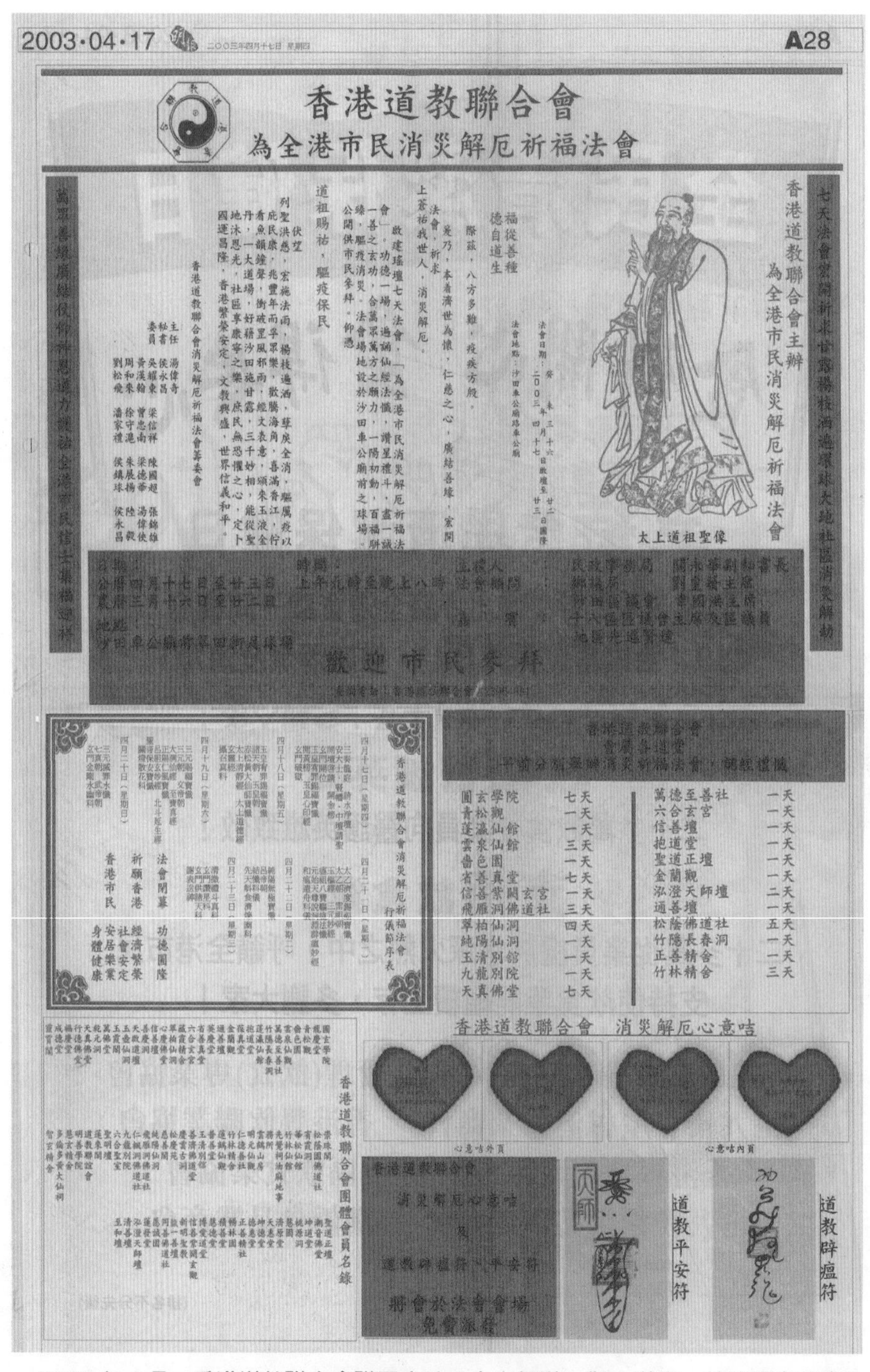

2003·04·17 A28

香港道教聯合會

為全港市民消災解厄祈福法會

香港道教聯合會主辦
為全港市民消災解厄祈福法會

法會日期：癸未年三月十六日至廿二日
二〇〇三年四月十七日啟壇至廿三日圓滿
法會地點：沙田車公廟球場

太上道祖聖像

福從善種
德自道生

際茲，八方多難，疫疾方殷。

爰乃，本着濟世為懷，仁慈之心，廣結善緣，宏開法會，祈求上蒼祐我世人，消災解厄。

敬建瑤壇七天法會，「為全港市民消災解厄祈福法會」。功德一場，邁誦仙經法儀，讚星禮斗，盡一善之玄功，合萬眾萬方之願力，一陽初動，百福駢臻，驅疫消災。法會場地設於沙田車公廟前之球場，公開供市民參拜，仰憑

道祖賜祐，驅疫保民

伏望

列聖洪慈，宏施法雨，揚枝遍洒，孽疢全消，驅厲疫以庇民康，兆豐年而孚眾樂，歡騰海角，喜滿香江，佇看魚頷鐘聲，衝破罡風邪雨，經文表意，頌來玉液金丹，一大道場，好藉沙田施甘露，三千妙相，能從聖地沐恩光，社區享康寧之樂，庶民無恐懼之心，定卜國運昌隆，香港繁榮安定，文教興盛，世界信義和平。

香港道教聯合會消災解厄祈福法會籌委會

主任 湯偉奇
秘書 侯永昌
委員 吳耀東 黃漢翰 周和來 劉松飛 梁信祥 曾忠南 徐守滬 潘家禮 陳國超 梁德華 朱展揚 侯鎮球 張錦雄 湯偉俠 陸毅 侯永昌

歡迎市民參拜

香港道教聯合會消災解厄祈福法會 行儀節序表

四月十七日（星期四）
三奏龍庭 請水淨壇 安大士、祭幡、中壇請聖 開壇啟請 開金榜 玄門開位 玉皇寶懺 開黃籙 玉皇心印經 玄門破獄

四月十八日（星期五）
玉皇宥罪錫福寶懺 諸天朝 玉皇朝 赤松黃大仙寶懺 太上清靜經 太上道德經 玄靈經 攝召真科

四月十九日（星期六）
三元賜福寶懺 三元朝 文帝寶懺 大洞仙經 文帝朝 至寶真經 正陽仁風 呂祖玄妙寶經 北斗延生經 帝保安寶懺 關聖散花科

四月二十日（星期日）
三元滅罪水懺 七真朝 武帝朝 玄門金蓮水幽科

四月二十一日（星期一）
太乙濟度錫福寶懺 太乙朝 雷祖三元妙經 玉皇八寶懺 呂祖天尊說法懺 元始天尊說辟瘟妙經 和瘟遣舟科

四月二十二日（星期二）
純陽無極寶懺 呂帝朝 結燈科儀 先天斛食濟幽科

四月二十三日（星期三）
清微禮斗真科 玄門讚星科 玄門供天科 謝表送神

法會開幕 功德圓隆
祈願香港 經濟繁榮 社會安定
香港市民 安居樂業 身體健康

香港道教聯合會
會屬各道堂
分別參與消災祈福法會，誦經禮懺

道堂	日數	道堂	日數
圓玄學院	七天	萬德至善社	一天
青松觀	一天	六合玄宮	一天
蓬瀛仙館	一天	信善壇	一天
雲泉仙館	三天	抱道堂	一天
嗇色園	一天	聖道正壇	一天
省善真堂	七天	金蘭觀	一天
信善紫闕玄宮	一天	泓澄天師壇	二天
飛雁洞佛道社	三天	通善壇	一天
翠柏仙洞	四天	松蔭佛道社	五天
純陽仙洞	一天	竹隱長春洞	一天
玉清別館	一天	正善精舍	一天
九龍別院	一天	竹林精舍	三天
天真佛堂	七天		

香港道教聯合會團體會員名錄

圓玄學院 龍慶堂 青松觀 嗇色園 雲泉仙館 萬德至善社 竹隱長春洞 蓬瀛仙館 抱道堂

香港道教聯合會 消災解厄心意咭

心意咭外頁 心意咭內頁

香港道教聯合會
消災解厄心意咭
及
道教辟瘟符、平安符
將會於法會會場
免費派發

道教平安符

道教辟瘟符

‥2003 年 4 月，香港道教聯合會聯同本地八十二個道、觀、道堂，於沙田車公廟為全港市民舉辦一連七天「消災解厄祈福法會」。道教科儀裏有一科驅瘟神，道聯會希望透過誦經拜懺、禮斗讚星，將非典型肺炎瘟神驅走，祈請上天賜福，消災解厄，為市民祈福。

◎ 小結

過去百多年來，內地與香港之間經歷各種變亂，每次的衝擊，對道醫而言都是挑戰與機遇。因為內地社會戰亂，居民分階段逃亡到相對安穩的香港，他們隻身到來，健康與前程都是切身的憂慮，而道堂提供扶乩問事及醫藥義診，體現了道教濟世救人的宗旨，正好解決了他們的困厄。隨着順應市民需求，融入教義哲理及修持方法，按照先賢對天地萬物運行規律與長年的辨證經驗，救治黎民，惠澤眾生。道醫同時着重病人的生理與心理健康，除了提供日常的醫藥診療服務，也會提供氣功班、道學講座、參訪及康樂活動等，讓善信對道教及修養心身，能有更多的認識和了解。

如今，因政府已為市民提供醫療保障，加上中醫藥條例的管制，以及市民的教育水平和經濟能力皆大幅提升，道醫服務隱隱已經離開香港醫療體系的舞台。然而世紀瘟疫的出現，各國束手無策之際，市民返本歸源，尋求精神信仰的幫助，道堂及道醫適時施以援手，藉科儀與加持，配合藥理、藥材及祝由術，道、醫、藥一應俱全，彌補現實和心靈的缺失。

近十餘年，本地出現不少街舖式的小型道堂，提供扶乩、祝由術服務，為信徒驅邪治病。再者，在國家推動下，內地提供道醫課程及考試認證，讓道醫得到長遠發展。從種種跡象可見，有望透過道教界的努力，與衞生部門展開商討交流，爭取道醫復興的宏願，指日可待。

第二章
香港的宮觀與道醫服務

回顧歷史，香港開埠初期，社會福利未臻完善，市民生活艱難困頓，在此民生凋零的時期，很多廟宇與宮觀，適時提供了道醫服務；而施行道醫術又必定與醫藥神祇信仰息息相關。除了藥師佛、神農氏、華佗等廣為熟悉的本尊外，亦有專門針對驅瘟逐疫或專治某種疾病和需要的醫藥神靈。

除一般拜祀外，部分藥醫神靈更提供「求醫問症」服務，這包括：一、純心靈：即一般醫藥神崇拜，包含禮拜、祝禱，以及信徒拜祀後求取的平安符（佩戴用）、香灰、茶果福品等；二、回應服務：即神靈因應信徒求問而給予診療意見，如扶乩問症、求取藥籤。亦有因乩文指示，而給予針對性的治療符章。該等符章由專人按指示即時繪寫，供當事者服食（焚化並混入茶水送服）或佩戴，而繪寫符章的紙章、硃墨等材料本身由藥材製造，可供食用。是以這類符章可歸納為治療藥品之一；三、驅瘟醮儀：前兩者針對個人病痛而施設。若遇到社區傳染性的群眾疫情，因影響程度廣泛，死傷較為嚴重，在「求藥問症」信俗外，更需作大型醮會，迎請神靈繞境盪穢（如舞火龍等），同時超薦病歿先友，達到潔淨社區及撫慰心靈的效果。

從下述宮觀統計簡表觀察，足以反映昔日道醫信仰與診療技術，在本地社會的普及性與重要性。而道醫術明顯彌補醫療福利的不足，曾經在民間被廣泛應用，故而道醫術在本地華人醫療系統中，佔有極重要的位置，其影響力不容忽視。

隨着時代發展，醫療福利體系日趨成熟，加上《中醫藥條例》的限制，部分宮觀亦改變服務形式。綜合而言，本地宮觀道醫服務大致可以分為兩類：

1. 由施行道醫術，轉向純粹的中醫診療服務；
2. 維持傳統道醫信俗，偏重以宗教層面施行祝由術，附帶中醫藥服務。

本地提供道醫藥服務的宮觀統計簡表（舉例）

宮觀	醫藥神	藥籤	扶乩	祝由術	製藥贈藥	短期贈醫	醫藥診所
1921 嗇色園	✓	✓			✓		✓
1924 香港道德會	✓		✓			✓	✓
1929 蓬瀛仙館	✓		✓		✓	✓	✓
1936 省躬草堂	✓	✓	✓	✓	✓	✓	✓
1938 通善壇	✓		✓		✓	✓	
1942 元清閣	✓		✓	✓	✓	✓	
1944 雲泉仙館	✓	✓				✓	
1950 青松觀	✓		✓				✓
1952 省善真堂	✓		✓		✓		✓
1970 金蘭觀	✓		✓	✓	✓	✓	✓
1972 信善紫闕玄觀	✓		✓	✓	✓	✓	✓
1980 飛雁洞	✓	✓	✓	✓	✓	✓	✓
1991 東井圓佛會	✓				✓	✓	✓
1993 北角寶泉庵	✓	✓			✓	✓	
1994 華山法壇	✓			✓	✓		
2013 儒釋道功德同修會	✓		✓	✓	✓		✓

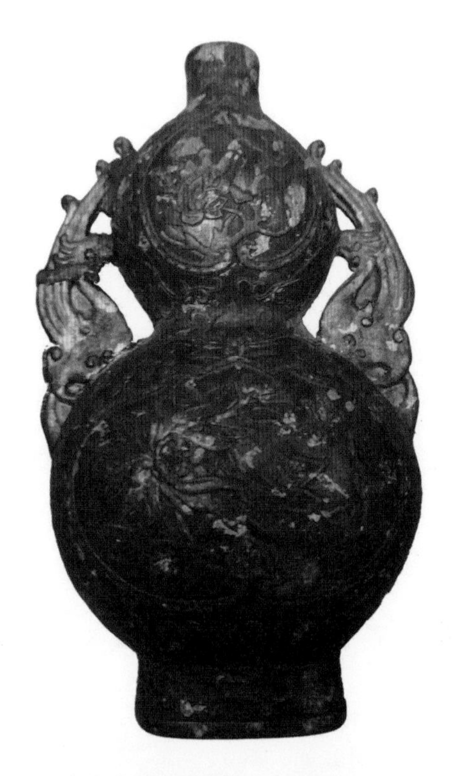

‥硃砂葫蘆道家聖物（徐錦祺道長提供）

◎ 一、 提供中醫診療服務的宮觀

（1）嗇色園（1921）

贈醫施藥是廣東黃大仙信仰的重要傳統，淵源可追溯至仙師十九世紀末在廣東菩山初降，濟施時疫，距今已一百多年。因此，嗇色園中藥局亦是嗇色園所興辦的善業中歷史最悠久者，影響也極為深遠。早期，不少信眾就是通過嗇色園中藥局堅持不懈的贈醫施藥，認識到黃大仙師的悲心弘願，有求必應，因而虔誠信靠。

「藥局」一名，在廣東黃大仙信仰的歷史中，最早見於西樵稔岡普慶壇。普慶壇藥局設於壇內鳳閣下層。嚴格來說，當時的藥局只設施藥而不設贈醫，因病者都是先求乩或求籤於壇內，然後根據賜乩方取藥。1916 年，梁仁菴道長父子等在香港島灣仔日月星街某號弘

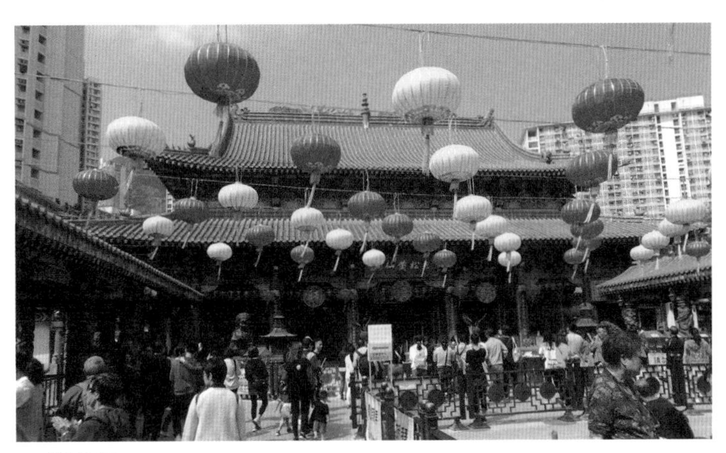

··嗇色園

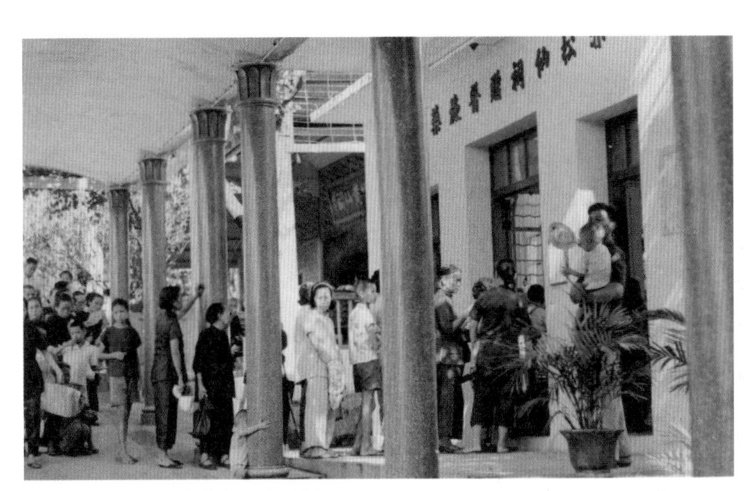

··贈醫施藥局（嗇色園提供）

九龍嗇色園黃仙祠贈醫施藥局捐款廣告

九龍嗇色園　創自辛酉年
名為赤松祠　三教聚本源
普濟為懷念　勸善亦為先
此地偏僻地　貧病苦纏綿
心田時疫種　謹遵師訓言
贈醫兼施藥　仰賴善信捐
今將熱誠者　聊登告白前

何華生伍百員　正道社梁永桑伍百員　何小相二百員　林紹銘壹百五十員　盧復初壹百員　何教厚堂壹百員　劉漸逵壹百員　周埈年壹百員　程聘之壹百元　張景廷五十元　李杰初五十元　萬棠成五十元　昆興號五十員　勞海應五十員　甘昌廷三十員　陳雲盧三十員　黃屏蓀二十五員　梁弼予二十五元　區紹初二十五元　鄧鑾堅二十五元　楊林氏二十五元　何宗頤二十五元　黃蘭生二十五元　林紹錄二十五元　伍于瀚二十元　翼之二十元　左權若二十元　南寧五洲藥房壹十元　鄭渭泉壹十元　劉浩五元

梁子彬伍百員　瑞昌西藥行二百元　兩益押二百元　何藻雲壹百員　吳伯墉壹百員　葉華袞壹百員　陳慈若壹百員　石叻會豐商店壹百員　馮錦文六十元　羅棠祥五十元　何星浦五十元　錢遂初五十元　萬來堂五十員　林紹鏞三十員　陳羅氏三十員　陳伍氏三十員　余焯生二十五員　蘇壽南二十五元　陳少卿二十五元　楊日南二十五元　何宗灝二十五元　何宗濂二十五元　何宗燕二十五元　譚杰生二十五元　關奕林二十元　江筱侶二十元　何渭熊二十元　無名氏壹十元　梧州五洲藥房壹十元　何智生五元

各善信捐助款請交到瑞昌號何華生發收條

嗇色園黃仙祠　總理何華生謹
贈醫施藥局當年　協理梁子彬佈

··1937 年嗇色園藥局捐款廣告

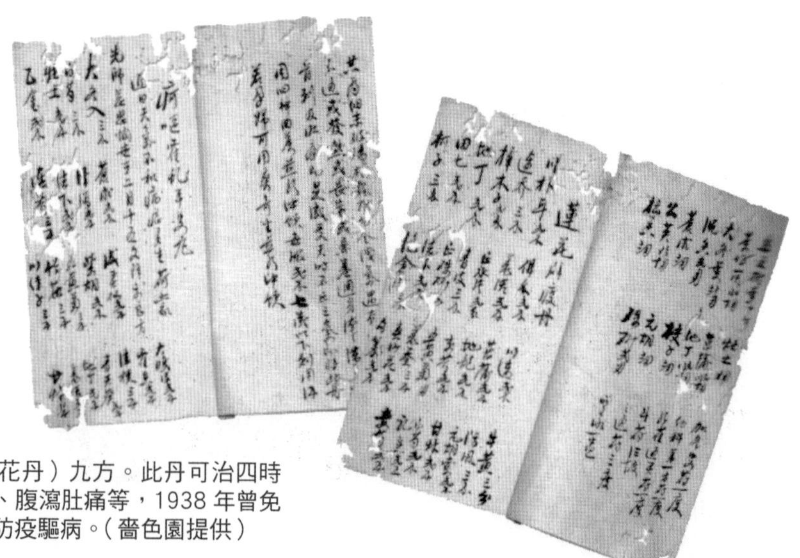

‥蓮花辟渡丹（蓮花丹）九方。此丹可治四時感冒、水土不服、腹瀉肚痛等，1938 年曾免費派發，供難胞防疫驅病。（嗇色園提供）

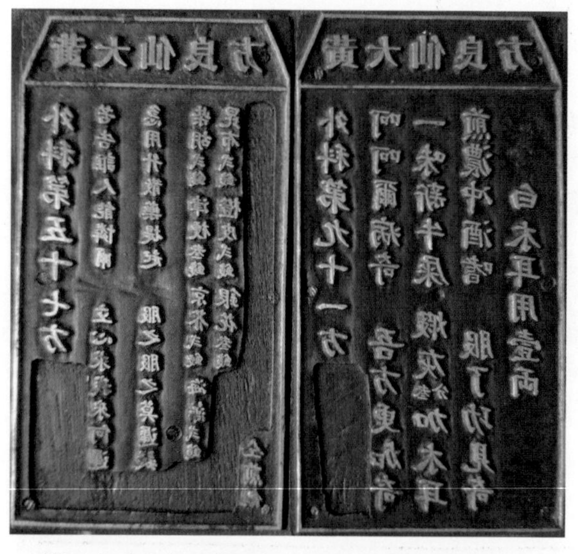

‥《黃大仙良方》藥籤印板（外科）（嗇色園提供）

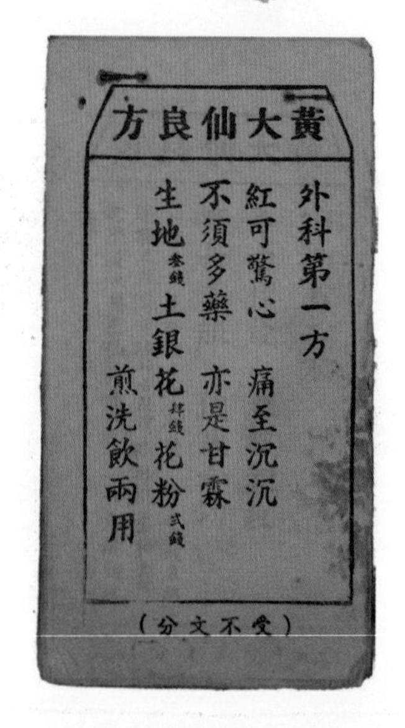

黃大仙良方

外科第一方
紅可驚心　痛至沉沉
不須多藥　亦是甘霖
生地叁錢　土銀花肆錢　花粉弍錢
煎洗飲兩用

（分文不受）

‥《黃大仙良方》藥籤（嗇色園提供）

教，上層設壇，信眾於此求乩方，下層設福慶堂藥局，據方施藥，亦一如稔岡藥局的辦法。1921 年，普宜壇竹園擇地建祠後，承仙師乩命陸續開辦善業[1]，並於 1924 年 6 月 19 日，在九龍西貢道（今日

1　仙師 1921 年賜韋仁舟道長乩文：「吾奉玉敕普濟勸善，乃代天行化之職。初下凡降菩嶺，因菩嶺人狹心散，是以飛鸞在省，繼而到西樵稔崗。兩壇均未闡吾大教，特派傳道到港，隨用悟謀，開通虞盛。擬以三合一而申明其宗，彼道一風，無爾我之分畛域，方能成大同世界。世界大同自然無障無礙，復古返今，災異消除，救民護國，須知如此方合吾道。」

太子道東一部分）創設藥局。當時藥局定名為「贈醫施藥局」，確立了分文不取的原則，既設施藥，更設中醫贈診，經費也獨立於壇費，性質已不同於普慶壇的藥局了。

贈醫施藥局創立後，一直受到普宜壇眾道長和信眾的全力支持，影響漸著。藥局在1936年遷至長安街（今日九龍城區，原西貢道至啟仁道之間），1938年再遷至長安街14號地下。1938年8月，九龍城、旺角、深水埗等地區出現瘟疫，死人無數。在疫區的嗇色園贈醫施藥局，於疫症期間，堅持普濟，並將「勝靈丹」、「蓮花丹」等藥，免費派送，以濟疫區居民和身無長物的患病難胞燃眉之急。

1941年，香港淪陷，藥局業務一度被迫暫停。1942年，嗇色園守山道長在極艱難條件下，堅持施藥，救助同胞。終在1943年，在嗇色園大殿東側的青雲巷復開藥局，正式恢復施藥，惟開方只能依賴藥籤，這種狀況一直維持至戰後頗長的一段時間。

1955年2月，園務改革，藥局恢復贈醫。3月，嗇色園決定增建「贈醫施藥局」，9月竣事。1956年8月，嗇色園正式對外開放，藥局業務亦發展迅速，受惠者日增，贈施藥劑由1956年的62,100劑增至1977年的155,918劑。1973年，贈醫施藥局因拆卸工程而暫時遷往三聖堂低層辦公。1977年11月，嗇色園決定在大門入口東側興建醫藥局大樓。大樓中國傳統式設計，上層作為中醫贈診所，下層則為西醫診所。1980年，醫藥局擴建落成，贈醫施藥局正名為嗇色園醫藥局並正式遷入。1999年，西醫診所遷出醫藥局下層，移往新落成的鳳德道嗇色園社會服務大樓，中藥局遂改至下層辦公。

從1924年創建迄今，嗇色園中藥局已發展超過八十年的歷史，它見證着香港社會的成長，亦記載着本地中醫藥事業的興替。

在初創時期，作為一個贈醫施藥單位，嗇色園中藥局與他單位相比，信仰色彩相當濃烈。最為特別的是，除了醫方藥劑外，藥局亦有贈施仙方藥劑。仙方，是信仰治療的一種傳統方式，曾產生過實際的療效。不少善信正是因為仙方的神妙藥效而成為仙師的信徒。由於藥局的贈診，限於醫生的編制，每日只能服務一定的數量，而仙方則只需於仙師殿前誠心跪稟，以籤求得，非常方便，故施贈藥劑數量較醫方為高亦可想見。不過，即使是醫方藥劑，由於所聘良醫如劉延達、關伯庸、張吉雲等均出於仙師乩示，其信仰色彩亦顯而易見。在這個時期，藥局所服務的對象大部分是早期移民，他們飄泊海隅、寄命於港，熟知藥局所施行的這種信仰色彩濃烈的治療方式並樂於接受。

1955 年，藥局於戰後復辦，仙方雖依舊贈發，但所聘醫師已屬人事。及後嗇色園對外開放，藥局管理亦與時並進，信仰色彩逐漸淡化。不過當時民眾對仙方仍需求甚殷，施贈數量仍較醫方為高。這個時期，藥局的服務對象已是希望以香港為家的民眾，他們雖然一無所有，卻充滿對未來的渴望。藥局「贈醫施藥，分文不收」的原則，為他們濟解了燃眉之急，轉化成對仙師悲心的感念，有助日後黃大仙信仰的弘揚。

1980 年代以後，隨着港府在公共醫療方面作更大的承擔，市民樂意接受西式醫療服務，傳統醫療受到冷落，仙方施贈數量亦向下調，慢慢為醫方超過。2005 年 1 月，配合港府對中醫藥的規管政策，嗇色園中藥局實施改革，沿用多年中藥藥劑施贈改為中藥配方顆粒施贈，仙方的贈發因而結束。這個時期，藥局已實際地將信仰色彩轉化為民眾對嗇色園信仰和宗旨的理解和信心，從而進一步發揮出慈善機構的服務功能。

面對時代挑戰，嗇色園中藥局發揮與時並進的精神，致力強化自身的管理體制，運用科學化手段，使工作流程電腦化，從而使一般的行政工作，包括登記發籌、診症記錄及庫存管理等等更為準確和簡約；另一方面，亦着力開展對外工作，包括各類型向市民推廣中醫藥、保健養生講座，與大學進行中醫藥研究交流或合辦活動等。

（2）香港道德會（1924）

香港道德會沿自先天道由四川傳至佛山，繼而擴展至廣州，因道侶日盛，弟子再分遷至星洲設廣慶堂，澳門設綿慶堂。1924 年，由南海西樵紫洞善慶祖堂、廣州善堂及崇正善堂諸弟子前來香港，在西環太白台設福慶堂。香港道德會以「研究三教聖人精義，宣揚道德、維正人心」作為辦道宗旨，弘揚慈、孝、義之精神。1927 年，由香港政府華民政務司核准註冊。1931 年，因祖師有感，大開普渡，賢徒興盛，弟子有欲謀靜修之地，遂購屯門郊地建善慶洞，除殿堂外，築洋樓靜室，為採藥煉丹之地方。1962 年，該會獲香港政府特許註冊為慈善法人組織，為香港註冊非牟利團體之一，會長及全體董事均為義務工作，以宣揚先天大道、廣結善緣、博施濟眾、憐貧恤苦為目的。香港道德會傳承中華傳統文化，以人為本，崇尚道德，弘揚中華傳統美德。戰前道德會曾於太白台設有義學一所，大部分由華民政務司署津貼。其餘善業有招待港九新界耆英聯歡，慰問老人機構，捐資濟貧助學，施棺贈龕，冬季派發寒衣，贈醫施藥等。

香港道德會繼承佛山善慶一脈「神人共治」，1960 年代以前，福慶堂和善慶洞均着重扶乩。1939 年正月初八，諸師賀歲聯袂降乩示仙方解瘟，記於《道德真言》[2]卷十三〈弁言〉:「是年仲春，天時不正，寒暖失宜。香港居民，多患發熱咳嗽，尤以十齡以下之童子為多。報章登載，傳染迅速，蔓延可怖。諸師預示良方，以便防備。二月廿三，再示藥引，加入此方。本堂同人，印送流傳，患者服之，均皆奏效，諸師愛護眾生，深且切矣。」

此外，據永會會長霍宗傑口述，藿香正氣散是廣州道德會崇慶善堂六名大國手中醫師發明的藥方，公開希望民間自製救命，非常有效，廣藿香由霍宗傑父親店舖免費供應，當時藥方並沒有註冊，此事已經是八十年前日治時期之事。廣藿香原產地是廣州石牌郊區，今日之天河中山大學之地點。目前只有海南毛霍香供應，毛藿香帶燥熱，有反效果。目前很多成藥失效乃因為缺乏正藿香，現在廣藿香只有六步地區尚有少量種植，道德會前身近於今日東華三院，不勝稀虛之至！

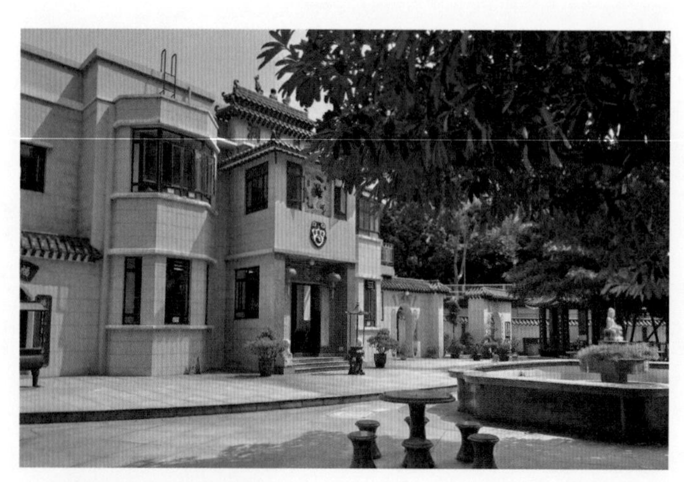

‥香港道德會屯門善慶洞

2 紫洞善慶堂、香港道德會福慶堂、屯門善慶洞、九龍龍慶堂合刊，〈弁言〉，頁 1-2、4-5、18、30。

香港道德會歲晚敬老
分訪盲人院及安老院

（特訊）香港道德會爲本港政府核准牟利法團，幷遊於一九六二年獲港督豁免註明有限公司，轄下有本港太白台之福慶佛堂及屯門善慶古洞，成立迄今已逾六十二載。戰前曾於太白台設有義學一所，大部由華民政務司署津貼。其餘有招待港九新界耆英聯歡，慰問港九老人機構，捐資濟貧助學，施棺贈葯，冬季派發寒衣，夏季施藥等善業。該會歷年歲晚，均有敬老之舉，前（十二）日午由會長霍宗傑，區廣強及董事區涵（兼司理），潘昌瑞，謝明啓該會辦事人員先赴元朗盲人安老院慰問老人，抵達時由該院李院長接待，並陪同到男女宿舍派發利是每人兩封（由霍宗傑及潘昌瑞送出），參觀護理設備，及老人生活情況；最後由霍宗傑捐助該院經費伍百元，方興辭而出。

又昨（十四日）上午十時半，復前沙田先天道安老院訪問，由會長霍宗傑伉儷，區廣強伉儷，董事譚煥文伉儷，吳紹章，談祥，李澤森，羅爵超，區士達，徐成，羅銳鑑，潘昌瑞，湯卓富及兼司理區涵等，前往沙田先天道安老院慰問住院老人，由該院事人陪同各首長到宿舍派贈各老人利是五封（其中四封分別由霍宗傑，譚煥文，吳紹章，及區霍竊德老太太送出）另有藥油等，每人一份。除該會援例贊助該院經費外，其他贊助經費者，譚煥文壹千元，霍宗傑伍百元及區廣強五百元，各老人獲得人間溫暖，均歡欣致謝。

善慶古洞定農曆正月初八日開始預祝玉皇寶誕，初九上午子時上供朝賀，隨於十一時舉行春祭，凡同門道侶善信，歸入座磁像紀念堂祿位之親眷人等，希依時蒞臨，參加賀誕及春祭，共沐庥光，同表追遠，是日由中午起至下午三時，備設素筵，招待嘉賓善信，屆時蒞臨歡叙，共結善緣。（天

‥香港道德會成員訪安老院報道（《華僑日報》，1990 年 1 月 17 日）

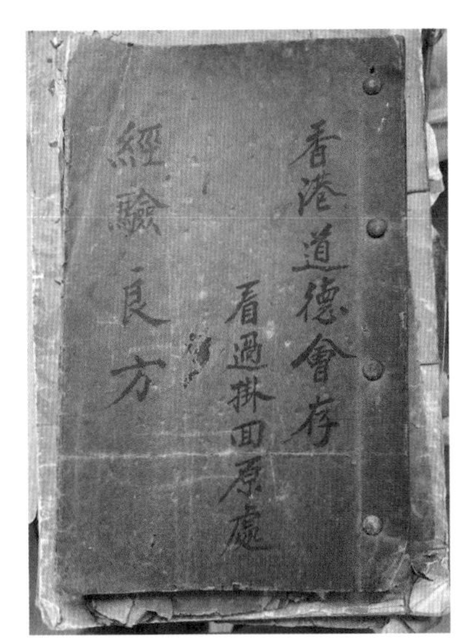

‥經驗良方

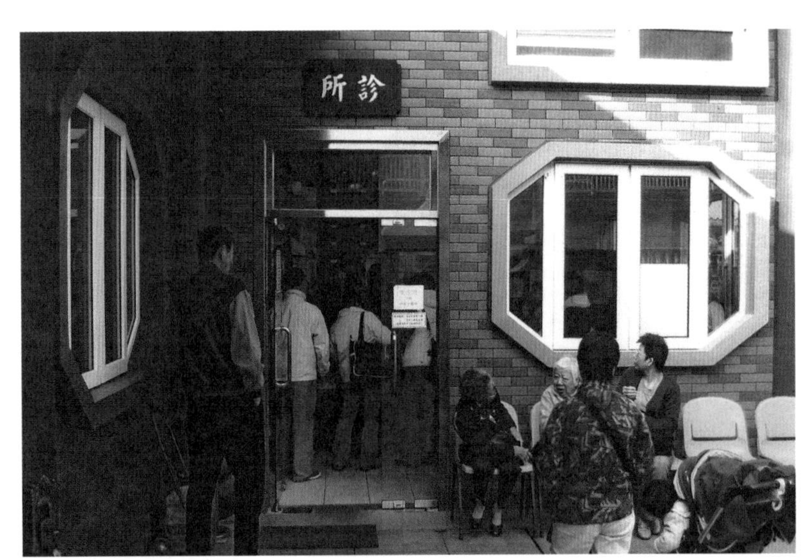

‥早期善慶洞中醫診所（道德會提供）

（3）蓬瀛仙館（1929）

1929年，何近愚、陳鸞楷、麥星階等八十名道長，合力在粉嶺籌建「蓬瀛仙館」。1957年，流行性感冒（亞洲流感）在亞洲大規模爆發[3]，仙館希望令貧苦病人能獲得及時醫理，理監事會決議舉辦「夏季贈醫贈藥」活動，與「粉嶺區鄉事委員會」合辦，蓬瀛仙館負責三個月，而鄉委會則負責一個月，由張少卿醫師主理，醫治病症多達四千。

自1985年9月開始，蓬瀛仙館委託上水「廣安堂藥行」辦理義診，推行贈醫贈藥服務。[4] 1993年3月，蓬瀛仙館贈醫施藥服務改回館內進行，於「宗潛道長阮公禪興紀念堂」設立中醫門診，先後由胡炳良、楊廣寧、馮祥安等醫師主理。[5] 至2012年8月起，仙館中醫服務全面採用中藥配方顆粒沖劑[6]，取代傳統草藥，配合都市人的生活習慣，使患者服藥更為便捷。現今仙館中醫門診，每年診症服務超過一萬人次。

2002年4月，蓬瀛仙館添置流動中醫診療車，由胡達輝醫師主理，服務北區及大埔鄉郊居民，每月診症達千人。服務範圍包括：義診（每位病人贈藥兩劑）、量血壓、健康諮詢、派發食療單張及舉辦小型健康講座等。2017年，與北區愛心基金會合作增設「愛心流

---

3 流行性感冒蔓延，新界各區並難倖免，荃灣商會辦中醫贈診所。《華僑日報》，1957年4月22日。

4 參見《蓬瀛仙館80周年館慶特刊》。

5 同上注。

6 從消費者角度看中藥配方顆粒的發展－香港賽馬會中藥研究院 －中藥顆粒質量控制研討會 ，網址：https://www.consumer.org.hk/ws_chi/director/articles/speech/20080828.html

動中醫診療車義診服務」，穿梭新界鄉郊地方，為偏遠地區的居民，提供免費中醫醫療和配藥服務。2008 年，仙館於大埔開設社區保健中心。

除了診症及配藥服務外，仙館亦提供社區保健外展服務，指導社區人士關注健康，提升生活質素。推廣「醫食同源、藥食歸一」的理念，讓大眾在日常生活實踐養生。蓬瀛仙館多年來編纂多本食療書籍，例如《健康食療》、《四季養生食療》、《養生功法與食療》等，

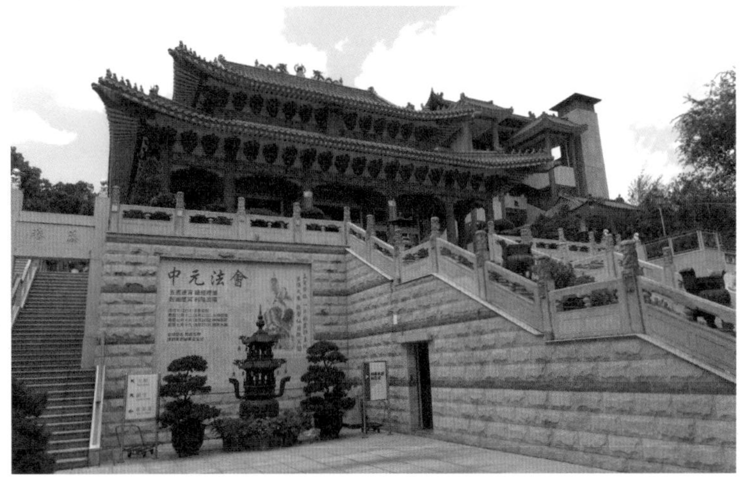

‥蓬瀛仙館

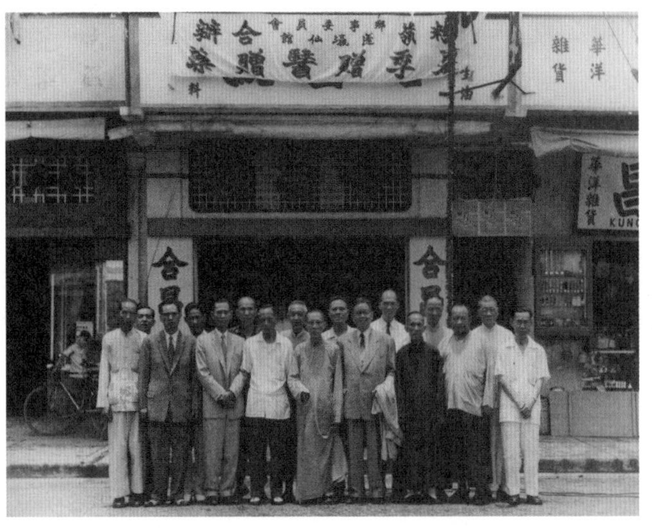

‥1957 年，與粉嶺鄉事委員會首次合辦「夏季贈醫贈藥」，這項活動至少舉辦至 1981 年。這時期館員道侶亦經常發起救濟貧苦的活動。（蓬瀛仙館提供）

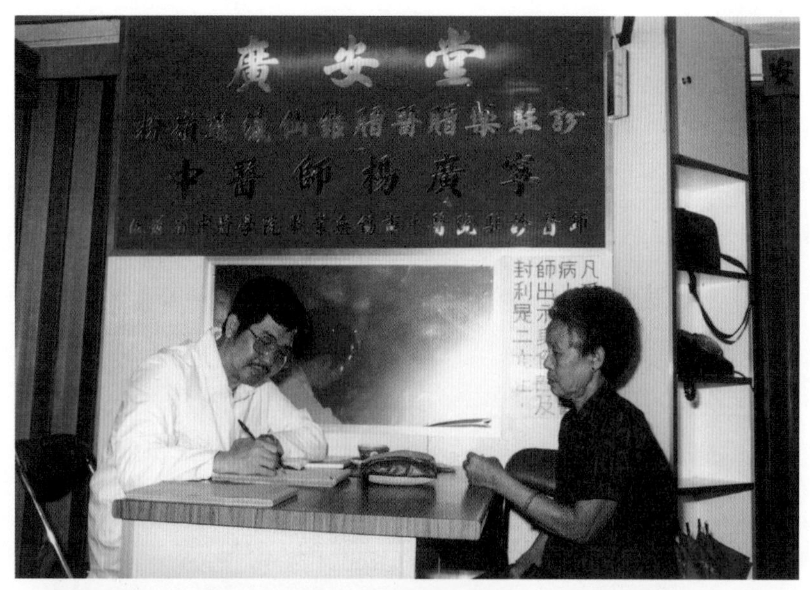

‥上水廣安堂藥行辦理蓬瀛仙館中醫贈醫贈藥服務。（蓬瀛仙館提供）

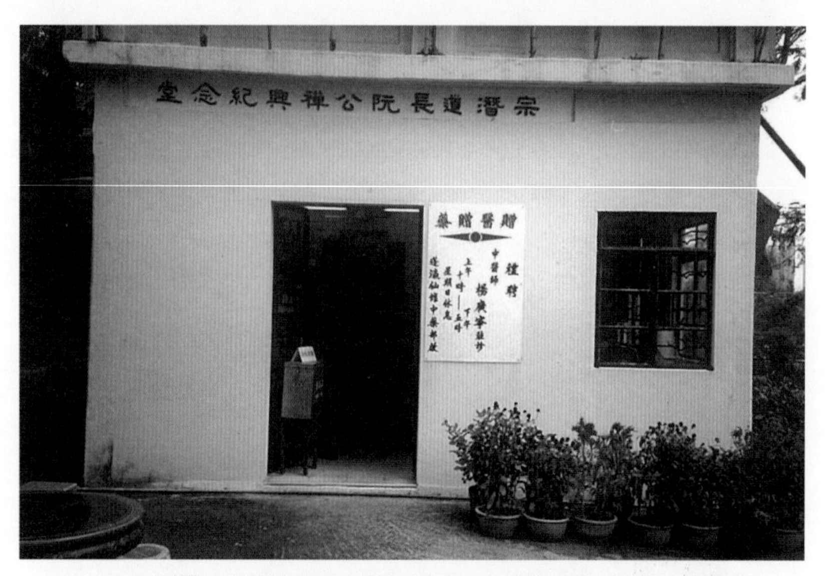

‥1993 年，贈醫施藥服務改回在館內禪興紀念堂辦理。（蓬瀛仙館提供）

派發予善信參閱。蓬瀛仙館亦關注香港社會疫情，於 2003 年非典型肺炎肆虐香港期間，仙館響應「全城抗炎大行動」，捐出港幣三十多萬元，免費中醫師診症及派發清熱解毒湯飲，亦舉辦「鄉郊攜手齊抗炎」等大型健康教育活動。

2004 年，蓬瀛仙館中藥部登記和應診記錄全面電腦化，達至專業化管理水平。自 2005 年起，香港中文大學中醫學院每年安排學生到仙館中醫部作臨床實習。[7] 2008 年，仙館為提升服務質素，不惜工本更換診療車。增設大埔社區保健中心，由註冊中醫師主理，診金全免，而藥物則只收取港幣二十元，為普羅大眾提供廉宜而優質的中醫醫療服務。

1997 年開始，仙館自行浸製及派發「蓬瀛跌打酒」。跌打酒的緣起與仙館前館長唐漢（1920-2007）有密切關係。據其兒子唐斯善（仙館現任中醫藥部主任）憶述，其父在仙館的雜物房找到一些舊文件，當中附有一條古老的外敷跌打酒藥方，共十八種藥材；經考究後發現對舒筋活血甚有功效，決定嘗試浸製。按中醫學理論，「血不活則瘀不能去，瘀不去則骨不能接」[8]，而跌打損傷可造成皮、肉、筋、骨及關節氣滯血瘀，影響身體健康與日常生活。

蓬瀛跌打酒獲得用家廣泛的迴響，唐漢館長更將跌打酒向內地推廣，在廣州純陽觀設點協助浸製，將藥酒贈予全國道教宮觀。據唐主任記憶所及，早年浸製藥酒是在蓬瀛仙館範圍內，用簡單的木盆和酒醒，需要浸製一至兩年，隔去渣滓便完成。後來香港衞生署對中醫藥

7 參見《蓬瀛仙館 80 周年館慶特刊》。

8 中醫治療原則，早期活血祛瘀、消腫止痛；中期接骨續損、和營生新；後期壯筋骨、養氣血補肝腎。

物加強管制，[9] 各種治療藥物都需經過註冊和嚴格認證。為配合香港法例第 549 章《中醫藥條例》[10] 的實施，仙館按照條例的要求，自設廠房營運，將藥酒的製作工序規範化。2011 年 4 月初，廠房獲衛生署正式發牌，跌打酒投入批量生產。

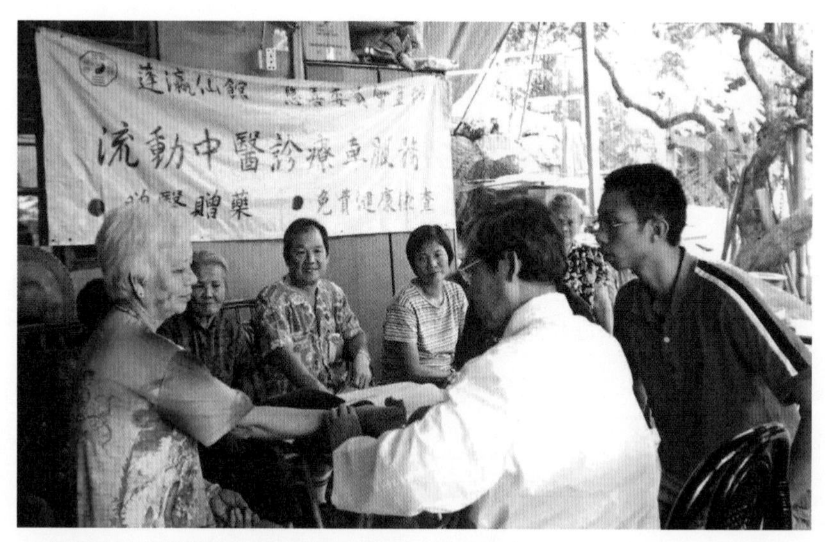

‥早期流動中醫診療車應診狀況（蓬瀛仙館提供）

9 行政長官在 1997 年及 1998 年的施政報告中，闡述了香港特區政府對中醫藥的政策。行政長官在 1997 年施政報告中表示：「為保障公眾健康，我們計劃在下一個立法年度提交條例草案，設立法定架構，以評核和監管中醫師的執業水平、承認中醫師的專業資格，以及規管中藥的使用、製造和銷售。一套完善的規管系統，會為中醫和中藥在香港醫療體系內的發展奠定良好基礎。我深信香港具備足夠條件，能夠逐步成為一個國際中醫中藥中心，在中藥的生產、貿易、研究、資訊和中醫人才培訓方面都取得成就，使這種醫療方法得到進一步發展和推廣。」

10 1999 年 7 月 14 日，《中醫藥條例》（下稱「該條例」）經法案委員會審議後，於 1999 年 7 月制定成為法例（香港法例第 549 章），就中醫在本港執業，以及中藥的使用、銷售及製造訂立法定規管架構。該條例的條文分批實施，新實施的中醫規管制度包括：中醫註冊、中醫執業資格試和中醫紀律等方面的措施。中藥規管制度包括：中藥商領牌、中藥商監管和中成藥註冊（2003 年 12 月 12 日立法會內務委員會會議文件）。

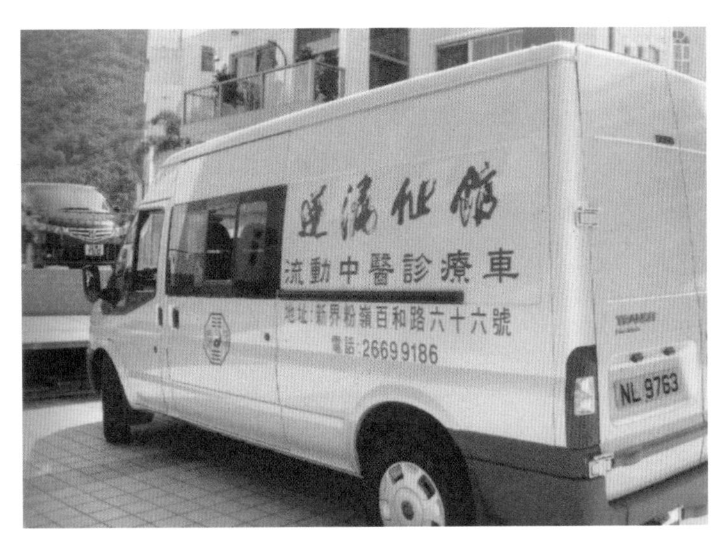

‥2002 年，開辦首架「流動中醫診療車」，遊走新界偏遠鄉村為居民診治和送藥。

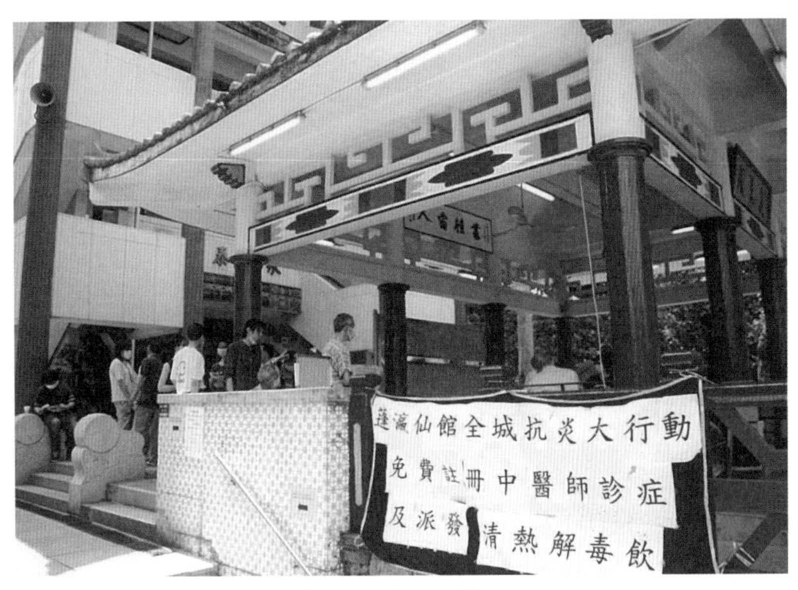
蓬瀛仙館全城抗炎大行動
免費註冊中醫師診症
及派發清熱解毒飲

‥2003 年，蓬瀛仙館響應「全城抗炎大行動」。

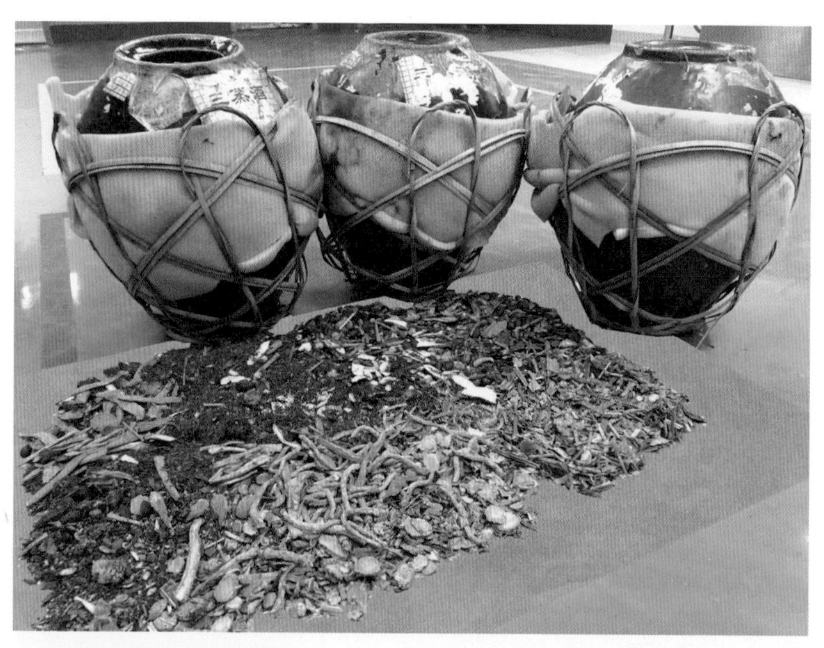

‥仙館自設藥廠浸製跌打酒

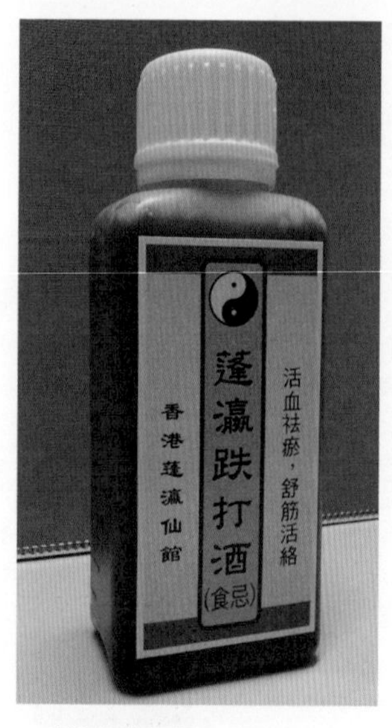

‥蓬瀛跌打酒

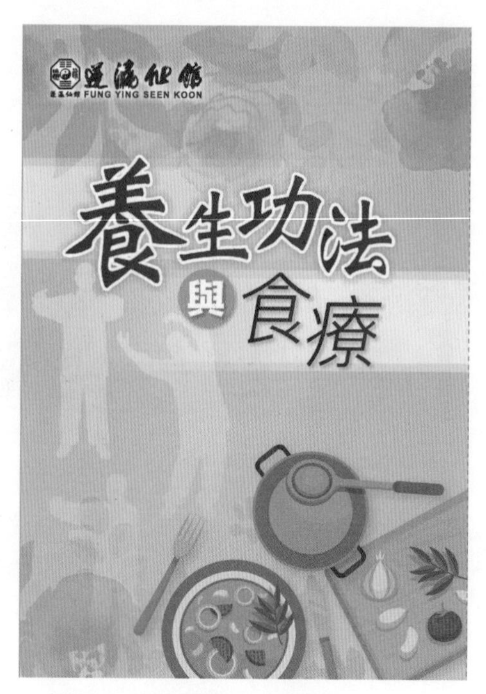

‥《養生功法與食療》一書封面

(4) 通善壇（1938）

1930 年代，幾位廣東南海茶山慶雲洞的弟子遷到香港營商，為方便修煉心性，最初在中環居所設「群賢壇」，供奉呂祖仙師。1938 年，正式以「茶山慶雲洞駐港通善壇」名義設壇渡化。通善壇之名為呂祖所乩賜，取廣渡善人之意。於 1965 年註冊為通善壇有限公司，再於 2007 年正名為通善壇，成為道教非牟利慈善團體之一，以敬宅護幼、救災扶貧、宣揚道教精神為宗旨，致力參與社會各項慈善工作，服務社群。

1946 年 3 月，呂祖先師降乩開示：「大軍之後，必有凶年，將見疫癘降臨，蔓延迅速……」通善壇弟子立即商議挽救之法，承示藥方「埋散」，稱為「霍亂痾嘔肚痛散」[11]。隨後各地果然有疫症爆發，病者服霍亂散後，藥到病除。

1947 年春，通善壇成立慈善部，秉承祖師濟世救人，設立慈善基金，推選龍天濟道長為首屆主任，[12] 除辦理急賑救濟外，更禮聘內、外科中醫師三十餘位，擔任義務醫席，憑通善壇發出之贈醫券前往求診者[13]，不收診金，並常年派贈跌打丸。

每當夏天來臨，溽暑鬱蒸，疫病容易流行。香港中醫師公會[14]

11 〈通善壇贈派霍亂散〉，《華僑日報》，1948 年 9 月 25 日。

12 龍天濟道長為粵港中醫耆宿。

13 〈通善壇慈善部贈醫，由各職員分發贈券與貧病者〉，《華僑日報》，1948 年 4 月 7 日。

14 香港中醫師公會，1947 年由中華國醫學會和香港國醫公會於 1947 年 3 月 17 日（國醫節）合併而成，奉僑務委員會外字第 52 號批准，自稱為當時香港唯一中醫合法團體。

常務理事劉雲帆、唐天寶、蘇兆濤、徐子眞，聯同香港中藥聯商會[15]潘仲瑜、李植之、何輝庭、麥伯 等，於 1948 年夏接受龍天濟道長建議，協辦暑期贈醫贈藥，辦事處設於通善壇（結志街四十六號 2 樓）會址，幫助普羅大眾維護身心健康。

通善壇
贈派霍亂散

（新聞社）天時不正，霍亂病至易流行、染者發時立斃，死亡之速，殊足駭人，富者易延醫生診治，惟貧寒之流，則難付資延醫生調理，故罹此症而死亡者，多屬濟苦平民，中環結志街通善壇有見及此，特虔製內服霍亂散派送，不受分文，以濟救頭運羅病之蒼生，此散專治疴，嘔，肚痛，霍亂抽筋，小傷寒、傷暑，時行疫症，各種急症，不論有汗無汗，均能治之云。

‥通善壇贈藥報道（《華僑日報》，1948 年 9 月 25 日）

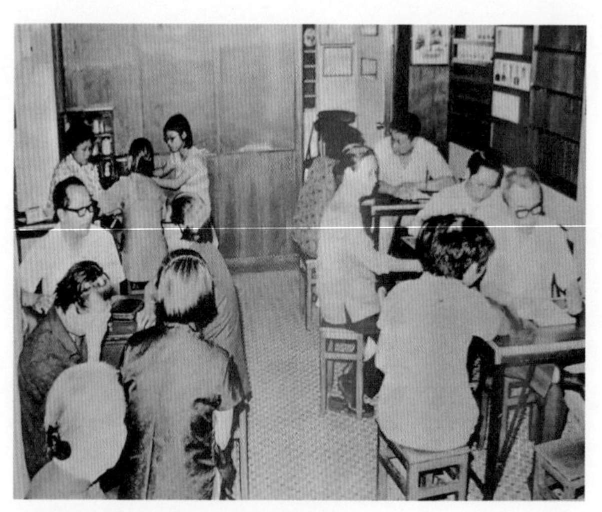

‥通善壇贈醫情況（通善壇提供）

15 1928 年，香港中藥聯商會成立，聯合各幫出入口辦莊、歸片分售、生藥行等組成，積極推動香港中藥業發展，促進同業團結，爭取及維護業界合理權益；加強與政府溝通，與中藥學術界聯繫，與港、澳、台及海內外同業互通資訊，開拓市場。

通善壇慈善部贈醫

由各職員分發贈醫券與貧病者

本港中環結志街通善壇慈善部，自贈醫組成立以來，更承本港各大殷商發動協助。關於社會一般貧病者，尤多利賴。該壇本持[illegible]與服務中[illegible]天資等，爲利便各區貧病[illegible]近[illegible]起見，將所有印就之贈醫券，分與各職員，凡遇貧病者，[illegible]，務與社會[illegible]，完成利物濟人之旨。

刷新開幕

該壇歷年失修，現已將全部刷新，擇宗街址三月初三日未時[illegible]，爲呂祖師像開光，是日總拜無量寶懺一天，並設聯歡大會，歡迎各界善信蒞臨參觀，屆時當有一番盛況。

贈醫地点

茲將各贈醫所中醫師姓名地址主理科別列下：（一）朱[illegible]之，內科，大道西二二八號[illegible]昌藥局。（二）陳[illegible]宗，跌打瘡科，大道西三三式號二樓。（三）[illegible]壯行，內科，西營盤第一街六十五號和安號。（四）梁頌慈，內科，大道中一零式號衛育堂。（五）羅少如，兒科，大道中二七九號二樓。（六）李濟仁，內科，文咸西街第四四號[illegible]。（七）[illegible]，[illegible]科，大道中三[illegible]號三樓。（八）[illegible]金湯，眼科，荷李活道二〇五號二[illegible]堂。（九）陳本生，內科，荷李活道二四四號地下。（十）黄邦彬，內科，荷李活道[illegible]祥藥店。（十一）鄧育和，內外科，結志街十式號育和[illegible]。（十二）吳文樹，內科，鴨巴甸街八號保安堂。（十三）[illegible]，內科，灣仔軒鯉詩道[illegible]式號。（十四）徐千頃，跌打瘡科、灣仔柯布連道一號萬應堂。（十五）[illegible]君飛，內科，跑馬地景光街八號三樓。（十六）陳智夫，跌打傷科，灣仔軒鯉詩道三八六號二樓。（十七）[illegible]，內科，（十八）[illegible]，[illegible]。[illegible]

··通善壇贈醫報道（《華僑日報》，1948 年 4 月 7 日）

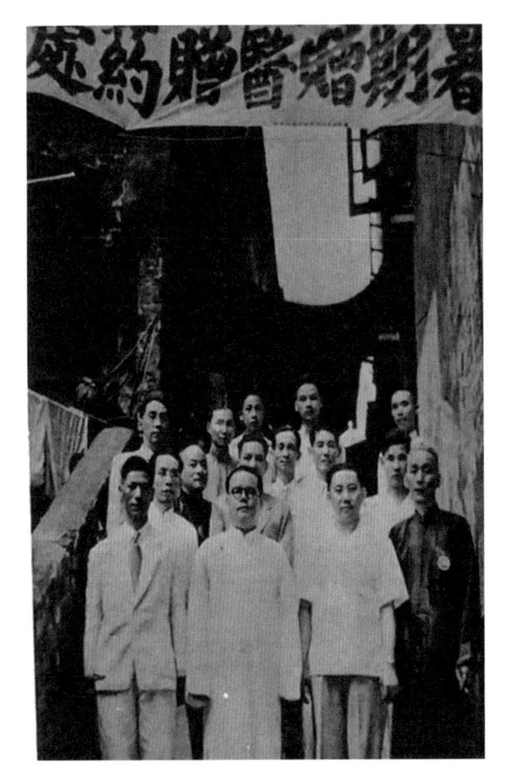

··1948 年，通善壇於結志街舊址舉行暑期贈醫贈藥。（通善壇提供）

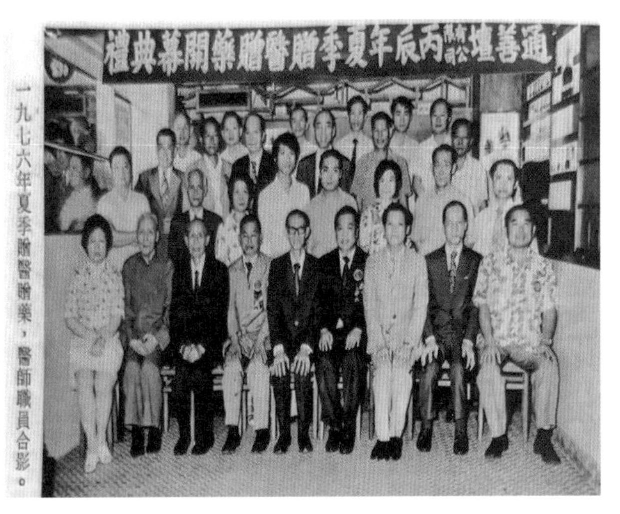

··1976 年，夏季贈醫贈藥醫師職員合影。

在舉辦贈醫贈藥期間，每天內、外科共150餘人求診，全期贈診受眾共計10,745人次，廣泛接濟貧苦，獲社會各界予以好評。[16]

1949年，鑒於去年贈醫贈藥頗有成績，商議由協辦改為合辦性質，組織「夏季贈醫贈藥委員會」，共同策劃及分工，由任少農、蘇劍流、李奈祖任委員會主席，劉雲帆、唐天寶、陳秀宗、耿德海分任內、外科醫務主任，黃家源任藥物聯絡專員，龍天濟任督導專員，林金湯任總務，周埴庭任財務， 數十位道長分別擔任宣傳、交際、視察、文書、派籌、配藥、核查藥材等工作。有數十位內、外科中醫師，分組輪流義診，每日派籌200個，為期三個月，全期贈診人數共18,015人。贈醫期間，黃家源與李奈祖二人，四出奔走籌募藥材，荷蒙各界善長、藥材鉅賈鼎力支持，踴躍捐助，令夏季贈醫贈藥活動得以順利完成。[17]

由於社會對醫藥的急切需求，贈醫贈藥廣受市民讚許和支持，故翌年決定繼續舉辦「夏季贈醫贈藥」活動，而全期贈診受眾增加至23,361人。

1951年，由於香港中醫師公會人事變動，退出服務，故夏季贈醫贈藥的工作，改由通善壇、中醫師和中藥商合辦。架構雖有變動，但贈醫贈藥方針並沒有改變，而參與的中醫師、中藥商更見踴躍，陣容更為龐大，贈診人次超出三萬以上。韋秋先生任香港中藥聯商會主席期間，除於全港、九、新界徵求藥物外，韋主席更親往澳門呼籲徵募，一時響應熱烈，徵集所得藥材，成為歷年之冠；贈診人數

16 〈暑期贈醫藥結束，通善壇仍贈診少券〉，《華僑日報》，1948年10月2日。

17 1949年8月，香港中醫師公會及通善壇舉辦夏季暑期贈醫贈藥。參見〈暑期贈醫贈藥〉，《華僑日報》，1949年8月31日。

通善壇贈醫施藥
星期日照常應診
昨舉行開幕式敬贈義務醫師聘書

（國際社）通善壇夏季贈醫施藥，昨（十一）日在威靈頓街，七十一至七十五號壇所舉行開幕儀式，請中區民政司署副主任楊世光主禮及頒發義務醫師聘書。各大善團社團友好致贈花籃禮品，琳瑯滿目。觀禮嘉賓與義務醫師，乾坤道侶百餘人，儀式簡單隆重，場面歡洽熱鬧。

典禮開始，主禮長官與該壇首長偕同各人向該壇三帝行三鞠躬禮。楊世光主任在[illegible]中主持揭幕儀式。理事長[illegible]致開會詞後，請楊世光頒發義務醫師聘書。楊氏在致詞中指出：「通善壇」名實相符，成立以來向為貧病而致力，夏季贈醫施藥，[illegible]，均不分畛域，港九各區[illegible]，一視同仁，分文不受。廿多年來坊衆居民有口皆碑。遇有天災[illegible]外急賑，各首長同仁均[illegible]力以赴，實堪欽佩。今炎夏降臨，乘時贈醫，以濟貧病，實一善舉。希望首長同仁，與各位義務醫師，同心繼往開來弘揚善業，功德無量。

繼由醫務主任夏國璋致詞，報告籌備經過，及贈醫宗旨，對港九各區貧苦[illegible]。並謂，染病需醫者，本壇有內，外及針灸各科醫師，每日由十二時至下午三時，駐壇應診。為方便貧病，星期日及公眾假期，各醫師照常值日應診。

[illegible]繼致詞，語多鼓勵嘉勉。最後由副理事長林[illegible]致謝詞。禮成茶會。隨於下午三時，召開特別同人大會，通過議案多宗。

該壇夏季贈醫施藥，值日應診之義務醫師分為（內科）周傑通、李齊發、盧炳坤、彭鎮海、馮浩卿、李天源、謝文海、何淑錦、陳滾堯、潘文瑞、李紹光、伍炳卿、何藝生、葉漢生。

（外科）夏國璋、鄭榮佳、耿俊英、羅錦珊、余鴻、吳健昌、張漢、胡雲飛、李錦儀、楊誠、尹滋波。

（針灸科）鄧秋白、鄧詠長、張大斌、孫耀光、黃興發、余鏡民。

值日中醫師

‥通善壇贈醫報道（《華僑日報》，1972 年 6 月 12 日）

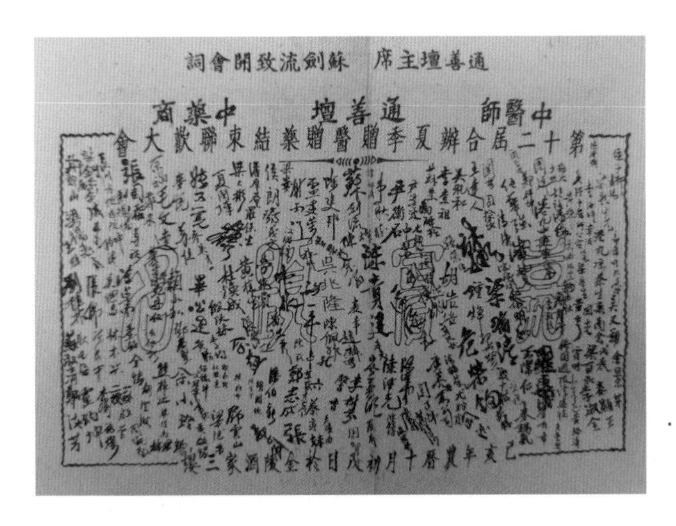

‥通善壇第二十屆夏季贈醫贈藥結束聯歡大會出席人士簽名。

增高，每日派籌多至 400 餘個，全期贈診人數達三萬二千以上，診症時間延至下午五時。在贈醫贈藥活動結束後， 餘的四千三百餘斤藥材，轉送博愛醫院及香港德教會代為派送有需要人士。[18]

18 歷年所餘藥材，轉交各慈善團體代為施送，其中包括嗇色園、長洲方便醫院等。

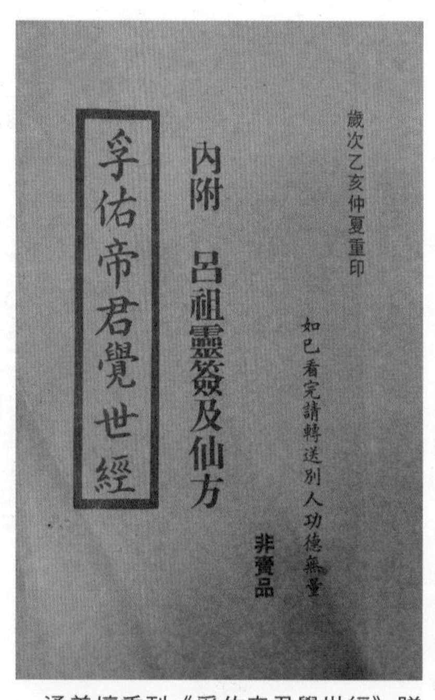

‥通善壇重刊《孚佑帝君覺世經》贈予善信

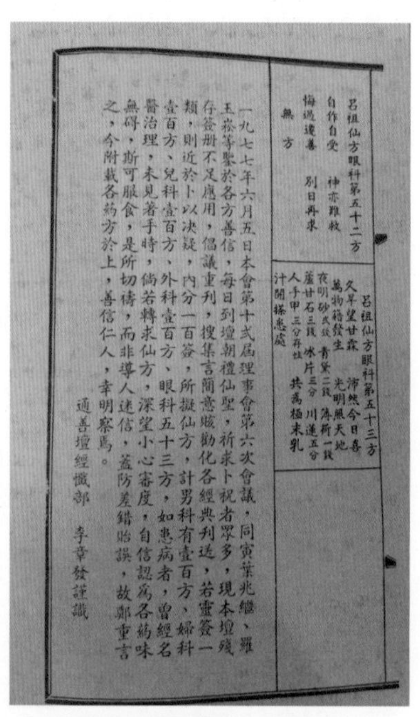
呂祖仙方眼科第五十二方
自作自受　神亦難救
悔過遷善　別日再求
無方

呂祖仙方眼科第五十三方
久旱望甘霖　沛然今日喜
萬物藉發生　光明照天地
夜明砂弍錢　青[illegible]二錢　[illegible]一錢
爐甘石三錢　冰片三分　川蓮五分
人手甲三分存性　共為極末乳
汁開搽患處

一九七七年六月五日本會第十弍屆理事會第六次會議，同寅葉兆繼、羅玉蓀等鑒於各方善信，每日到壇朝禮仙聖，祈求卜祝者眾多，現本壇殘存簽冊不足應用，倡議重刊，搜集言簡意賅勸化各經典刊送，若靈簽一類，則近於卜以決疑，內分一百簽，所擬仙方，計男科有壹百方、婦科壹百方、兒科壹百方、外科壹百方、眼科五十三方，如患病者，曾經名醫治理，未見著手時，倘若轉求仙方，深望小心審度，自信認為各葯味無碍，斯可服食，是所切禱，而非導人迷信，蓋防差錯貽誤，故鄭重言之，今附載各葯方於上，善信仁人，幸明察焉。

通善壇經懺部　李章發謹識

‥《孚佑帝君覺世經》內頁

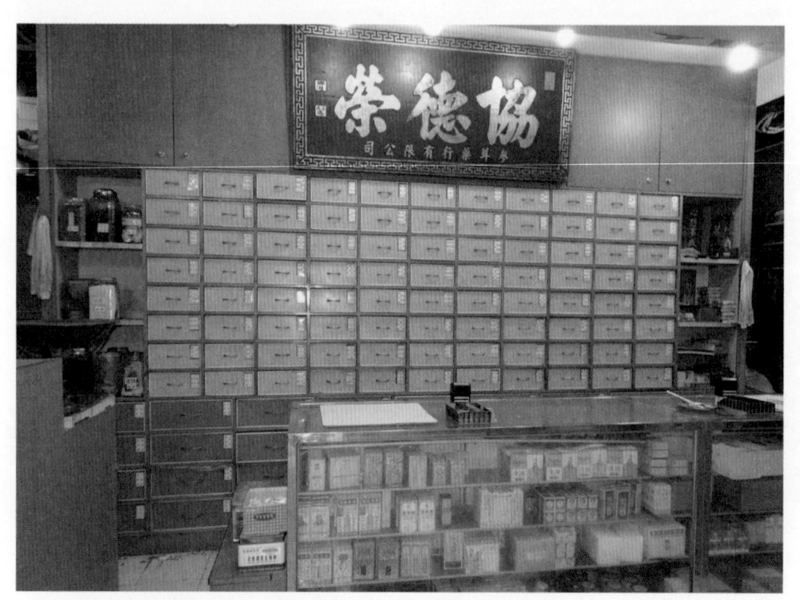

‥通善壇由醫師編方開藥（贈醫），病人憑特定藥單到指定藥材舖（協德榮）配藥，可獲免費或折扣優惠（施藥）。

1960 年，通善壇會址由中環結志街，遷往中環威靈頓街 71 至 73 號二樓，繼續開辦夏季贈醫贈藥，活動為期一百天，每日有數十位醫師輪流當值，善舉得到各大藥商鼎力支持，義務捐贈藥材、藥散、藥油等，惠及無數病人。

（5）青松觀（1950）

1950 年前後，戰事甫定，由於政局尚未明朗，大量難民避居香港，本地人口迅速增至過百萬，社會面臨前所未有的挑戰。該等來港人士既有政商領袖、文化學者和宗教人士，部分帶有資產者自有安身之所。但尋常百姓，千里來奔，人地生疏，苦無照應，僅在山邊搭建木屋寮房棲息，日常生活極為艱苦。

所謂「禍為福所依」，這波移民潮也造就了另一次的道脈南移。1950 年，廣州至寶台的何啟忠道長侍鸞請乩，得呂祖仙師降示「九龍設壇，繼行普渡」，是以在九龍開設壇場，經年餘籌措，正式向港府立案註冊為慈善團體，定名「青松仙觀」，闡揚龍門教化。[19] 成立之初，正值戰後復興時期，百廢待舉，又遇難民湧港，人口膨脹，社會資源極為缺乏，然以百姓困苦，病無衣藥，不忍卒睹，本着「以善為至寶」之宗旨，延續廣州至寶台的「十大善事」。首先徵得甘致和等二十位中醫師開辦義診，提供基本診治服務，一年內已惠及萬逾人，功德無量；繼在寒暑時分或地區遭逢災難時，則施贈棉被舊衣和糧食，略解坊眾燃眉之苦。此後數年，賑濟及醫藥服務持續擴張，遍及港九木屋區域，又將寒衣物資直接改送各區福利會，便利居民領取。

19 《華僑日報》，1952 年 3 月 20 日。

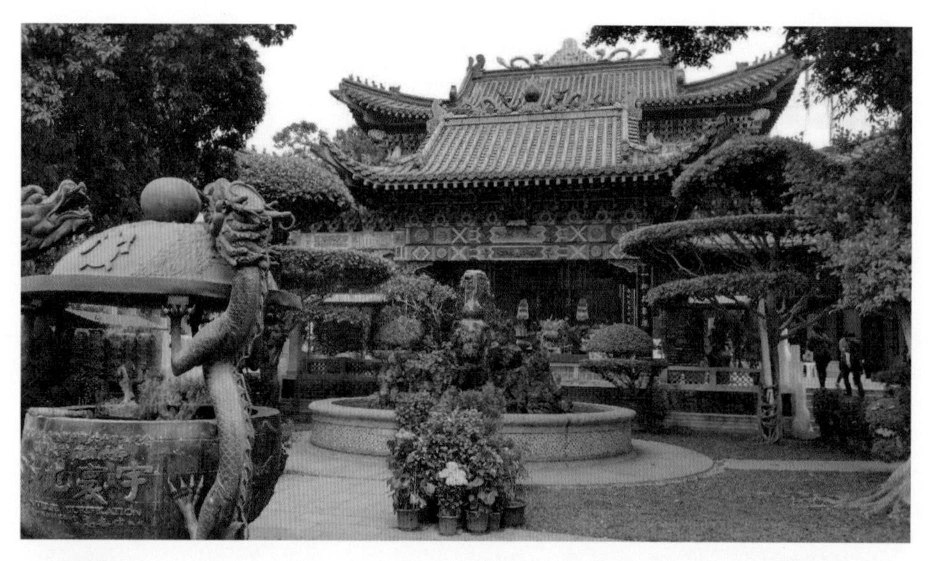

‥青松觀

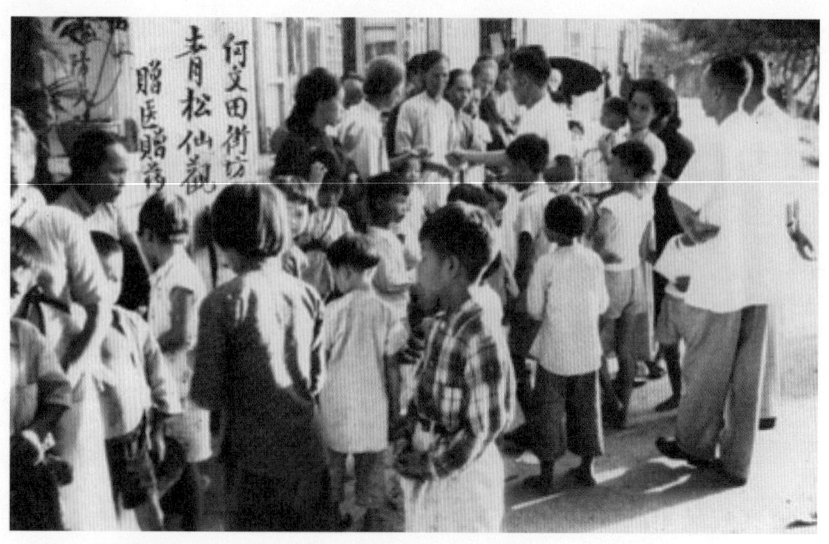

‥50 年代初在何文田為居民贈醫贈藥（青松觀提供）

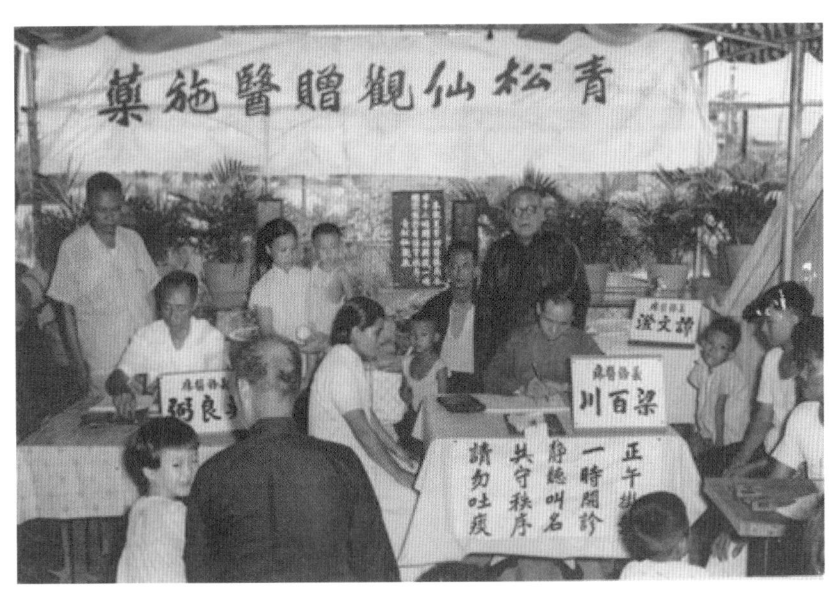
青松仙觀贈醫施藥
梁百川
一時開診
靜聽叫名
共守秩序
請勿吐痰

‥青松觀贈醫施藥（青松觀提供）

早期的青松仙觀，既擔當橋樑角色，保持與各大慈善團體及社區單位的聯繫，又號召道門信徒支援各種事業；與此同時，道侶又走到前線照顧有需要的階層，直接提供福利服務，而當時最缺乏醫藥與生活物資，是以1950年代的福利事業以能即時滿足這些需求為先。

青松觀成立之初已提供中醫藥贈診服務，最初請得甘致和等二十位中醫師在偉晴街館址內輪席應診，另外，又請卓文啟道長及倫福燦道長按道醫傳統，增設義務內功治療，提升醫效。如是年內贈診逾萬人次，可見社會需求之殷切。及後，請易澤峰醫師及梁百川醫師駐觀作長期義診，常年又自製呂仙丹、青松露、跌打丸等藥物，免費派贈市民，解救燃眉需要。

1954年，因柴灣及何文田徙置區居民眾多，而支援尤缺，特別於兩區開辦「施贈站」，騁請張彭年及餘和瑛兩醫師駐診，冀能作長期及穩定之服務。及至1957年，以香港地處華南濱海，每年夏季暑濕氣候，最易致病，乃邀請西醫，試行夏季西醫贈診。

除了尋常中醫贈診外，遇有災疫，仙觀亦特別開乩請示良方，並遵仙師示籲如法製作丹藥，祝法加持，派送市民，身心兼治。又如 1961 年，何文田居民遷居西貢，受當地瘴氣影響，水土不服，常生病患，乃請示仙師，指示以管仲貯水缸法解除水毒解救眾苦，實亦道門獨有的秘法。

1960 年代，因發起在屯門興建廣大宮觀，工程開銷極為巨大，是以醫療事業未便擴展規模，然以市民需求急切，仙觀亦堅持維持義診服務。1970 年，以屯門宮觀次第落成，繼而購置深水埗大南街樓宇，擴展九龍觀址，經年籌備，於 1974 年開幕。考慮到西醫診療

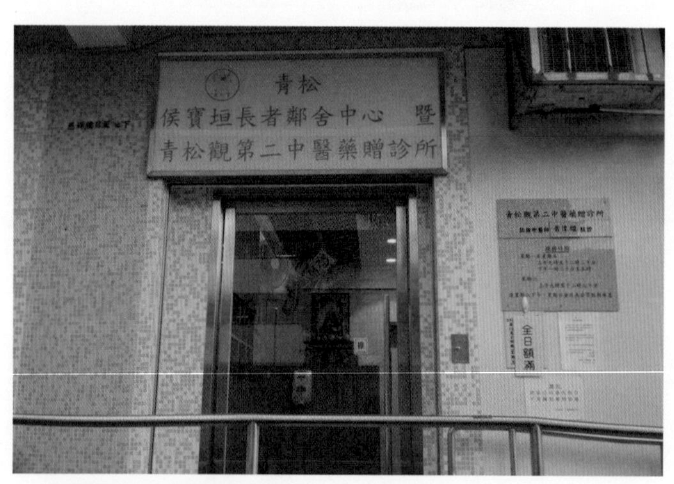

‥青松觀第二中醫藥贈診所

青松仙觀開幕盛況

分區贈診

（特訊）油麻地偉晴街六十七號四樓，青松仙觀，昨下午三時，舉行開幕禮，首由理監事[illegible]職，由黃錫祺主持[illegible]誓就職，伍佩琳致謝詞。理事長陸吟舫致開會詞，畧謂

陸理事長致詞

「本觀道侶，皆係工商業中人，因欲研究已歷數千年之本國哲理文化，是以崇奉呂祖仙師。仙師乃唐朝進士，中年從鍾離權學仙，晚年受黃龍禪師心印，學集三教，集儒釋道之大成，有『至寶真經』傳世。經中說：『隱顯心存濟世，燃亂處開壞，妙與救人病苦，傳經賞挽時艱，……三教同歸一轍，五常八德爲宗。』又說：『佛學真如本性，原爲萬法皆空……搬運汞鉛交接，金丹火候和融。』可見仙師學博而宏，堪爲本觀同人依止皈範。因此，同人日間各個從事於工商業，於業餘時間，結集道侶，彼此切磋道學，以期自利利人，自度度人。於是在即今地址建立仙觀，設壇布化，一本仙師開揚道教大願，力行忠孝廉節信義仁慈等九種美德，相勉爲善，名爲青松仙觀，取義於前人『善似青松惡似花』句義。現蒙港府核准立案，始行展開道務。目前已經聘得港九名醫十四位，担任分區贈診。凡持有本觀贈診券前往求診者，免收診金。此爲目前初步辦法，將來更籌備贈藥。贈藥問題，現時暫贈成藥，已經製備治普通時行病之青松露藥茶，及跌打損丸，並贈備治痧症嘔吐痛之五積散，見症贈藥，不取分文。此爲現在本觀贈診之大概。惟是道學玄妙，尚行多門，仍希望座上各位長官、醫達，各位領長，隨時指導，錫以南針，挽道人心，幸甚，本觀同人幸甚！謹此致詞。」

‥青松觀開幕報道（《華僑日報》，1952 年 3 月 20 日）

效果迅速，而且漸次普及，遂將駐觀義診服務改到大南街新址，開辦「青松觀西醫第一診所」，從此將中醫服務改作西醫診療，聘請西醫駐診，日常斟收掛號費，為貧苦大眾提供優質的醫療服務。1977年，再於屯門宮觀增辦「青松觀西醫第二診所」，照顧屯門區內市民，可謂與時並進。

千禧年以後，因應香港政府推動中醫發展，市民對中醫服務需求與日俱增，仙觀先後於大南街館址及天水圍天慈村復辦「中醫藥贈診所」，延請醫師長期駐診，除一般診脈方劑外，亦提供針灸理療服務，甚為多元化。

綜合觀察，青松觀自創觀以來按社會需要提供不同程度的醫療服務，透過施贈或收取低廉掛號費，惠及不同地區及階層人士，功在社會。

（6）省善真堂（1952）

省善真堂，前身是東莞「蓬瀛閣」，戰後遷至香港，1952年成立，於深水埗營盤街租一小樓啟乩，「善」字乃是玉皇大帝降乩御賜，提示要多做善事，為社會服務。當時創辦人有14位，宗旨是宏揚「修身勵德，奉仙乩訓，以善為根，以正理道行」。隨後成立道教省善真堂慈善組工作隊，推動社會服務發展，逐步成為一間非牟利慈善宗教團體，註冊為省善真堂社會服務有限公司，成立省善真堂慈善基金。

至1980年代，省善真堂加強社會慈善服務工作，項目和範圍日益擴大和增加。除援助港、九各地受風災等影響的災民外，還透過與其他道教團體合作，讓更多有需要市民受惠，尤其以長者為主要服務對象。

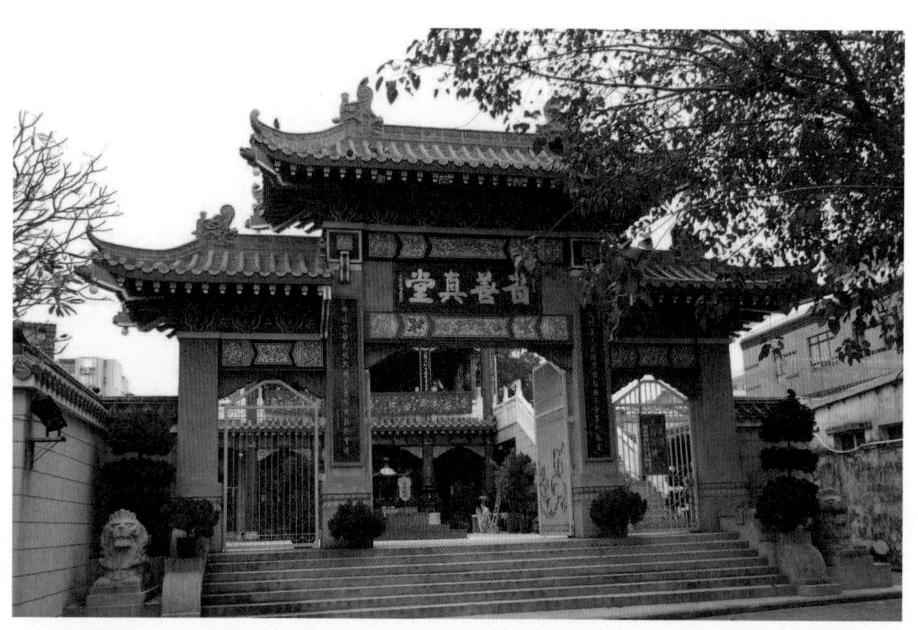

‥省善真堂

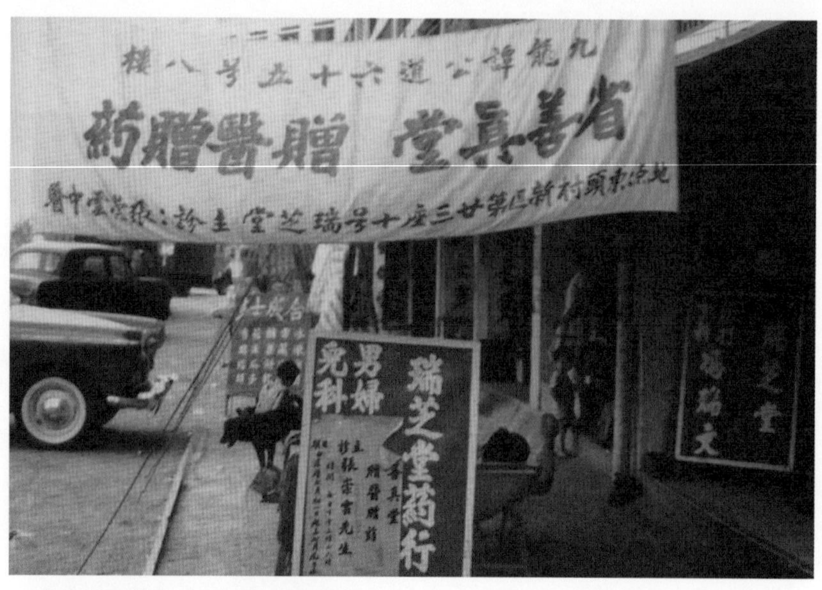

‥東頭邨瑞芝堂（省善真堂提供）

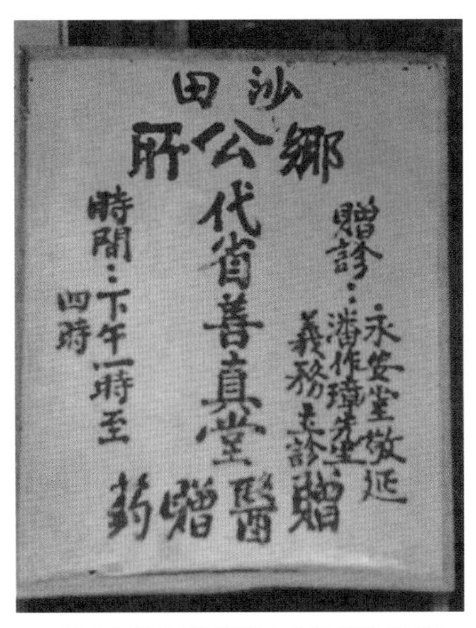

‥1958 年沙田贈醫藥（省善真堂提供）

到了 1990 年代，香港經濟發展和社會福利漸趨成熟，省善真堂積極開拓不同類型的社會服務，其中之一是舉辦「敬老齋宴」，令長者感受到關懷和重視。同時，省善真堂也開始投放資源，推動內地社會建設和服務，例如發放物資援助內地受災人民、捐助辦學團體及興建校舍等。

現時，道堂的社會服務項目涵蓋安老、醫療、教育、賑災等層面，範圍更遍及香港、內地、亞洲地區和國際社會，目的是希望讓更多有需要的人士能得到實質的支援和關心。

醫藥服務方面，省善真堂成立之初，得文殊廣法天尊降乩開示，指出要製造仙藥派贈善信，以防瘟疫。後得醫靈大帝領眾製造樂康茶、復靈丸，開啟省善真堂贈醫服務。歷來道堂秉持仙佛指示及利他精神，不時按仙方製藥送藥。其後以大眾對醫療渴求，省善真堂借用港九各地藥行、鄉公所、街坊福利事務促進會等，提供施醫贈藥服務。曾經合作的單位包括沙田鄉公所、柴灣區街坊福利事務促進會、柴灣人生堂、九龍旺角平安堂、青山道榮生堂、東頭邨瑞芝堂藥行等。

自成立社會服務有限公司以來，省善真堂以非牟利性質自行或協助成立醫療機構，如診所、健康院、護老院、老人院等，為社會大眾提供各類型醫療服務。2003 年 5 月沙士（SARS 非典型肺炎）疫病期間，派發防炎包予善信，同年 12 月 18 日，在九龍城區成立第一間西醫診所，應診人數與日俱增。2005 年，省善真堂在九龍醫院職業治療部，資助成立全港首間具規模和先進設備的「腦損傷認知訓練中心」。2006 年 12 月，省善真堂「中醫部」開診；自 2009 年 3 月開始，逢星期日在省善真堂免費應診。

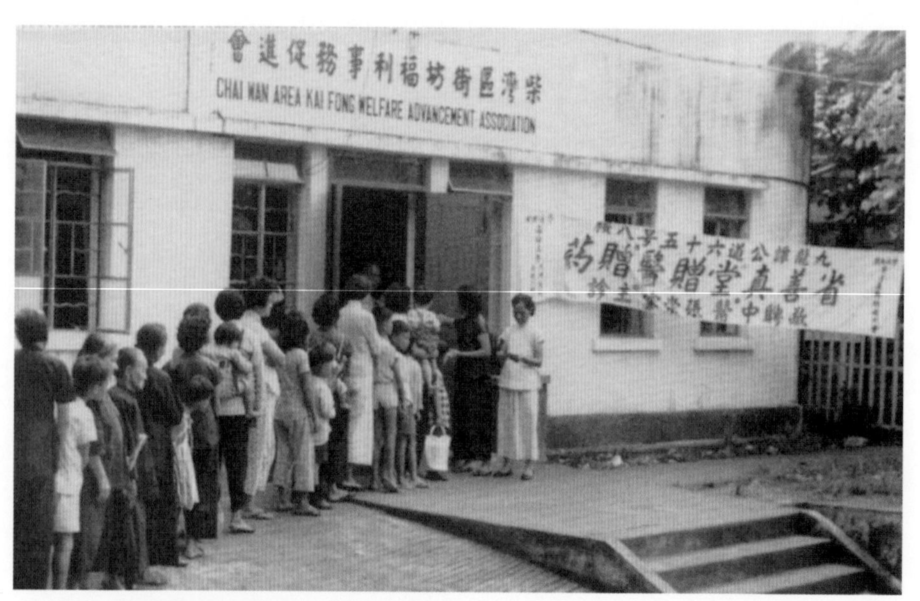

‥1960 年柴灣區贈藥情況（省善真堂提供）

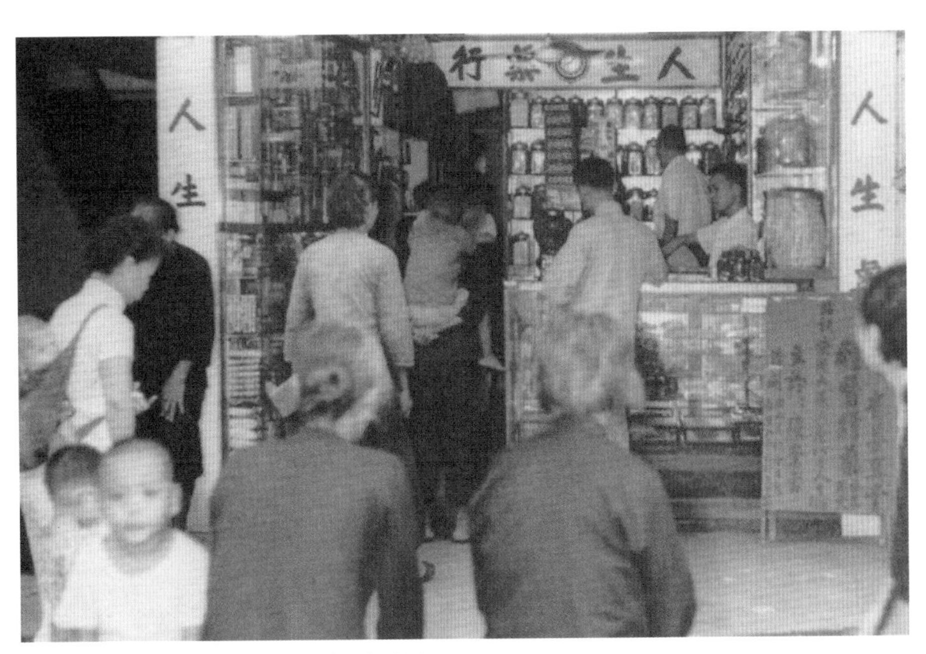

‧‧1963 年柴灣人生堂（省善真堂提供）

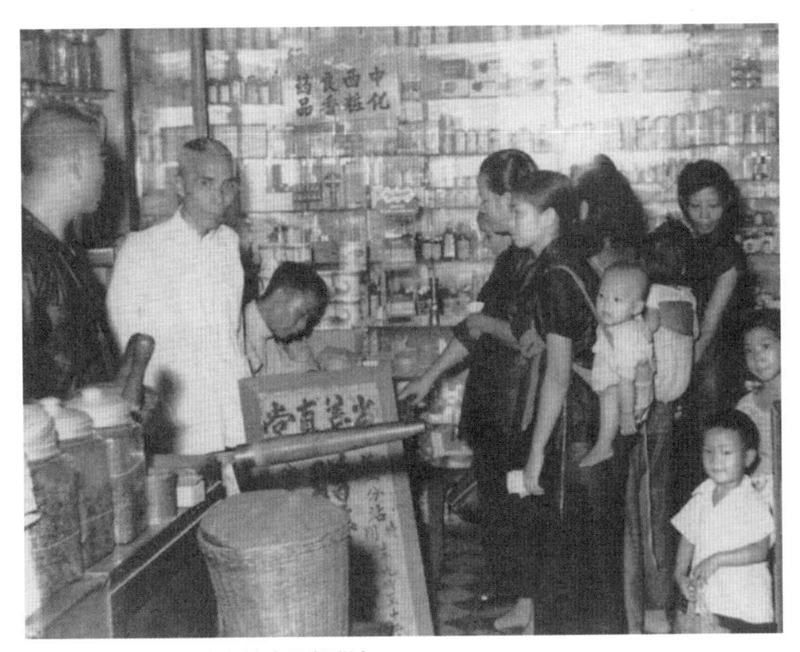

‧‧青山道榮生堂（省善真堂提供）

省善真堂承仙方製藥簡表

1953 年 3 月	文殊廣法天尊訓示於三月初一，由醫靈大帝主製樂康茶、復靈丸。
1956 年	委令華佗先師為省善真堂醫務主理，為救濟凡黎，聖水施丹，開方治病。
1986 年 7 月	弟子連續七日七夜煉製樂康茶。
1988 年夏季	煉製神茶，逾三個月，計有樂康茶、保命復靈丸等。
1991 年 9 月	煉製益壽丹。
1993 年 6 月	煉製百靈茶。
1995 年 8 月	煉製靈救丹及樂康茶。
1996 年 7 月	一連七天煉製百靈茶、燙火露及百靈聖膏。

（7）東井圓佛會（1991）

1991 年，東井圓林東慈善基金成立，為香港註冊非牟利團體之一，以「贈醫施藥、濟世利民、推廣德育」為宗旨。東井圓佛會以濟公活佛為師，致力弘揚「無我利他、上善若水、濟世為懷、天下為公」的濟公精神。

基金創辦人兼永遠主席林東先生，以無我利他、濟世助人為己任，無私的大愛精神，感動了不少身邊的人。2011 年，他獲選為亞洲電視年度感動人物之一。

東井圓林東慈善基金秉承林東主席慈善濟世之精神，致力於各項社會公益活動。2011 年 10 月，會員在觀塘翠屏北邨翠榆樓開設慈善診所，每天向數十位坊眾提供中醫義診服務，並贈送中藥，為基層家庭和區內老人提供服務。

東井圓慈善診所除設有兩名註冊中醫師輪值駐診外，還有一名中醫師每星期義診半天，診金與中醫藥費一概全免。診所由合格中草藥配藥員負責配藥，所有中草藥均採購自香港信譽悠久之供應商。為方便管理和運作，慈善診所於 2014 年 5 月定名為東井圓林東慈善診所。

東井圓林東慈善基金亦致力於推廣德育及傳統文化，先後舉辦多次全城德育發展計劃，包括「中華傳統德育與慈善文化」、「傳統德育文化與家是香港」和 2014 年的「築福香港公民教育」。

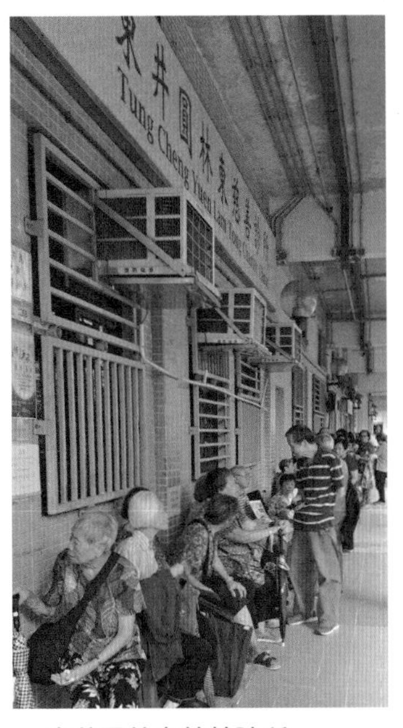

‥東井圓林東慈善診所

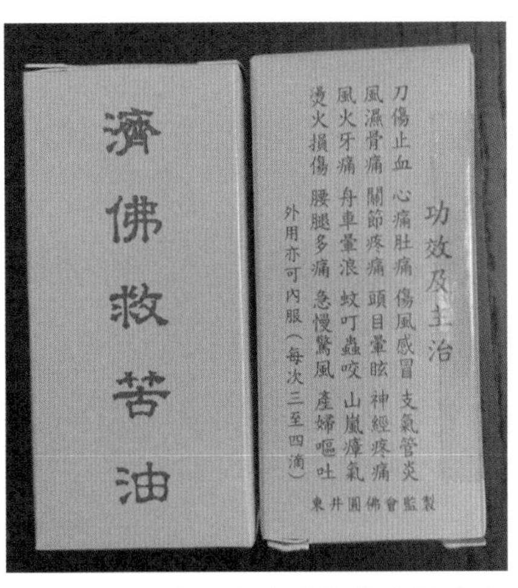

‥東井圓佛會送贈濟佛救苦油予坊眾（東井圓提供）

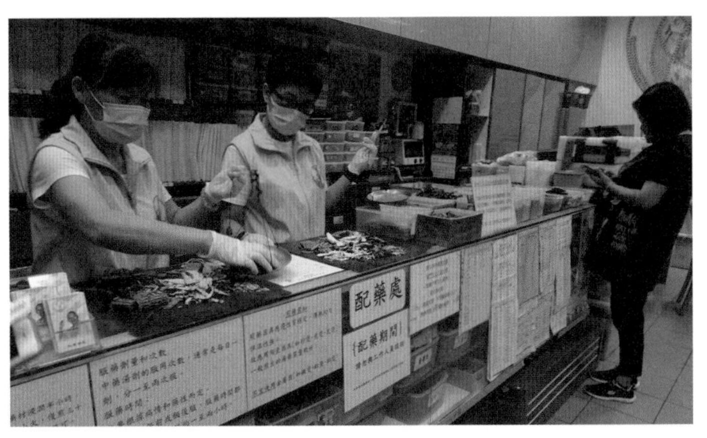

‥東井圓林東慈善診所

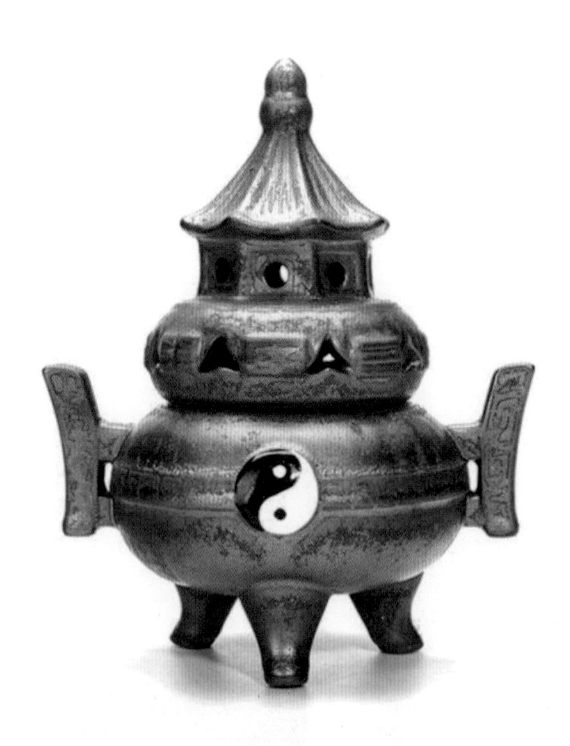

◎ 二、提供道醫術的宮觀

（1）省躬草堂（1936）

1894 年，省躬草堂在廣州創立，當年因廣州鼠疫流行，染病者眾，道教神仙廣成子[20]大發慈悲，降鸞指示「禳災機要」及治病仙方。番禺縣令杜友白遂在縣署旁（今廣州德政北路）草堂自費八千白銀，購地興建設堂供奉，允許信徒用扶乩的方式求符、求藥，替人治病。1926 年 11 月，廣成子再降鸞賜示將有翻天事變，應速覓水陸相連桃源之地，建立「省躬草堂廣成宮」。

後來，草堂遷到香港大坑成立辦事處，1930 年代再覓得大埔舊墟汀角路一塊土地，建成廣成宮，以「省躬行善，藉修外功」為宗旨。草堂紮根香港九十多年，一直堅持以符章治病、藥籤施藥的行善傳統。

20 《太上老君開天經》中記載，廣成子是黃帝時期太上老君的化身，黃帝曾向他問道。

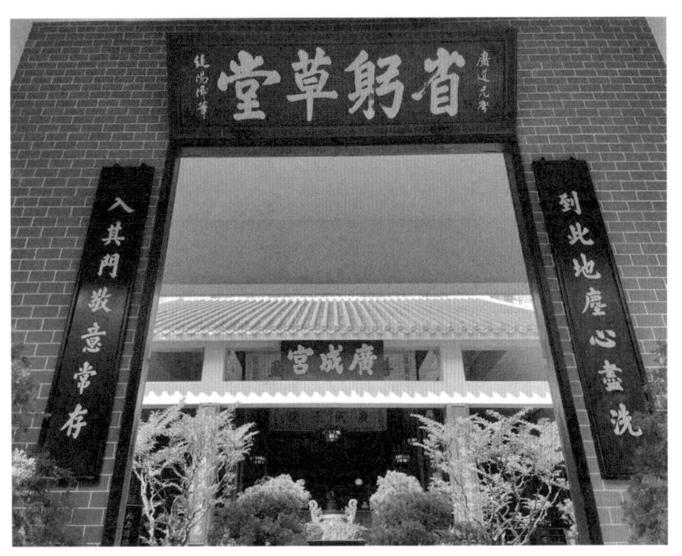
省躬草堂
入其門敬意常存
到此地塵心盡洗
廣成宮

‥省躬草堂

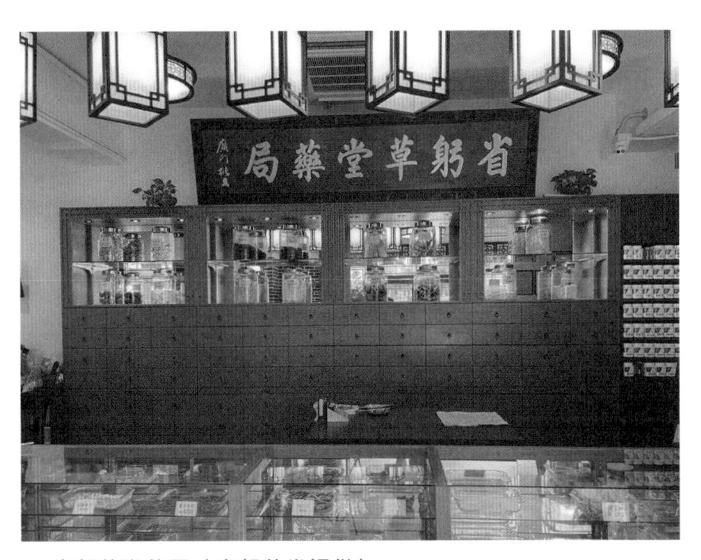
省躬草堂藥局

‥省躬草堂藥局（省躬草堂提供）

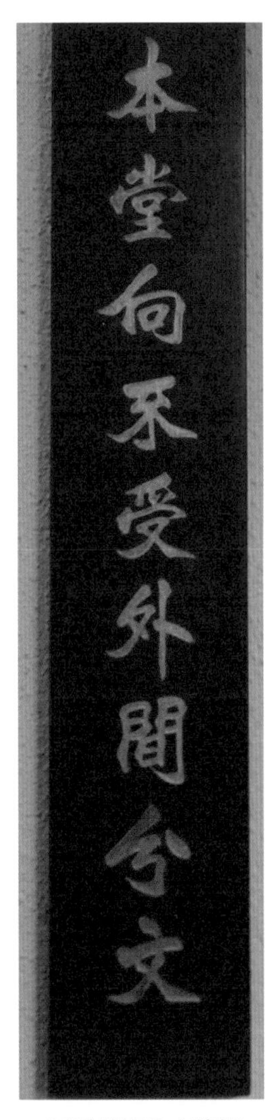
本堂向來不受外間分文

‥不受外間分文牌額

省躬草堂「不受外間分文」的規定，源自廣州祖堂。除了不受外捐之外，草堂也堅守「不加入任何組織，不干預外事」的師訓。昔日中國西學東漸[21]時期，西方文化打擊傳統宗教的勢態愈趨激烈，草堂備受壓力。然而透過上述「兩不」原則成為一種自保之策，避免外界對草堂修行事務的干擾，故能專心慈善與修持，數十年如一日，默默服務社會。

1990 年，省躬草堂中醫方脈診所成立，以優質醫藥、低廉收費，服務坊眾及地區團體。2004 年，隨着市民對中醫藥廣泛接受，診所與香港中文大學中醫學院合作，由駐診醫師「帶教」實習中醫學生。除此之外，亦與香港大學中醫學院中藥配劑部合作，成為學生實習地方。

(2) 黃大仙元清閣 (1942)

日治時期，九龍西的市民前往嗇色園參神時，屢受日軍凌辱。潮州商人周亮星先生得知居民苦況，於 1942 年 4 月 15 日到嗇色園禮請黃大仙，分香至土瓜灣北帝街 23 號二樓，翌月初名「駐憇亭」。1942 年 8 月 22 日，法壇遷往九龍聯合道 38 號三樓，25 日更名「黃大仙元清閣」，定農曆十月初十日為成立日。後來，黃大仙屢降

21 「西學東漸」是指近代西方學術思想向中國傳播的歷史過程，指在明末清初，以及清末民初兩個時期，歐洲等西方思想的傳入。這段時期，中國人對西學的態度由最初的抗拒到逐漸接受，甚至有人要求「全盤西化」。在西學東漸的過程中，藉由來華洋人、出洋華人、各種報刊、書籍、以及新式教育等作為媒介，以澳門、香港、以及日本等作為重要視窗，西方哲學、天文、物理、化學、醫學、生物學、應用科學、科技、地理、政治學、社會學、經濟學、法學、史學、文學、藝術等大量傳入中國，對於中國的學術、思想、政治和社會經濟都產生重大影響。

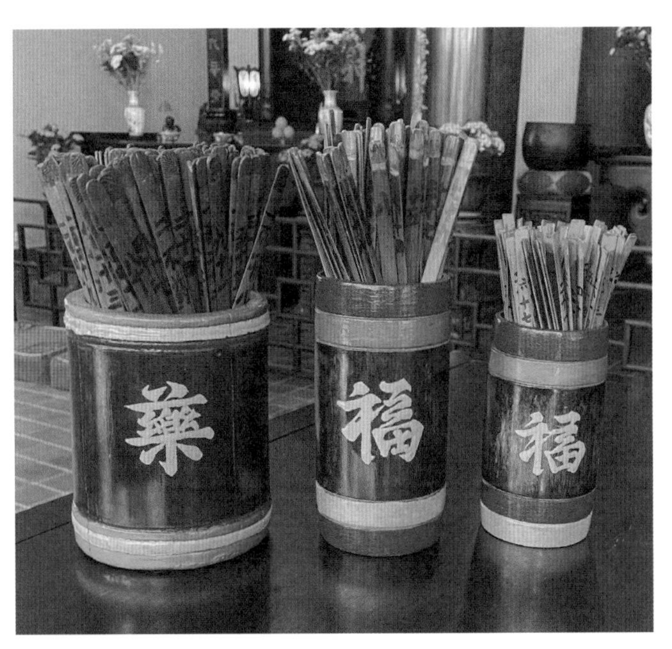

‥ 省躬草堂藥籤筒

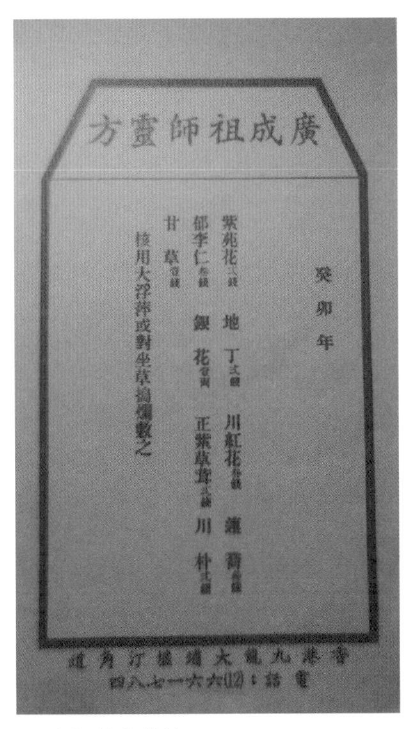

廣成祖師靈方

癸卯年

紫菀花弍錢 地丁弍錢 川紅花叁錢 薄荷叁錢

郁李仁叁錢 銀花壹兩 正紫草茸弍錢 川朴弍錢

甘草壹錢

梭用大浮萍或對坐草搗爛敷之

香港九龍大埔汀角道

電話：(12)六六一七八四

‥ 省躬草堂藥籤

省躬草堂

香港新界大埔汀角路19號地下

己亥(2019)年適宜使用眼符日子

(眼符必須在中午十二點前使用，如遇陰天雨天停用)

月份	日子	天數
1月	1 4 12 13 14 17 24 25 26 29	10天
2月	6 7 11 18 19 23	6天
3月	2 3 8 15 17 20 27 29	8天
4月	1 10 11 14 22 23 26	7天
5月	4 5 6 9 16 17 18 21 28 29 30	11天
6月	2 10 11 12 15 22 23 24 27	9天
7月	4 5 6 10 17 18 19 22 29 30 31	11天
8月	3 11 12 13 16 23 24 25 28	9天
9月	4 5 6 10 17 18 19 22 29 30	10天
10月	1 4 12 13 14 17 24 25 26 29	10天
11月	5 6 7 8 18 19 20 30	8天
12月	1 2 13 14 15 18 25 26 27 30	10天

全年適合使用眼符日子總共109天

‥ 省躬草堂張貼「2019 年適宜使用眼符日子」通告，其中註明眼符須在中午十二點前使用，如遇陰天雨天停用。

乩示，指示當屆理事朝青山道覓地置閣，蒙潮商陳創穆先生捐地，遂在青山道新圍村現址開闢一座供奉黃大仙的道觀，並提供扶乩和祝由服務[22]，善信只需把詢問的事情以紅色信箋寫好，在主殿壇前化給黃大仙，乩手會受感應，寫出四句七言律詩回應。

2020 年，新冠肺炎疫情肆虐，元清閣黃維溢道長最先發起在香港十八區派發「驅瘟逐疫香囊」。黃道長認為中國數千年的文化和歷史洪流，瘟疫並非初見，不同的疫情在不同地方都有發生和記載。翻查典籍，約一千五百年前，浙江蘭溪發生了嚴重瘟疫，當時配了八種藥物，將它們磨成粉末，製作成外用藥囊，透過氣味釋放藥力，帶來防治疾病功用。

黃道長將古方稟呈祖師，得黃大仙乩示肯定及加持，即發起製造「驅瘟逐疫香囊」。該藥囊包括佩蘭、防風、冰片、薄荷葉、荊芥穗、蒼術、高良薑、香茅草，其中冰片作為一個相對昂貴的藥材，帶有寧神、陣痛及消炎的作用，能提升效用。

（3）雲泉仙館（1944）

1944 年，吳禮和、陳鑑坡、高廉、陸本良等道侶設立香港雲泉分館。同年七月初三創館，旋即舉行盂蘭勝會，租躉船放水幽。1970 年代，雲泉仙館組織「冬賑團」，派發寒衣、棉被給貧苦大眾。自創立以來，雲泉仙館曾經兩度搬遷。1983 年，仙館遷入皇后大道西現址。1975 年，雲泉仙館購得新界坪輋園林勝地。至 1986 年建

22 道教的一種占卜方法，扶乩過程中，神明附身在鸞童身上，寫出一些字跡，以傳達神明的想法，做出神諭。信徒通過這種方式，與神靈溝通，以了解神靈的意思。

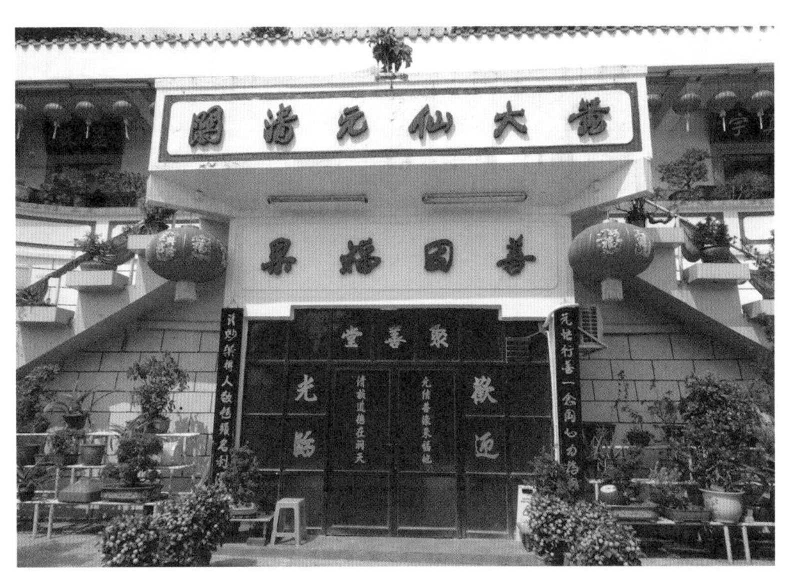

‥黃大仙元清閣

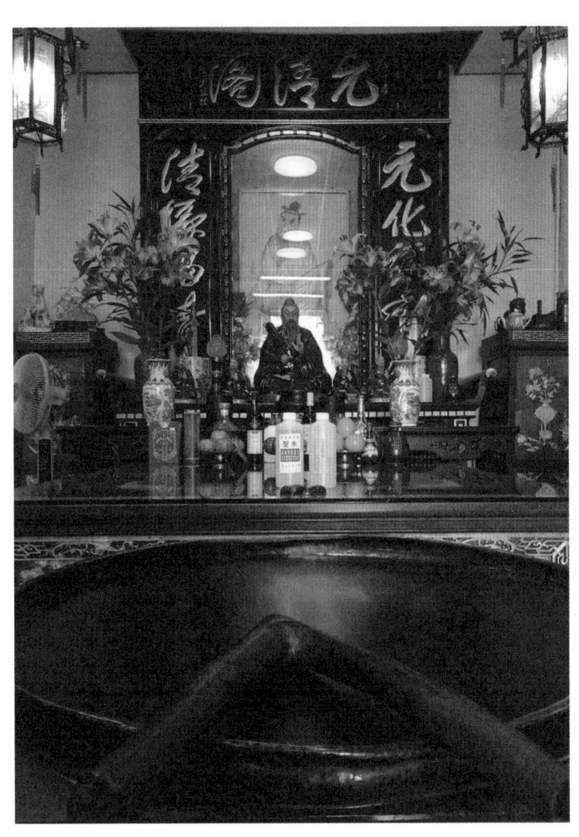

‥元清閣提供扶乩服務

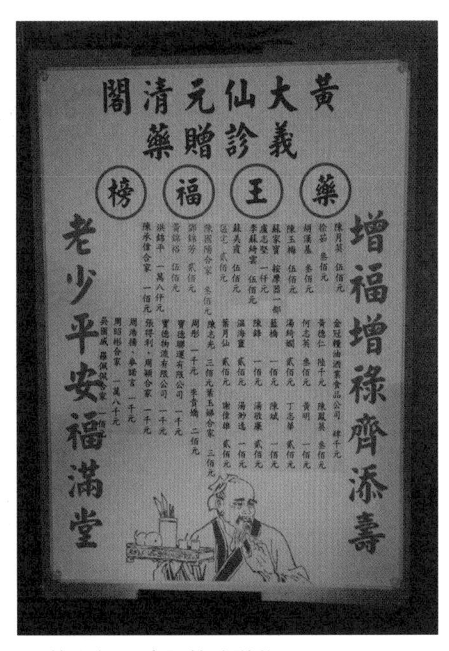

‥黃大仙元清閣義診贈藥

成呂祖殿，舉行開光陞座典禮，同時舉辦第一屆菊展會。現在坪輋館址可作遊覽及宗教推廣服務；皇后大道西現址則作辦事處，作為理事會開會及處理館務之用。

昔日雲泉仙館曾舉行扶乩活動，誠求祖師指示，解決疑難。藥籤是民間信仰療法之一，記載藥物的名稱、用量及適應症的籤。求藥籤時，先取籤詩，再擲筊[23]，若得聖杯，則可配藥或依神意遵行啟示。

日治時期，香港道教團體紛紛發起救濟工作，雲泉仙館也不甘後人，施粥賑災。1944 年，礙於日軍的宗教管理政策，被迫改名雲泉佛堂，並向胡文虎購買一千斤白米，其後在西營盤成立「由粥平賣處」，以廉價售予貧民充飢。每天平均賣出白粥約五百至七百碗不等，後更增至三千多碗，這項服務直到 1945 年 7 月 21 日才停止。

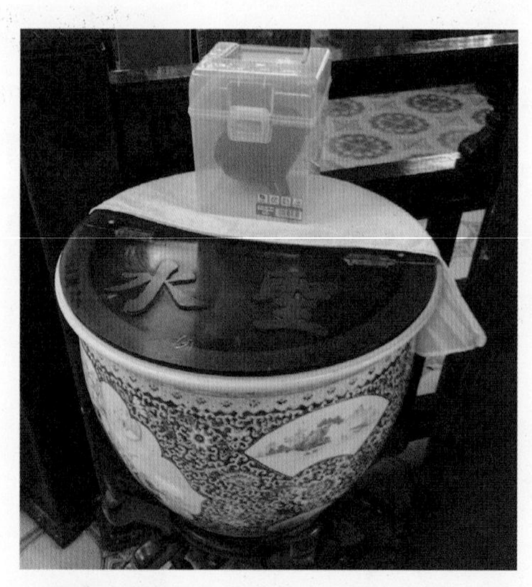

‥雲泉仙館聖水

23　擲筊是中國民間信仰中請神明指示的儀式，所用工具稱作「筊杯」，包括兩個半月形木片；木片一面平坦、另一面如小山丘般凸起。善信將筊杯擲出，落地出現一陽一陰（一平一凸），稱為「聖杯」，表示神明允許、同意。詳可參見本書頁 74。

雲泉仙館出版

第二輯古方

中國古方

德輔道西一零九號三樓，雲泉仙館道侶鄧銘恭等，宣傳根據該館立社原則，除以前設贈醫贈藥站，利益人群而外，尤不斷關懷一般貧病大衆，常年派送痢嘔肚痛霍亂之保和散、保和丸、跌打丸等，隨時到取，分文不受。同寅等與廟念遠處城市、缺乏醫藥之窮鄉僻壤，曾蒐集古與方顯來源，與該館特效藥方抄本，東西醫院編刊驗方及各地珍藏經驗良方等，曾於壬辰歲出版第一輯，備受社會人士歡迎，本年復相繼出版第二輯亦已面世。關於特效藥方，原係同人等醞存編刊，旨在保存國粹，解除病苦。

‥雲泉仙館出版中醫古方報道（《華僑日報》，1955 年 8 月 3 日）

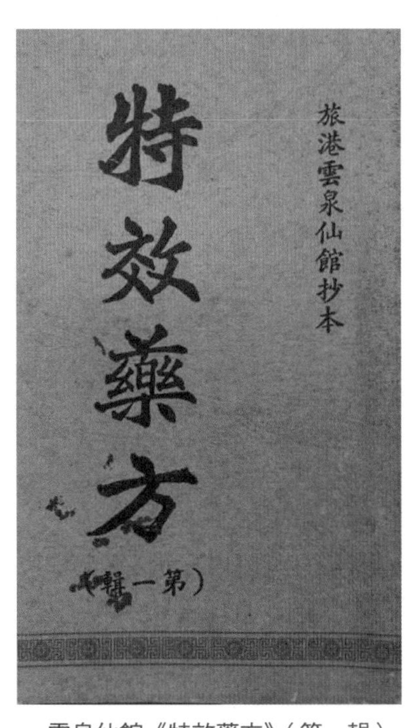

‥雲泉仙館《特效藥方》（第一輯）

特效藥方（第一輯）

◎呂仙師時症保和丸方

乩者醉道人

猪仔粒 拾伍兩　蘇梗 肆兩　橘紅 壹兩伍錢　廣木香 壹兩伍錢

朱苓 叁兩　春砂殼 壹兩伍錢　川連 陸兩　北芪 肆兩伍錢

只殼 肆兩伍錢　土地骨 柒兩伍錢　木通 叁兩　澤瀉 陸兩

粟殼 叁兩　柴胡 陸兩　半夏曲 柒兩伍錢　來丸 叁兩

地龍 叁兩　薄荷 壹兩伍錢　甘草 叁兩　蘇木 叁兩

右藥二十味為細末用米糊水埋小丸硃砂為衣此丸專治一切時症無論何症起死回生遇病即服有益無損家居旅行不可不備尤特效於霍亂抽筋十歲以外每服二錢十歲以內每服一錢研爛用燈心煎水開服立效重者再服一次卽愈孕婦無忌凡染病者切忌米氣羗湯無論何種時症皆合有不可思議之功

（注意）此丸派贈處：

旅港雲泉仙舘

德輔道西325-329號五樓

電話H四七二五六九

172

‥雲泉仙館特效藥方

(4) 金蘭觀 (1970)

道光十一年（1831 年），潮陽縣達濠一眾道長創立金蘭壇，奉祀呂純陽師尊，當時未有聖廟。光緒二十六年（1900 年），在潮州達濠帝帽山正式創建了金蘭觀，壇旨為「主善為師　貞義禮和」，自後一直奉行廣結善緣、廣積功德、贈醫施藥。

1932 年，陳濟棠將軍慕名，親自奉金蘭壇至廣州，遵照師尊乩示，實行減稅收、增學校、設救濟院及養老院等。後因時局混亂，金蘭壇輾轉遷至香港，於九龍城福佬村道設金蘭行宮。1960 年代，由於當局拆遷福佬村道寮屋，弟子向呂祖請示，呂祖降乩指示，遷壇至元朗屏山唐人新村山邊的一幅土地。

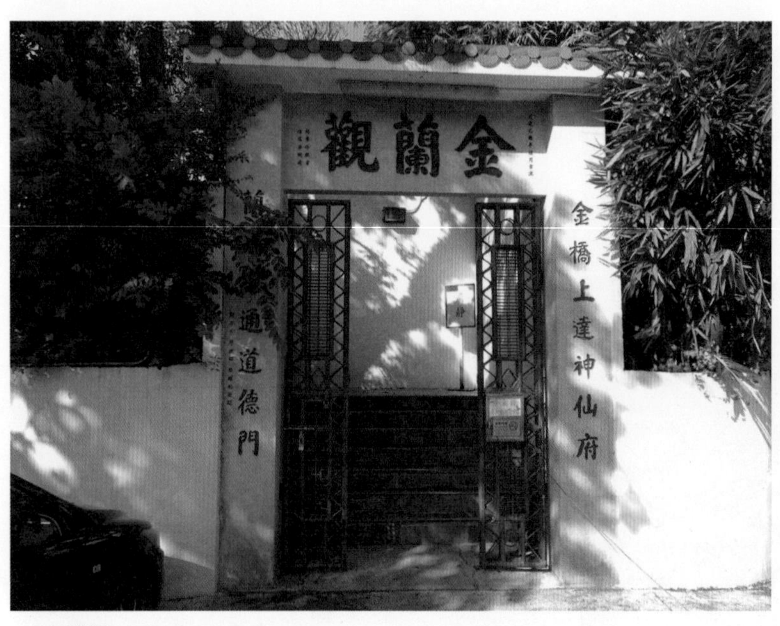

‥金蘭觀

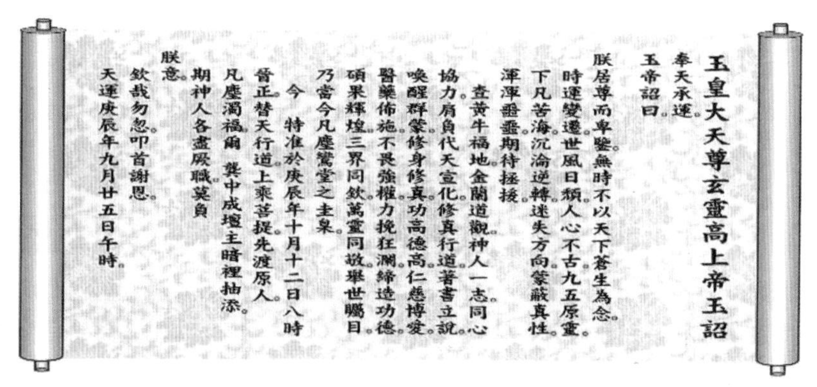

玉皇大天尊玄靈高上帝玉詔
奉天承運。
玉帝詔曰。
朕居尊而卑鑒。無時不以天下蒼生為念。
時運變遷。世風日頹。人心不古。九五原靈。
下凡苦海。沉淪逆轉。迷失方向。蒙蔽真性。
渾渾噩噩。期待拯援。
查黃牛福地金蘭道觀。神人一志。同心
協力。肩負代天宣化。修真行道。著書立說。
喚醒群蒙。修身修真。功高德高。仁慈博愛。
醫藥佈施。不畏強權。力挽狂瀾。締造功德。
碩果輝煌。三界同欽。萬靈同敬。舉世矚目。
乃當今凡塵鸞堂之圭臬。
今　特准於庚辰年十月十二日八時
晉正。替天行道。上乘菩提。先渡原人。
凡塵濁福。爾　冀中成壇主暗裡抽添。
期神人各盡厥職。莫負
朕意。
欽哉勿忽。叩首謝恩。
天運庚辰年九月廿五日午時。

‥2000 年 10 月 22 日，金蘭觀乩部終於迎來玉帝聖旨，代天宣化。

金蘭觀佈置繁忙

明日仙佛陞座週三剪綵

一蓬棚戲棚花牌滿目琳瑯

‥金蘭觀落成開光報道（《華僑日報》，1970 年 11 月 9 日）

1970 年，金蘭觀新壇開幕[24]，當時邀請新界元朗理民府理民官，擔任主禮嘉賓。1972 年，金蘭觀申請註冊為有限公司，當時元朗理民府理民官區士培（Alistair Peter Asprey）任主禮剪綵嘉賓，致辭中極度稱許金蘭觀為具有歷史性的慈善事業團體。

金蘭觀現為香港道教聯合會團體會員、香港華人廟宇委員會成員，並在 2000 年成功向政府申請成為法定認可慈善機構。在福佬村道的時候，金蘭行宮已有贈醫施藥。直到今天，金蘭觀仍繼續聘請中醫贈醫施藥[25]。

24 〈金蘭觀開幕〉，見《華僑日報》，1970 年 11 月 9 日。

25 〈金蘭觀贈醫施藥〉，見《華僑日報》，1971 年 7 月 22 日。

金蘭觀贈醫施藥 村民就診者甚衆

新界屏山唐人新村金蘭觀，上週起聘中醫師兩名駐觀贈醫。週日村民就診者甚衆。該觀贈醫施藥，不取分文，大發慈悲，當地鄉紳咸加讚許云。

‥金蘭觀贈醫施藥報道（《華僑日報》，1971 年 7 月 22 日）

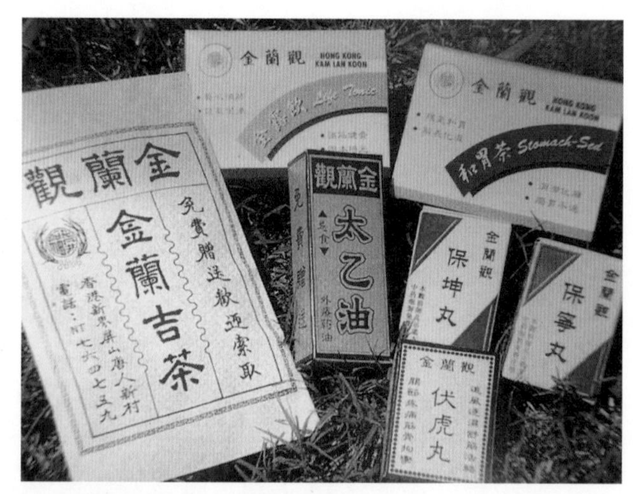

‥金蘭觀的藥品（金蘭觀提供）

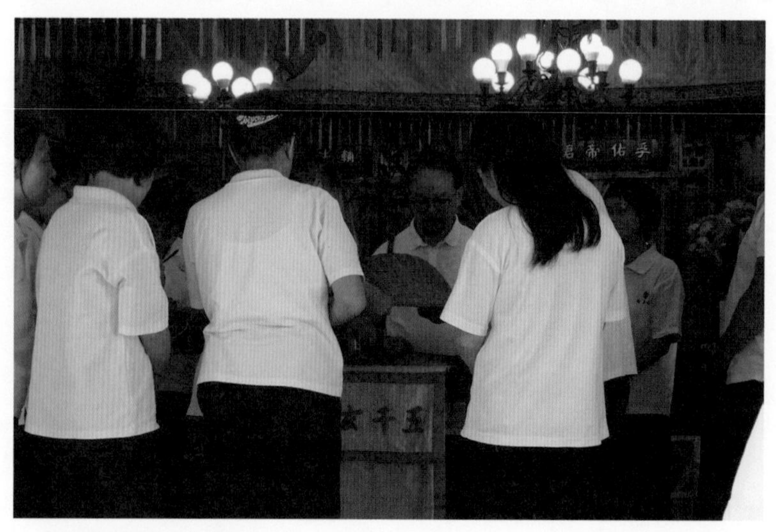

‥金蘭觀提供扶乩服務

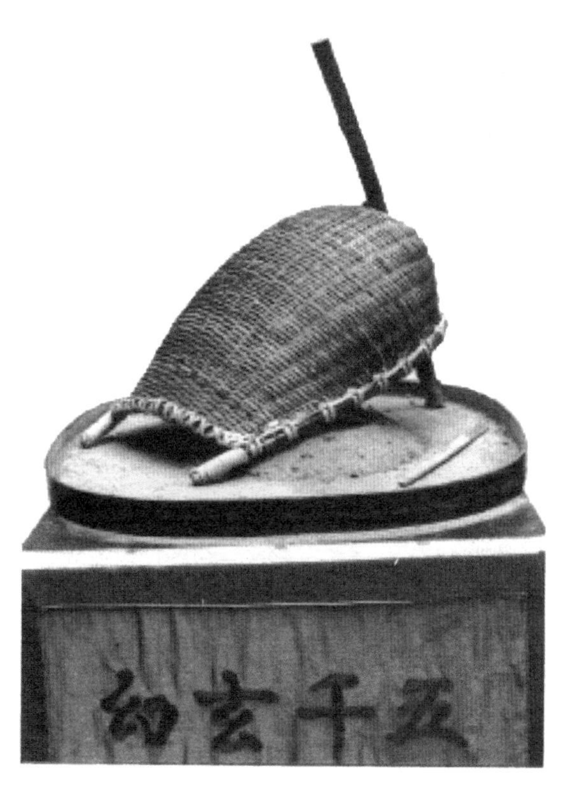

‥乩架、乩筆、乩盤（金蘭觀提供）

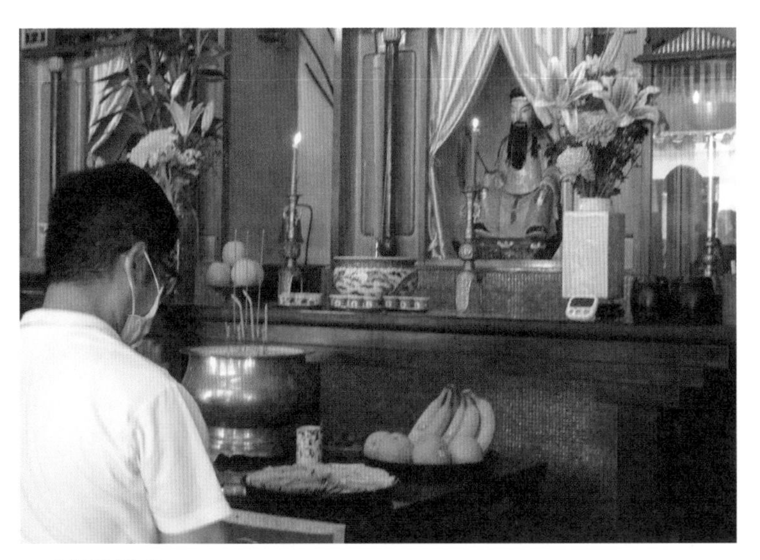

‥金蘭觀降乩

（5）信善紫闕玄觀（1972）

信善是龐大的道壇系統，屬於道教正一派，奉呂純陽為師尊。它起源於廣州的信善堂，內部有不同的支派。1935 年，李藻信、黃藻善、梁藻智等道侶，在廣州芳村堤岸創立信善堂。二戰結束後不久，梁藻智從內地往澳門成立信善二分壇，廣州信善堂結束後，該壇成為信善的基地。[26]1960 年代，信善擴大規模，除了在澳門成立信善祖壇及紫闕玄觀外，弟子也紛紛往香港發展，先後創建了信善堂三分壇、六合聖室、六合玄宮、信善禮義玄觀等，以致澳門成員大幅減少，澳門紫闕玄觀開壇不久便要關閉。1972 年，弟子羅紫彥及侯闕豪有志在香港建壇，獲得呂祖乩示：「汝可擇二途之一，擴建行宮，重光紫闕。」羅紫彥選擇重光紫闕，所以在深水埗醫局街購置物業，供奉呂祖真像的祭壇和乩盤。1983 年，信善紫闕玄觀在沙田興建信善玄宮，以及於 2013 年在長沙灣增設道壇。

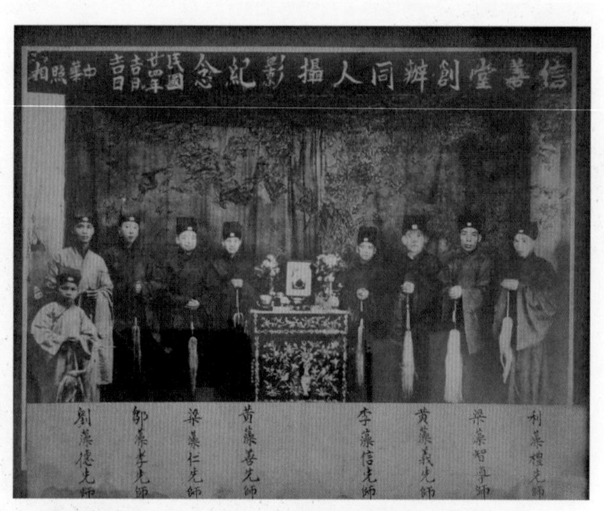

‥民國廿四年（1935 年）信善堂創辦同人攝影紀念

26 志賀市子：《香港道教與扶乩信仰：歷史與認同》，頁 271。

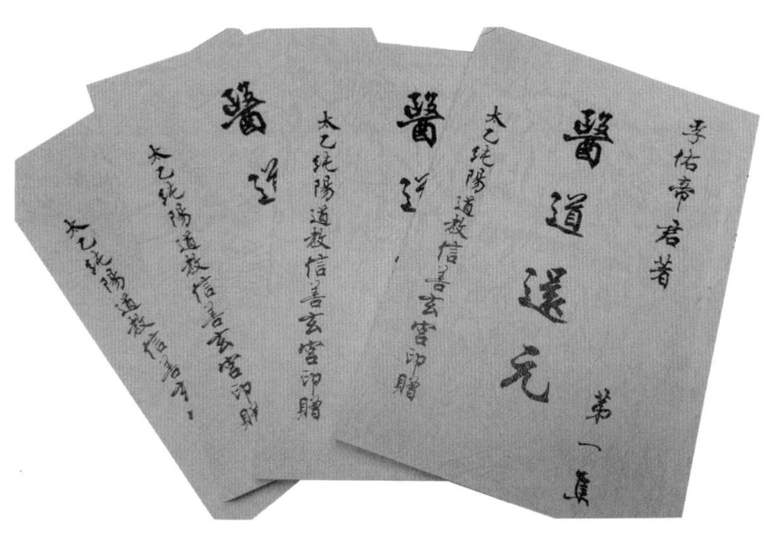

‥信善紫闕玄觀印贈醫道書籍

信善紫闕玄觀以「忠、孝、廉、節、義、信、仁、惠、禮」的道教傳統精神為本，立壇宗旨是「朝夕普救，贈醫施藥，遇有天災，派發寒衣食物棉氈等，眾等必須親力親為，從不苟且」。所以在觀內設立中醫部，提供贈醫施藥服務；設乩壇扶乩，救劫度人；致力參與香港及內地的公益事業，包括為內地各省捐建希望小學、成立多個獎助學金，如信善紫闕玄觀獎學金、香港道教紫闕玄觀信善基金、香港信善助學金等，又捐助香港公益金、東華三院、博愛醫院及安老院等慈善機構，舉辦大型敬老齋宴、濟貧、啟建陰陽普渡功德法會及參與太平清醮，以及為內地貧困地區興建醫院、賑濟天災等。[27] 道觀貫徹立壇宗旨，多年來為香港及內地作出貢獻，關懷弱勢社群更是不遺餘力，獲得社會大眾的認同。

27 〈紫闕玄觀資助武漢大學生〉，《文匯報》，2005 年 1 月 3 日，檢索於 2021 年 9 月 18 日。網址：http://paper.wenweipo.com/2005/01/03/AY0501030007.htm；另參許諾棋、詹家鴻：〈團體簡介〉，道教信善紫闕玄觀，2020 年，檢索於 2021 年 9 月 18 日。網址：http://www.em.synology.me/page/intro.html

(6) 飛雁洞佛道社 (1980)

1980年，飛雁洞佛道社於九龍觀塘成立，乃一所非牟利的宗教及慈善團體，為道教壇堂之一。自成立以來，不斷擴展道務，先後於紅磡、梅窩及觀塘建壇，因地區重建等原因而遷至旺角。飛雁洞屬道教全真龍門派，秉承道教以傳老莊之真、苦己利人，從身以自養，推有餘以及人，並以「導人向善、造福社群、利陽濟幽」為宗旨。除不斷提高文化知識外，更開辦道學講座、道學研習班、經懺訓練班等；亦不斷精進濟世渡幽的科儀、道術等，積極為社會提供服務。

中華道教醫學會是飛雁洞佛道社附屬機構，除了進行頑疾及中草藥研究，同時提供中醫贈醫、贈診、贈藥，為善信扶乩問事治病，並有不定期舉辦大型或戶外贈診活動。

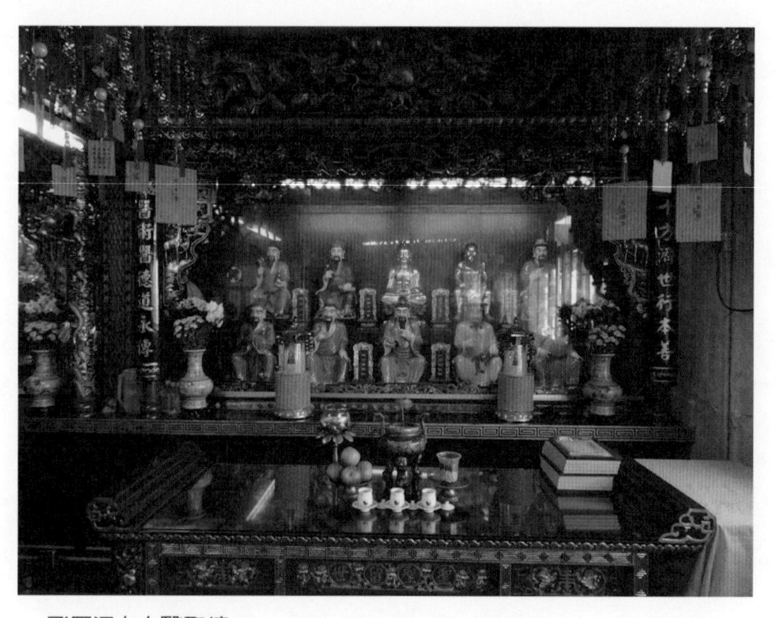

・飛雁洞之十醫聖壇

除呂祖外，道壇特別設立「十醫聖壇」，分別供奉消災延壽藥師如來古佛、神農氏藥王、扁鵲大神醫、張仲景醫聖、華佗神醫、皇甫謐聖醫、葛洪大聖醫、陶弘景聖醫、孫思邈藥王及李時珍藥聖，堪稱本港最具特色和齊全的道醫壇場。

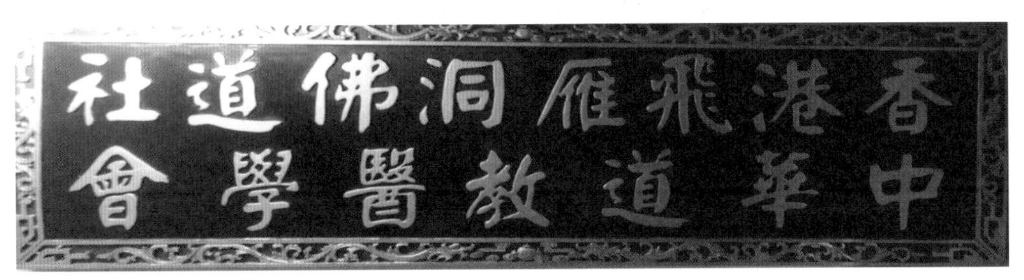

‥飛雁洞道醫學會匾額

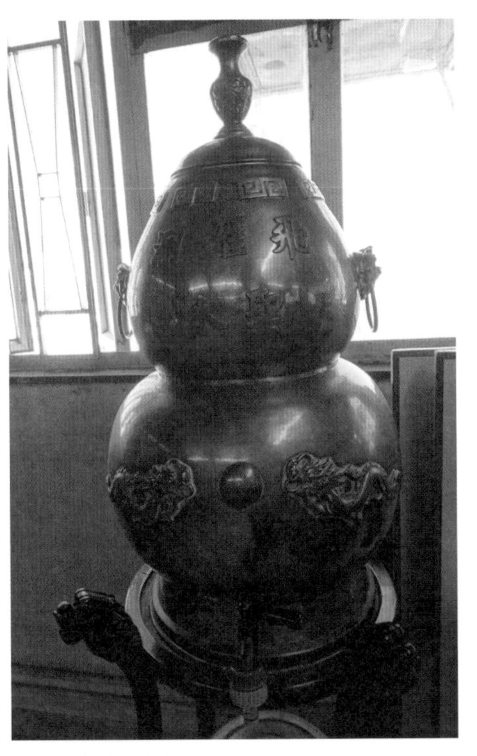

‥飛雁洞聖水壺

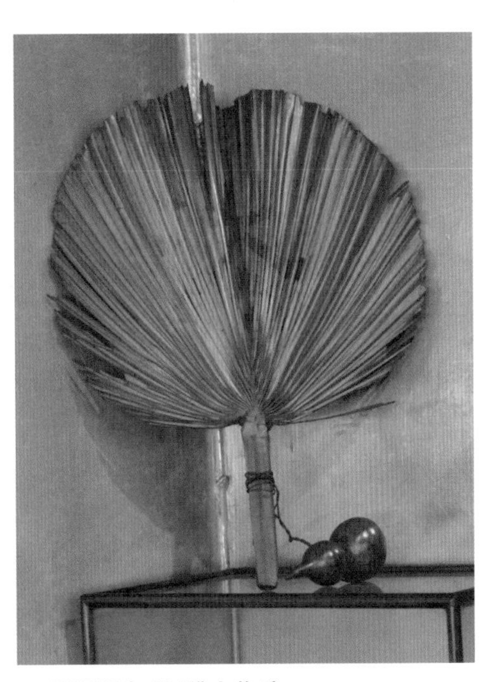

‥飛雁洞濟公活佛大葵扇

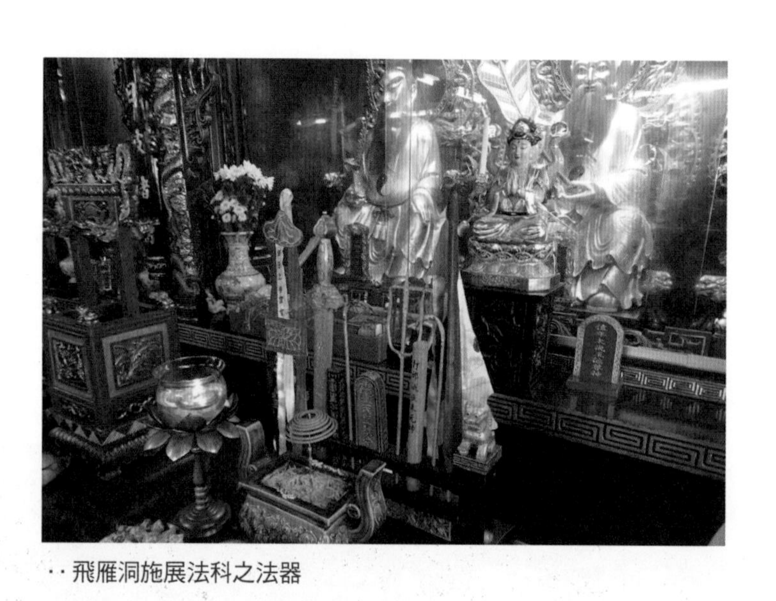

‥飛雁洞施展法科之法器

特稿

飛雁洞佛道社十年有成 由零開始善信弟子逾千 現址不敷應用虔誠向善信徵求新址

玄妙往事・皈依呂祖・有緣相會

飛雁洞佛道社於一九八〇年二月廿八日成立，社址設在九龍觀塘輔仁街八十五號隆美樓四樓C座，屈指計來，目前正在第十二年途徑中邁進，但回顧往事，使善信們對呂祖崇敬與日俱增。

玄妙的宗教信仰，從頭講起。一九七九年，一個年約廿三歲的越南男子，由越南乘船來港，抵港後，以難民身份入住九龍城寮仔對開的難民營，營內有邱姓女護士及民安隊員等工作人員。有一天，同作「扶乩」，這個越南難民自告奮勇，請祖師代各人卜吉凶，所講各人家中情況十分準確，成爲難民營從傳一時的佳話。

話說香港有一位男子名叫劉松飛，由大陸來港定居，當他七歲時，就在大陸崇信道教。有一天，劉在旺角蓮天茶樓飲茶，突然看見一男一女同來，一聲不响地坐在劉的座枱，這位男子就是在難民營教請祖師指示而十分靈驗者，那位女士就是在難民營工作的邱姓女護士，與劉相識者。他們兩人坐在劉松飛的座枱後，越南難民首先作自我介紹，繼而向劉說：祖師囑去找一名中年男子，並說出該男子樣貌身材，但「大海茫茫」，向什麼地方找這個男子呢？在問題遣成困惑而無法解答時，護越南難民遂向邱姓女護士說出祖師指示，女護士靈機一觸，認爲她所相識的劉松飛，正屬祖師所要的男子，遂向劉松飛太太詢問劉的最近行踪，所以而抵達蓮天茶樓。那位越南難民並說：農曆正月十六晚，祖師在西貢南圍的別墅臨壇，邀劉同往。劉對祖師崇敬，欣然與越南難民，本港女護士，依時前往西貢南圍。

祖師臨壇指示，要辦一間飛雁洞，幫助善信。繼而叫劉松飛出來，指示劉做飛雁洞主持。劉坦然表示一切不識，但是祖師說，「去做就得。」

劉與青松道長相識，遂將祖師指示經過，向青松道長講述，並在青松觀誠邀乩手六姑開乩，請祖師指示迷津。祖師指示：「壇堂如是」，「演教不同」。

獲呂師祖指示後，劉松飛遂組成飛雁洞佛道社有限公司，不牟利的佛道社，且遵照祖師指示，劉松飛任飛雁洞主持，鄒君任副主持，邱君任代主持，並事局歸屬於主持，共有董事九人。由董事介紹而租用觀塘輔仁街今址作爲社址，每月租金五百元，十八位創辦人各出資六十港元，但開辦伊始，一切從簡，祗有心敬祖師，力行爲善，心安理得。

飛雁洞佛道社的業主高小妹，六十歲，在觀塘開設士多，患哮喘病。她以廉價租出樓宇給飛雁洞後，獲悉飛佛道社贈醫施藥，且對針灸博得善信街坊衆好評。高小妹遂向飛雁洞主持劉松飛講述患病事，劉遂請針灸家醫治高小妹，果然針到病除，高小妹益更崇敬飛雁洞的善舉，樓租未有增加，十年來保持舊價。高小妹所做善事，換來自己身體健康，住所搬去大嶼山後，樣樣順景，但她對于飛雁洞始終崇敬如一。

據瞭飛雁洞中人統計，目前經常參加聚會的善信，已經超過一千二百人，弟子逾百。如果善信有意皈依時，當杯卜決定，而弟子以義務工作爲主，少數有車馬費。

飛雁洞由一九九一年十一月份起，每逢星期日上午十一時至下午一時，邀請音樂名家演奏佛、道仙樂，並且計劃組成禮樂團，這是同門道樂佳音，善信可前往該洞報名參加。

飛雁洞佛道社十二年來，贈醫施藥未有中輟，所以善信與弟子日多，現有觀塘輔仁街社址不敷應用，遂向祖師請求指示，祖師對此表示贊成，覓新社址。

飛雁洞佛道社現誠向善信徵求或租用新社址，最理想是兩層樓八百呎，市區、新界或離島均合，靠近有空曠地方最佳，歡迎電話通知往訪，三四三六六〇九，爲善至樂。（本報記者金戈）

‥飛雁洞道堂不敷應用報道（《華僑日報》，1991年11月9日）

列聖誕辰誌

玉皇寶誕	正月初九日
上元寶誕	正月十五日
文昌寶誕	二月初三日
觀音寶誕	二月十九日
醫聖李時珍及扁鵲寶誕	三月初三日
天后寶誕	三月廿三日
佛祖寶誕	四月初八日
呂祖仙師寶誕	四月十四日
鍾離祖師寶誕	四月十五日
醫聖華佗及孫思邈寶誕	四月廿八日
醫聖葛仙翁寶誕	五月初八日
濟佛禪師寶誕	五月十六日
張天師寶誕	五月十八日
韋馱尊天菩薩寶誕	六月初三日
醫聖神農氏藥王寶誕	六月十八日
觀音寶誕	六月十九日
關帝寶誕	六月廿四日
王靈官寶誕	六月廿六日
太上道祖寶誕	七月初一日
中元寶誕	七月十五日
地藏菩薩寶誕	七月三十日
柳天尊寶誕	八月十五日
醫聖張仲景寶誕	八月十八日
九皇誕	九月初一至九月初九日
呂祖仙師寶誕（成道日）	九月初五日
穆正天尊寶誕	九月初九日
觀音寶誕	九月十九日
藥師佛寶誕	九月三十日
醫聖陶弘景及皇甫謐寶誕	十月初三日
十醫聖寶誕	十月初八日
下元寶誕	十月十五日
太乙救苦寶誕	十一月十一日
阿彌陀佛寶誕	十一月十七日
觀音寶誕	十一月十九日
佛祖成道日寶誕	十二月初八日

‥飛雁洞「列聖誕辰誌」

◎ 十聖醫簡介

藥師琉璃光如來大古佛 —— 琉璃淨土是藥師佛所化現的淨土，位於東方，象徵藥師如來治療眾生一切病苦的慈悲大願。藥師佛以十二大願救濟眾生，尤以解除眾生痛苦、疾病、飢渴為本願，恆時予以照顧和安慰。

神農氏 —— 針灸之祖：又稱炎帝，四千年前生於華陽，長於姜水，因教人醫療與農耕，尊稱為藥王大帝、藥仙。神農氏從五穀中領悟到百草的果實塊莖既能滋養身體，亦必能治療疾病。於是於山野採集各種各樣的草藥，為了了解藥性，不避中毒之險，更親嘗遍各種草藥，歸結經驗，相傳編寫了《神農百草》。

扁鵲 —— 脈學倡導者：東周戰國時期田齊勃海郡莫州（今河北任丘）人，善於運用四診（望、聞、問、切），曾為秦武王醫治疣，著作《內經》、《外經》和《難經》均為中醫學之重要典籍。

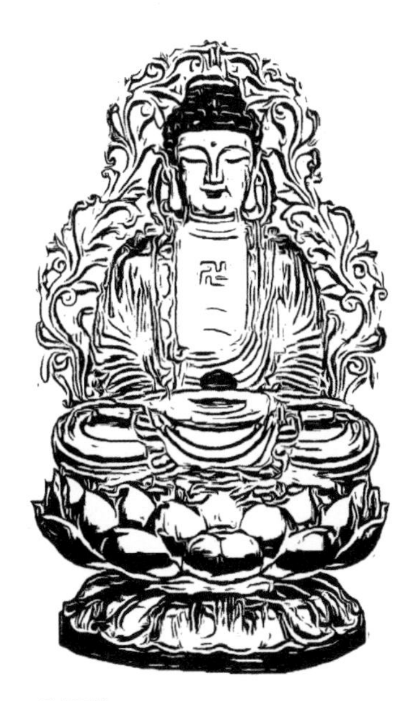

‥藥師佛

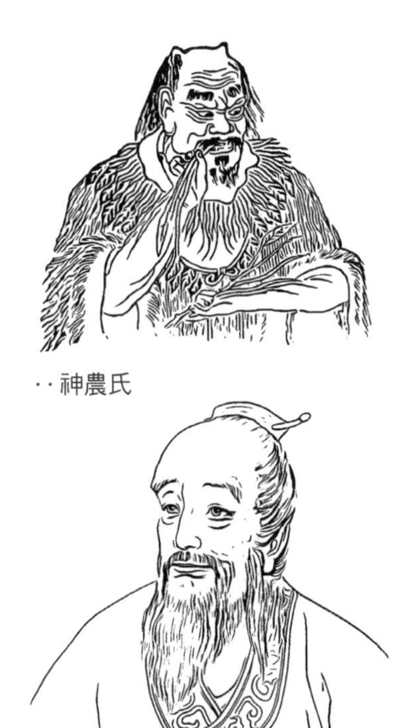

‥神農氏

‥扁鵲

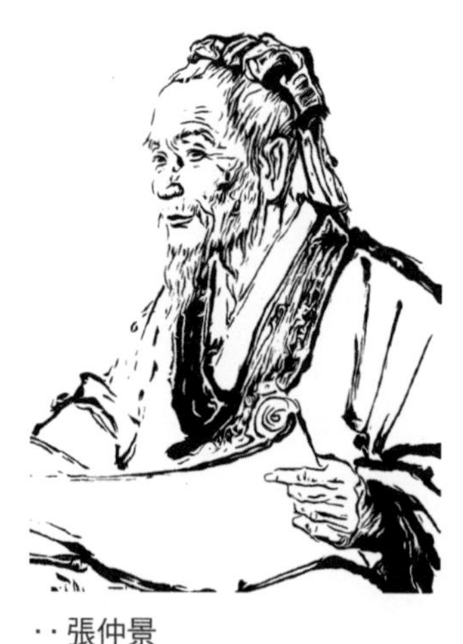

‥張仲景

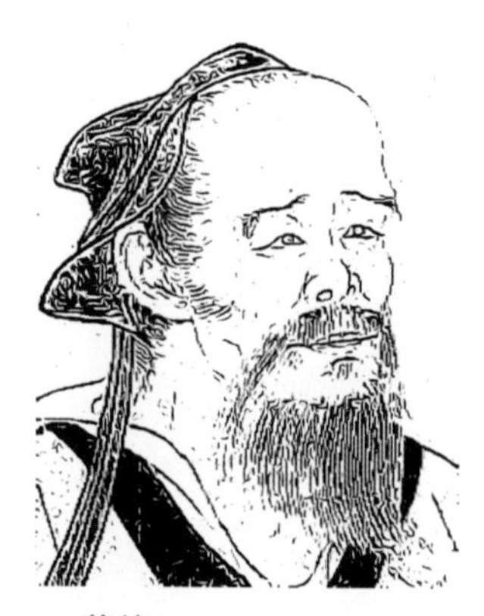

‥華佗

張仲景 —— 醫聖：漢末年向陽郡（今河南南陽）人，自少好學深思，博通群書，潛樂道術。東漢末年，連年混戰，各地連續爆發瘟疫，「感往昔之論喪，傷橫夭之莫救。」於是發憤研究醫學，「上以療君親之疾，下以救貧賤之厄，中以保身長全，以養其生。」平生編著《傷寒雜病論》，總結漢代三百多年的臨症經驗，影響往後兩千年來的中醫學發展。

華佗 —— 外科之祖：後漢末沛國（今安徽亳州）人。精內、外、婦、兒、針灸各科，對外科尤為擅長。對腸胃積聚等病，飲麻沸散，須臾便如醉腸洗滌，縫腹摩膏。施行腹部手術。他兼通數經，曉養性之術，尤其精於方藥。醫學著作有《青囊經》，他最突出的成就當是研發「酒服麻沸散」[28] 之麻醉藥，及奠定「五禽之戲」[29] 功法。

28 據《後漢書・華佗傳》載：「若疾發結於內，針藥所不能及者，乃令先以酒服麻沸散，既醉無所覺，因刳（剖開）破腹背，抽割積聚（腫塊）。」

29 五禽戲原名為五禽之戲（見《後漢書》與《三國志》文獻），是中國民間廣為流傳的、也是流傳時間最長（至今大約有 1800 年）的健身方法之一。1982 年 6 月 28 日，中華人民共和國衛生部、教育部和當時的國家體委發出通知，把五禽戲等中國傳統健身法作為在醫學類大學中推廣的「保健體育課」的內容之一。由西漢吳氏長沙國丞相利蒼夫人辛追的馬王堆漢墓三號坑文物導引圖考據之後，可以歸納解釋出五禽戲來自先秦所流傳的各類導引術，後經中醫學經絡理論的系統化整合編排而成。其中五種動物的功架名稱，乃是為了方便歸納各類導引動作的陰陽五行，以及便於教學口傳而編寫，非由學習模仿動物的動作而來。

皇甫謐 —— 針灸鼻祖：安定朝那（今寧夏彭陽縣古城）人，生於東漢建安二十年，平生將《素問》、《針經》（即《靈樞》）、《明堂孔穴針灸治要》綜合編著成《黃帝三部鍼灸甲乙經》，乃中國針灸學名著。另著《帝王世紀》、《高士傳》、《列女傳》、《玄晏春秋》、《年曆》等籍，除醫學外，以著述為業，在醫學史和文學均負盛名。

葛洪 —— 預防醫學的倡導者：晉朝丹陽句容（今江蘇）人。著有《肘後方》，是最早記載天花（天行發斑瘡）、恙蟲病等傳染病症候及診治方法的醫書。晚年隱居廣東羅浮山，既煉丹採藥，又從事著述，多達五百三十卷，可惜大多散佚，僅《抱樸子》和《肘後救卒方》存世。

陶弘景 —— 山中宰相：生於南朝宋孝武帝年代，有「山中宰相」的美譽。陶弘景長期煉製丹藥，特別尊崇東晉《上清經》，平生撰有《真誥》、《登真隱訣》、《本草經集注》等重要著作，晚年兼修佛、道，元代茅山宗追奉為第九代宗師。

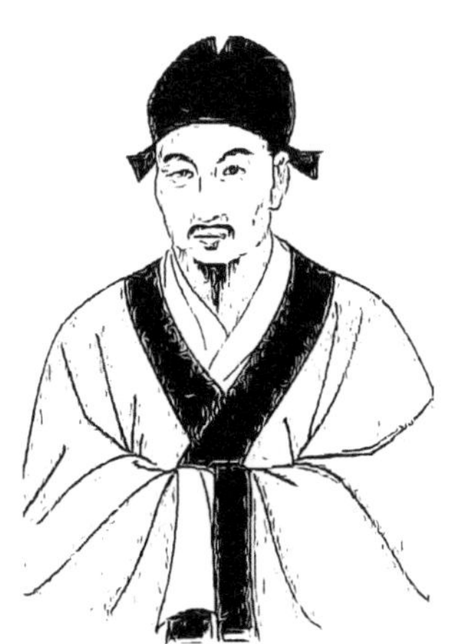

‥皇甫謐

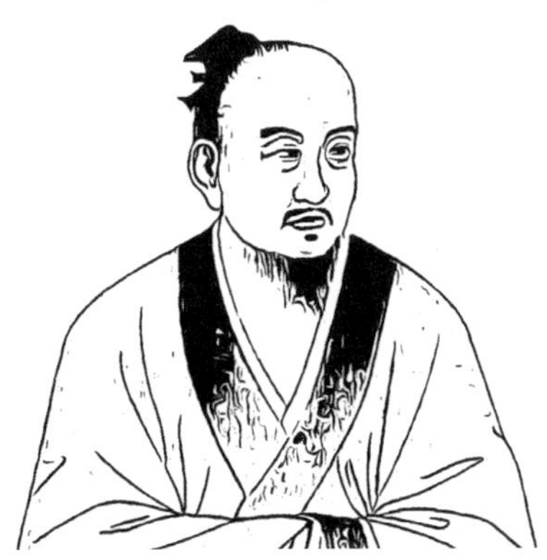

‥葛洪

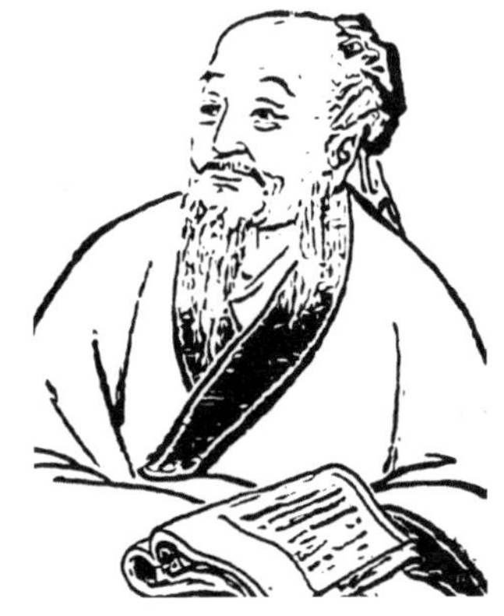

‥陶弘景

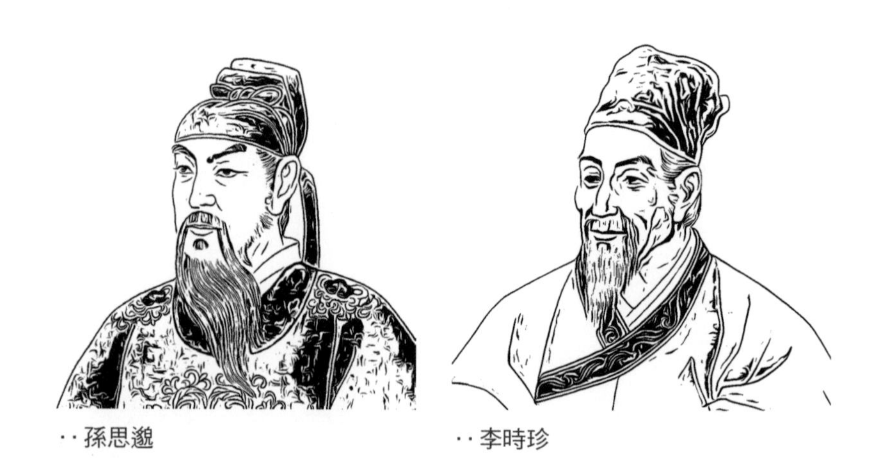

‥孫思邈　　‥李時珍

孫思邈 —— 藥王：唐朝京兆華原（今陝西輝縣）人，醫德高尚，醫術精湛，後世尊稱為「藥王」。他所著的《備急千金要方》（簡稱《千金要方》），共三十卷，內容極為豐富，尤其首創「複方」療法，從傳統「一病一方」發展為「一病多方」的複方組合，以增強治療效果。同時特別重視婦幼保健，奠定中醫婦科的地位。

李時珍 —— 藥聖：明朝薪州（今湖北蘄春）人。長期上山採藥，研究物種性質，又廣參歷代醫書，經 27 年的艱苦著成《本草綱目》，全書約有 190 萬字，載藥 1,892 種，新增藥物則有 374 種，另記載藥方一萬多條，附圖一千多幅，是中國藥物學的空前巨著，影響遍及世界。

（7）北角寶泉庵（1993）

早於 1950 年代，已有福建人移居香港，他們多前往電氣道的岳王古廟參拜。1990 年代，有福建人士禮請保生大帝傳聖北角，設置在住宅奉祀，後來越來越多同鄉前來拜祭，大家便考慮正式成立廟宇。位於麗宮大廈的寶泉庵便是一所由晉江深滬鄉親成立的樓上廟，奉保生大帝為主神，乃閩南民間信仰神明的主要代表之一。

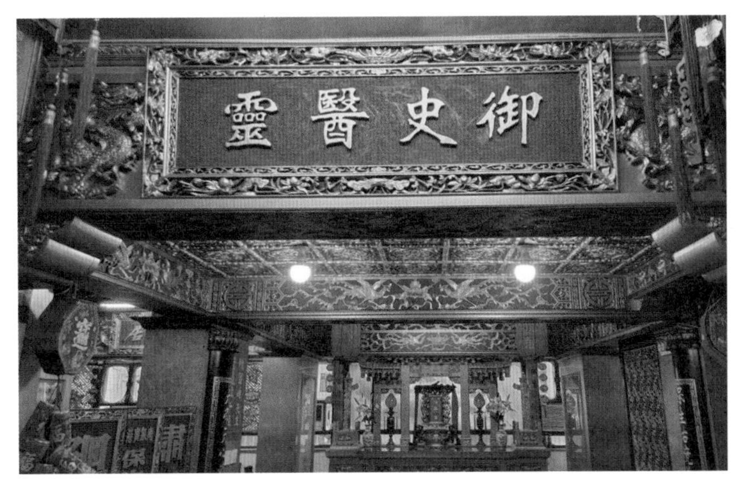

‥寶泉庵

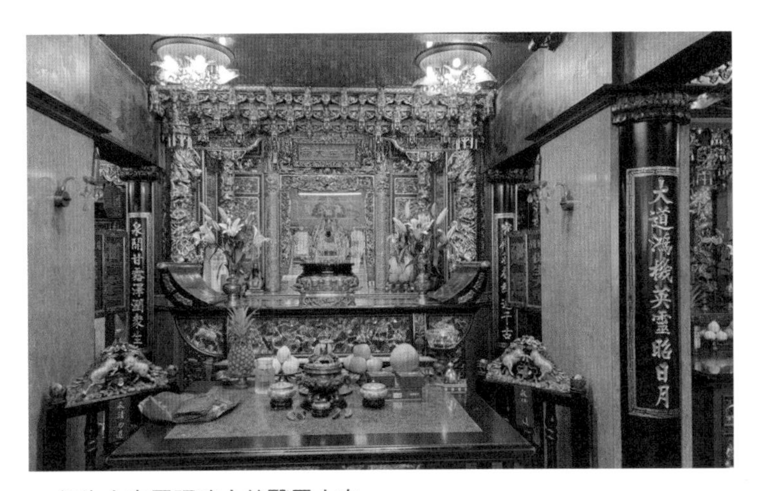

‥保生大帝屬福建人的醫靈大帝

寶泉庵讓福建人有信仰依靠，除了拜神外，寶泉庵亦是同鄉的聚會聯絡場所，如同社區中心，同鄉長者買菜後，多聚集於此聊天、打麻雀、煮食等。

除了提供同鄉聯誼之外，更設中醫服務。寶泉庵所供奉的主神保生大帝又名大道公，屬福建人的醫靈大帝，自宋朝起已相傳他可助信眾驅疫治病。信眾求醫時，先按不同分科（外科、內科、眼科、跌打、小兒科）選取合適籤筒，求籤後得到藥方，然後廟宇便按照藥方免費派發相應的中藥，一般藥籤所用的藥量較少，大概為平日所服用劑量的三分之一。

然而，自 1999 年起《中醫藥條例》生效後，贈醫施藥的安排便有所改變。政府成立了香港中醫藥管理委員會，開始規管中藥的製造及買賣。其中一項規管機制，限定了供應或銷售中藥材的零售商，必須持有認可牌照，才可零售或配發藥材。

寶泉庵本身既非中藥材零售商或批發商，難以符合發牌要求，輾轉之下便與北角道的華安參茸行合作，負責派藥。藥材店仗義幫忙，因為既為同鄉，亦是善信，大家街坊街里，所以答允幫手執藥。

此後，信眾於寶泉庵求籤後，寶泉庵負責人會在藥籤上簽名，信眾再憑着簽署好的藥籤，到藥材店取藥。每隔大約三個月，寶泉庵便會根據發出的藥籤，統一與華安參茸行結算，由寶泉庵負責中藥費用，不用信眾支出分文，當然也歡迎信眾隨緣樂助。

時至今日，寶泉庵平均一天仍有一人求藥籤配藥。「通常一直看醫生病還未好時，就來求籤。你不要嫌藥少，飲後立刻痊癒，否則為何會有那麼多人來求呢？」感冒時節也會較多人去求藥籤，最多人求內科，兒科及跌打則較少。除了福建人外，也有少部分廣東人經朋友介紹到來求籤，但多數以長者為主。

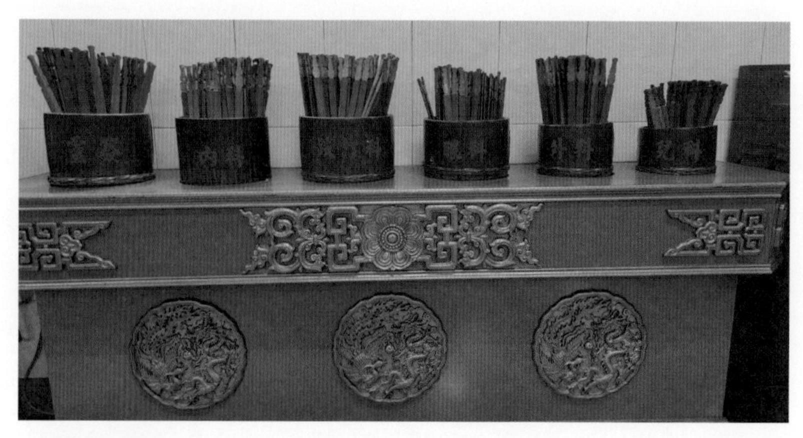

‥寶泉庵藥籤

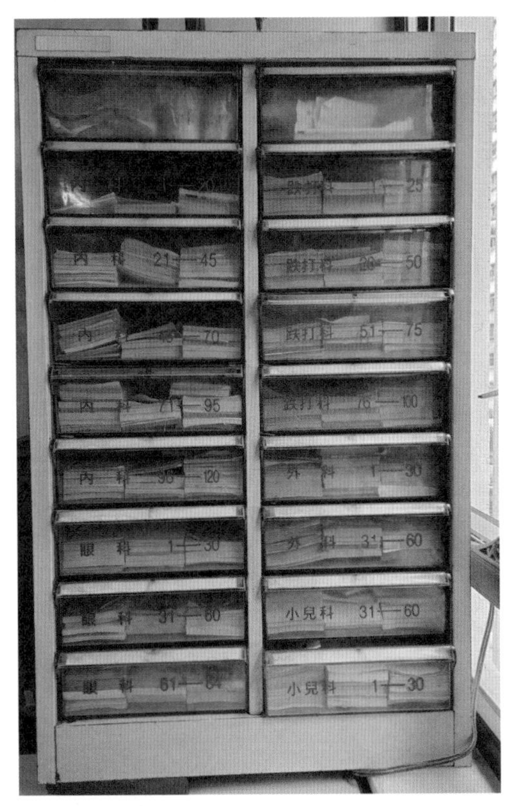

‥寶泉庵藥籤櫃

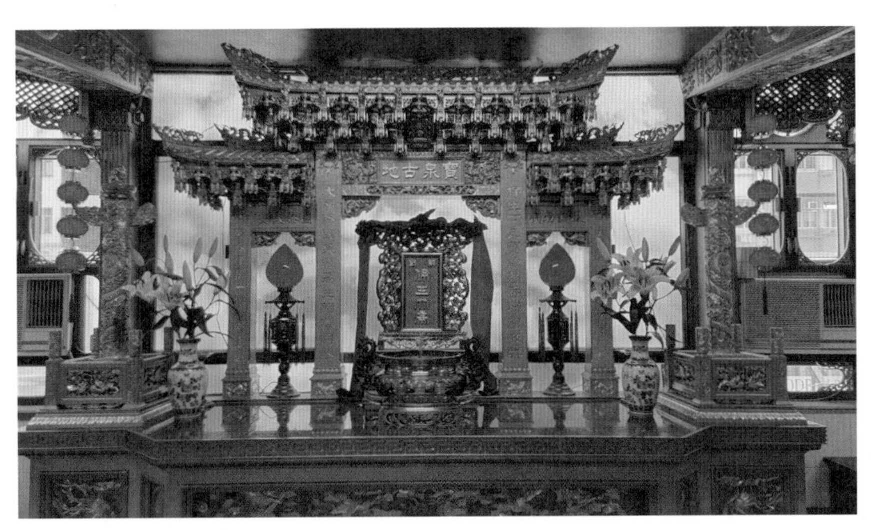

‥寶泉庵

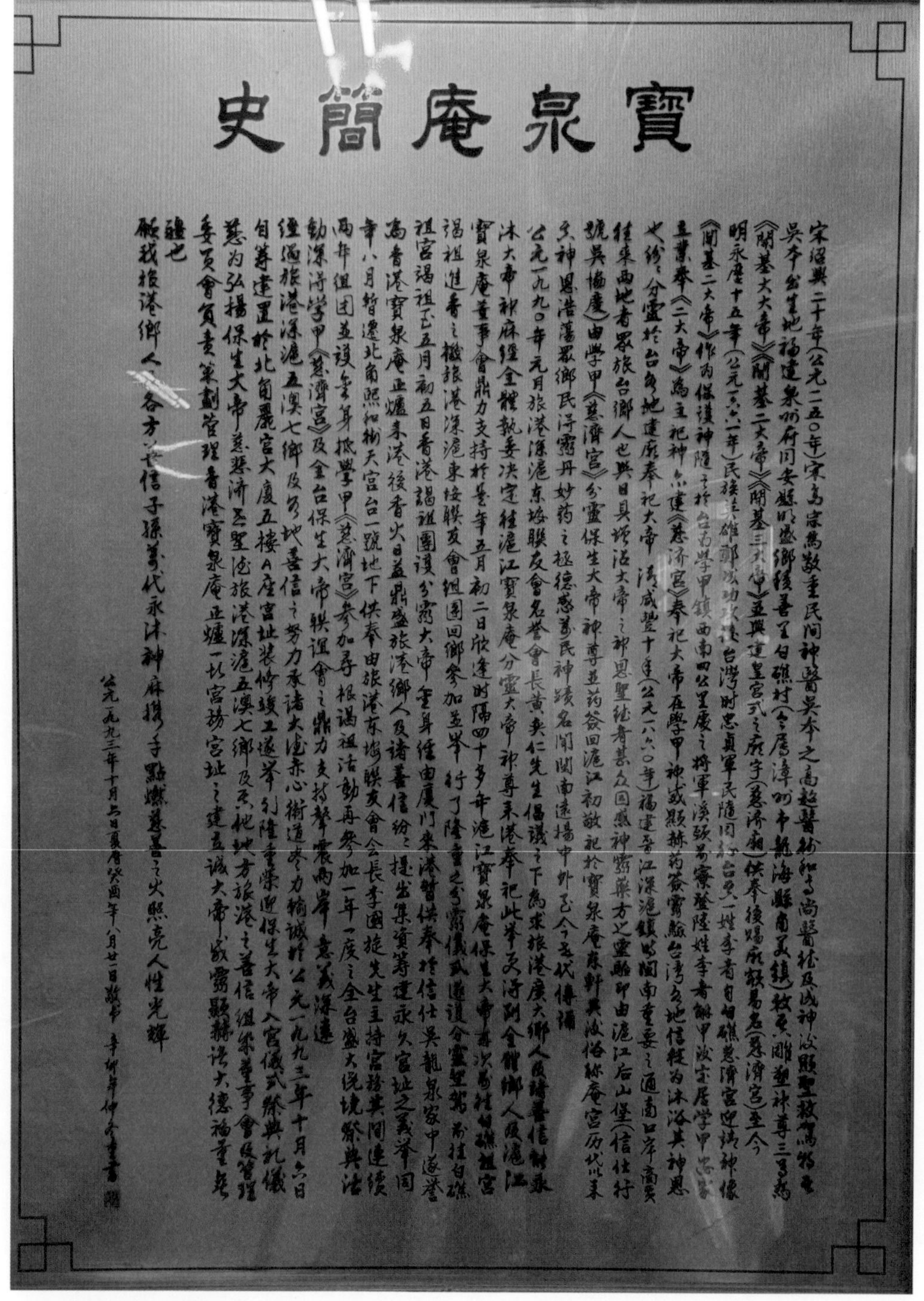

‧‧《寶泉庵簡史》碑額

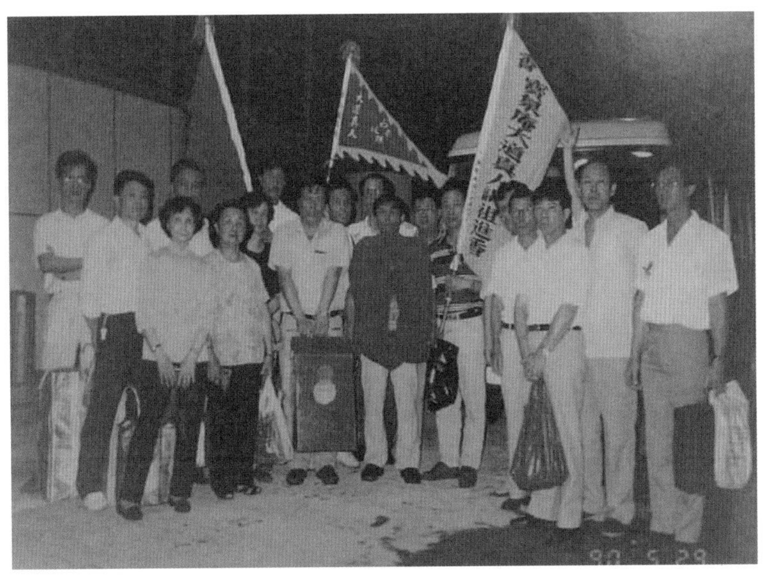

‥1990 年 5 月 29 日，保生大帝神尊、香火順利抵港，全體護駕人員及迎駕人員在尖沙咀中港城恭迎聖駕。(寶泉庵提供)

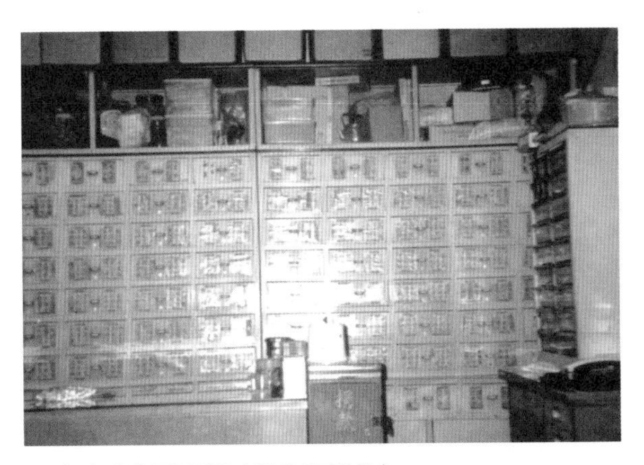

‥寶泉庵內百子櫃 (寶泉庵提供)

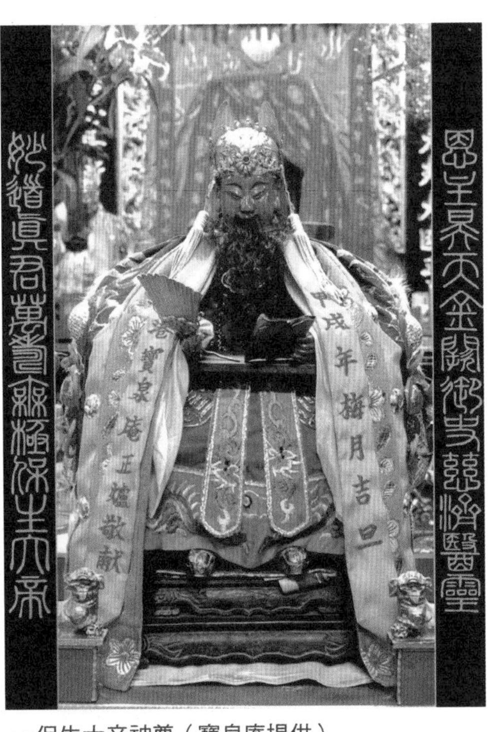

‥保生大帝神尊 (寶泉庵提供)

(8) 華山法壇 (1994)

據官方記錄，早在清代嘉慶年的《新安縣志》記載：自宋代有民居於大嶺山。相傳大嶺山上有一塊石壁，雪白如粉，居於附近的鄉民，便稱之為粉壁嶺。天旱時，鄉民會帶備三牲酒禮，到壁前祈求天降甘霖，據說由於有求必應，鄉民漸漸稱這座山為靈山。港英時期，因華界正位於靈山上，故稱華山。

1949 年前後，大量內地人偷渡來港，當時華山成了他們的中轉休息站，山上每天集結有數千人，他們衣衫襤褸，飢餓難耐，很多不幸於華山離世。鍾官秀（法秀）道長常念此事，立下宏願，渡此苦海眾生，得行善道！

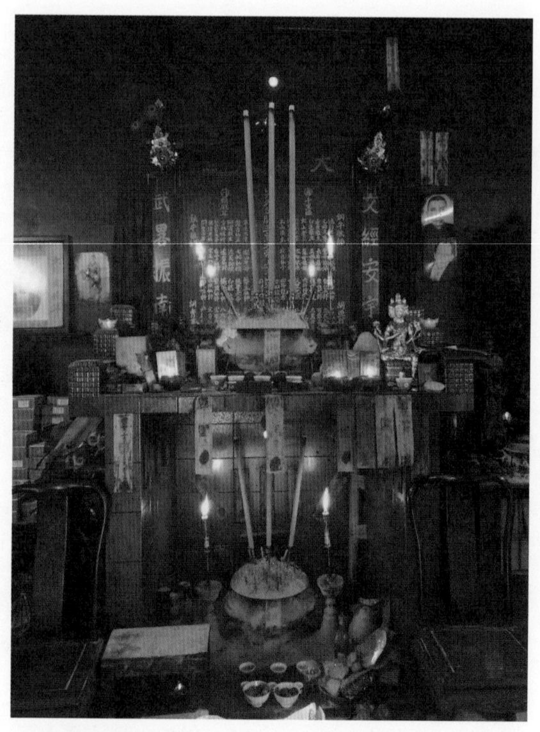

‥華山法壇

1968 年，鍾道長開始學習茅山仙法，師承曾法仁師公、李法成師公。1987 年，他在上水雞嶺村成立茅山真心堂，後來再喬遷往上水華山村。1994 年農曆八月初八，茅山法主寶誕成立華山法壇，法壇原為鍾道長之母親（阿婆）家壇，阿婆修行二十多年屍解成仙！[30]

華山法壇至今近五十年，在 2003 年之前，法壇仍然經常按照師公仙方泡浸萬靈油，又名師公油，主治刀傷、火傷、活血化瘀、埋口生肌，贈送善緣，深受附近村民歡迎。當時有不少移民外地的村民到法壇請幾支萬靈師公油隨行以備不時之需。然而，在《中醫藥條例》實施後，法壇已停止泡浸萬靈油，僅餘下兩筒，現在只派發給弟子。

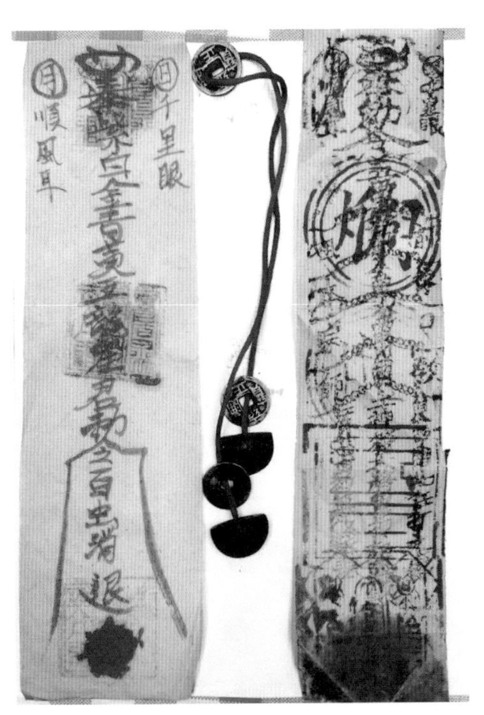

‥華山法壇藥符

30　這是道教神仙法術中一種飛升成仙之法，得道之人遺棄屍體於世間，成仙而去。

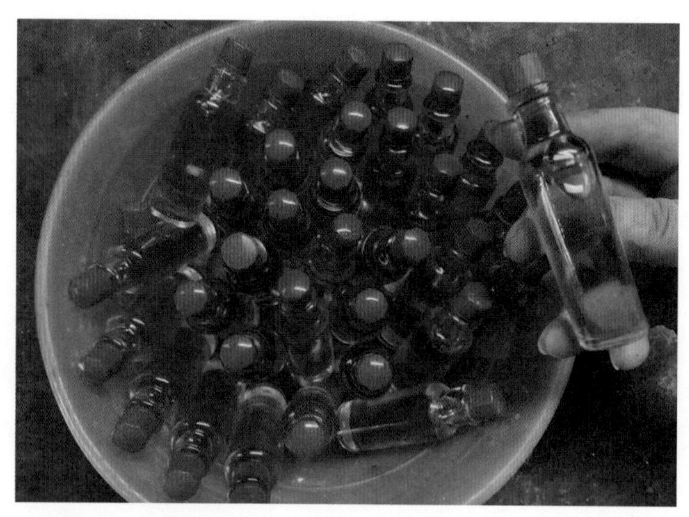

‥萬靈油，又名師公油

鍾道長又廣開法門，常以茅山仙法祝由術，幫助善信解決心靈和身體各種疑難。自 1994 年起，每年農曆七月，廣施濟煉，超度十方有緣到來的陰靈，歷多年來的普濟、煉渡、超幽、往生、投生等不同科儀和法事，超渡大量遊走華山村至深圳河一帶的冤魂及十方眾靈。

關於茅山宗的宇宙創世理論，法壇有如下的看法：

相傳宇宙中的三十六層不同天域，是中國道教上清派茅山宗根據道生萬物的宇宙創世理論而描繪神仙所處的空間。據宋代張君房編撰的《雲笈七籤》卷二十一〈天地部〉，謂道教神仙所居的天界有三十六重！人間屬南瞻部洲，下有七十二地界。

道教三十六天包括上古大神，至三界內外列位仙師法師、陰師先師，以及婆羅門不知姓名的仙師法師，按仙班列序，從左至右，上而下：鴻均老祖、元始天尊、靈寶天尊（通天教主）、道德天尊（太上老君）、白蓮教主、華光大帝、王母娘娘、九天玄女、醫靈大帝、藥王仙師、華佗祖師、觀音娘娘、八大仙師、六壬仙師、恆河沙數眾位仙師法師、幽冥教主、十殿陰師、城隍土地、石爺石母、上茅山法主、下茅山法主眾位師公師娘。上仰三十六天城中通浮世萬象，下澤九幽十冥。[31]

（9）儒釋道功德同修會（2013）

儒釋道功德同修會的成立，起自初期一群篤信赤松黃大仙祖師的弟子及信眾，他們認為隨着社會發展，宗教信仰亦應隨着時代的步伐而變革，必須關心家國事及社會事，故倡議成立一宗教慈善團體，同修功德，達到行善積德、善緣福報的目的。

2013 年 3 月 6 日，儒釋道功德同修會註冊成為有限公司，為民間宗教慈善團體之一。同修會以弘揚中華宗教，行善積德，服務社會，走向群眾為宗旨，追隨赤松黃大仙祖師。弟子除堅守信念，繼續奉行赤松祖師寶訓「普濟勸善」外，更認同儒、釋、道三教之理念，可以相輔相成。

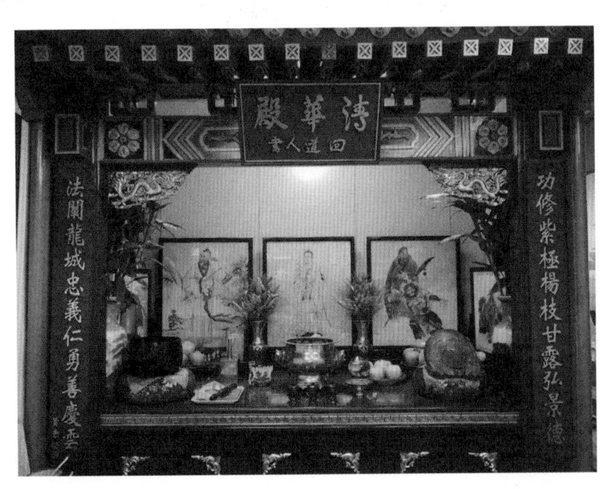
清華殿
回道人書
法闡龍城忠義仁勇善慶
功修紫極楊枝甘露弘景德

‥儒釋道功德同修會清華殿

31《華山法壇口述歷史訪問》。

同修會認為倘能汲取各家所長，認識三教真諦，借鑒其思維方式再結合現代社會特色，面對市民，走入群眾，融合社會，必可創造出一個具有特色及人性化的濟世宗教團體，在劇變的社會環境下，為大眾調節心靈，開拓無限空間，達到「為天地立心、為生民立命，為往聖繼絕學，為萬世開太平」的精神文明至高境界，儒、釋、道功德同修遂由此產生。

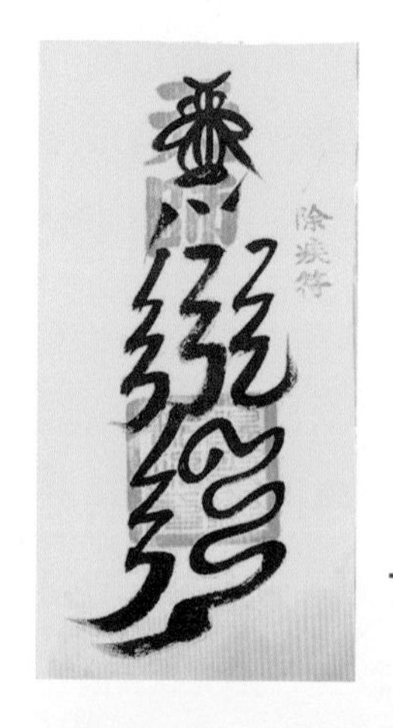

‥除病符／健康符（儒釋道功德同修會）

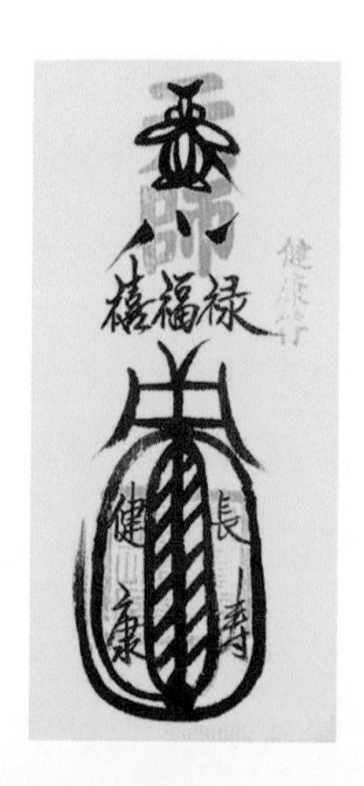

‥除病符／健康符（儒釋道功德同修會）

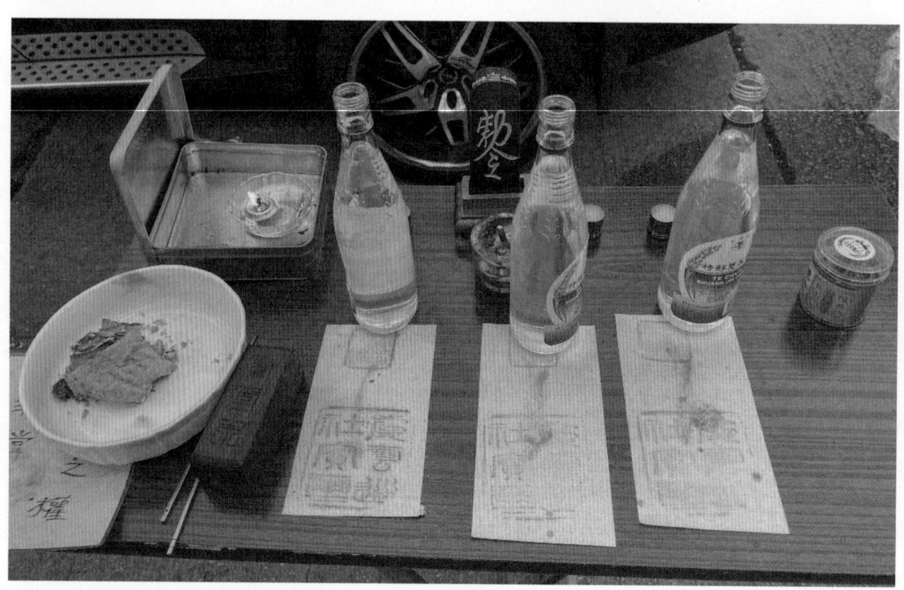

‥按仙聖乩示施行「飛符」之法

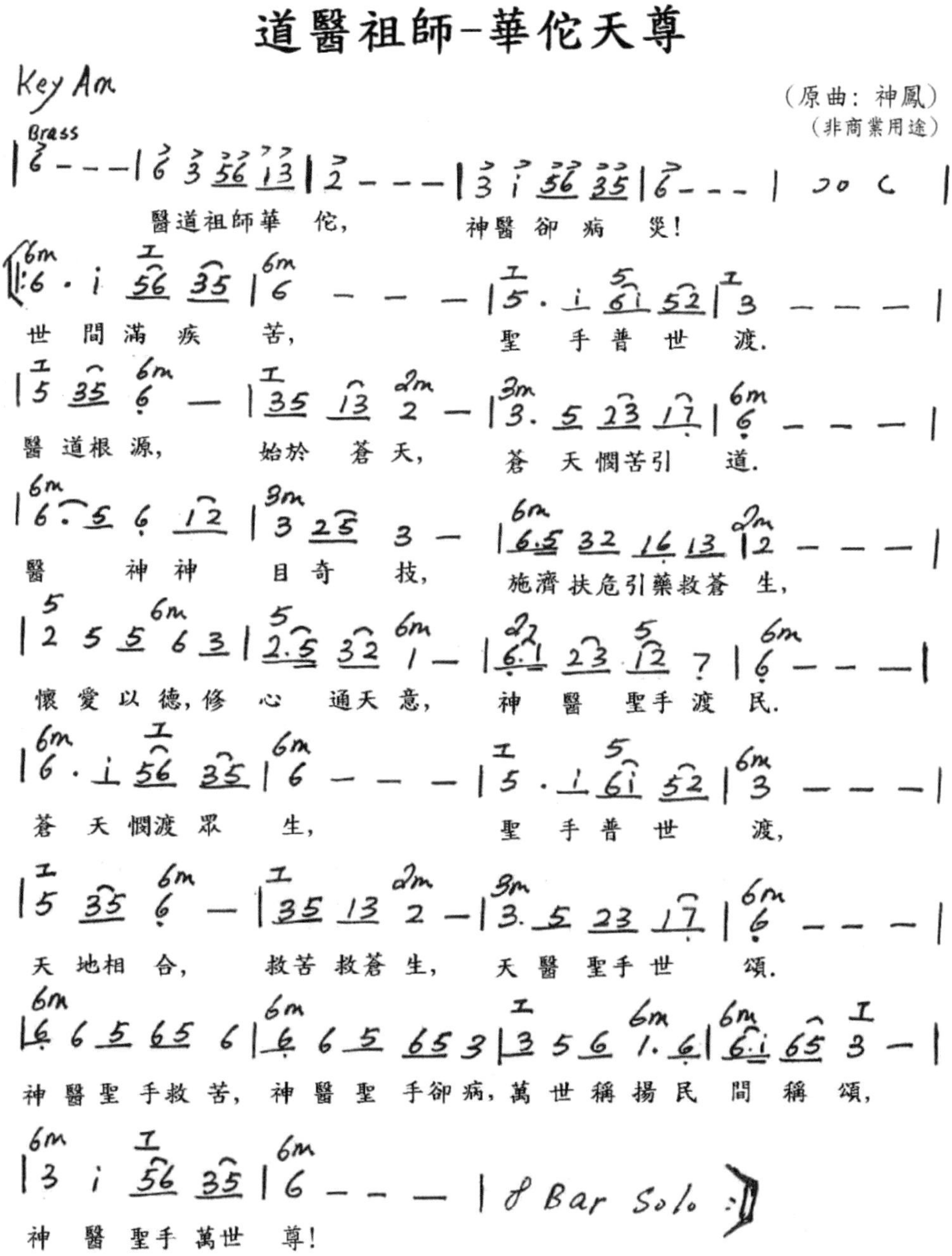

道醫祖師－華佗天尊

Key Am

（原曲：神鳳）
（非商業用途）

Brass

醫道祖師華 佗，神醫卻病 災！

世間滿疾 苦，聖 手普世 渡.

醫道根源，始於 蒼天，蒼 天憫苦引 道.

醫 神神 目奇 技，施濟扶危引藥救蒼 生，

懷愛以德，修 心 通天意，神 醫 聖手渡民.

蒼 天 憫渡眾 生，聖 手普 世 渡，

天 地相 合，救苦救蒼生，天 醫 聖手世 頌.

神醫聖手救苦，神醫聖手卻病，萬世稱揚民間稱頌，

神 醫 聖手萬世 尊！

8 Bar Solo

‧‧華佗天尊歌（儒釋道功德同修會提供）

附錄：香港道醫、中醫、中藥發展大事記

開埠前	居民受華南氣候與風土影響，從生活經驗中累積醫食衛生常識，習慣以地道草藥療治病痛，沿習千百年。
1841	英軍登陸香港島，隨即宣佈香港為貿易自由港。 英軍承諾，尊重傳統風俗習慣與權利，包括可使用傳統醫療方法行醫。
	在黃泥涌西邊山崗開闢墳地安葬在港病故的英軍，即後來的紅毛墳場（現稱香港墳場）。
1842	羅馬天主教會在灣仔開辦墳場。
1843	華人病亡者眾，居民在太平山區建城隍廟，奉祀亡故先友。
1845	自由港政策帶動人口流動與增長，不少船員、苦力等染上性病，港府設性病醫院。
1847	華人商紳興建文武廟，奉祀神靈以外，值理亦兼理中下環地區事務，不時提供贈醫藥服務。
1850	不少英軍患熱病死亡。
1851	廣福義祠落成，作為祭祀亡故華人先友的義莊及彌留所。不時贈醫施藥，提供療養服務。
1852	《文咸填海計劃》是香港第一個正式的填海工程，於上環西部沿岸開闢土地，範圍包括文咸東街、乍畏街（蘇杭街）及摩理臣街一帶，工程完成後，供上環華商作商舖及貨運碼頭之用，漸漸形成南北貨行業核心。填海計劃名稱以當時就任的第三任香港總督文咸命名。
1855	香港發生瘟疫，多達八百人死亡。
1863	陳芬記在牛欄籠（上環華里）開業，初時只經營藥材批發及零售。
1866	華人范亞為等人向政府申請興建中醫院，但因地價及工程費用高昂而擱置。
1867	華陀醫院，位於灣仔石水渠街，同治六年（1867 年）由華人開辦，為附近居民提供中醫服務，華陀醫院內供奉「醫藥之神」華佗，門口有一副對聯：「譙縣表良醫名高東漢，香江崇永祀意及南天」。
1868	第二期填海工程開始，範圍包括文咸西街一帶。
	南北行公所成立，香港第一個華人商業社團，會所建於文咸東街。宗旨是維護同業共同利益、排難解紛、定立行規。成立不久更發展為社區的自治團體，協調地方事務，早期曾設立「水車館」和「更練所」，以防範火災和盜賊。

1869	太平山區廣福義祠被揭發衛生情況惡劣，患病者與死者同處一室，輿論嘩然。
1870	港府同意興建中醫院，批出上環山邊墳地作院址，另撥一萬五千元賭税資助建院。同年頒佈《倡建東華醫院總例》，創辦本地首間華人中醫醫院。醫院尚未落成，創院領袖已在院址附近開設臨時贈醫所，為貧病者提供服務。
1872	2 月 14 日，東華醫院開幕，門診使用中醫診症，施藥亦使用中藥。
	九龍殷商將公秤收益用作區內施藥助殮，是為九龍樂善堂之前身。
1880	首位華人太平紳士伍廷芳獲委任為定例局（立法會前身）議員，向港督提出承認中醫地位，讓中西醫簽發的文檔具有同等效力。
	九龍城樂善堂成立。
	東華醫院醫師陳蓮孫先生招收門徒十人，在院內提供醫事訓練。
	吳子芹先生設立香港天壽堂藥行，製造及銷售姑嫂丸、海狗丸等中成藥。
1881	豬肉行敬送助請華陀醫院經費銀一百二十圓。
1882	衛生工程顧問翟維克（Osbert Chadwick）向政府提交報告，指華人住宅區情況足以在未來引發疫症，必須採取果斷措施。
	豬肉行敬送助請華陀醫院經費銀一百二十圓。燒臘行每年亦助醫藥之費。
1883	政府因應翟維克報告，成立潔淨局（Sanitary Board，市政局前身），繼有《衛生修正條例》加強管制衛生情況。
	憲示《販賣鴉片牌照章程》。
1884	政府實施《香港醫藥登記條例》，規定凡使用西法行醫，必須依法登記。條例第 3 條註明「中醫不受該條例限制」。從事中醫者，只須在稅務局辦理商業登記，職稱為「生草藥販賣者」（Herbalist）。
1885	政府因應翟維克報告，成立土地委員會，評估人口問題的解決方法，最終提出了十九世紀八十年代末的填海計劃。1886 年及 1891 年，完成堅尼地城合共 30 英畝填海工程，向西提供較多土地予華籍居民，不再局限在上環和西營盤一帶。
	唐石昆先生創立誠濟堂，位於中環皇后大道中 180 號，是本港歷史悠久的中藥店。唐氏曾在廣州開設中藥店，與當時的中國官員交往密切，掛於店內的其中五塊牌匾便是清代官員所送贈。
1887	政府因應翟維克報告，通過《公共衛生條例》，成立衛生局，有權進入民居檢查衛生情況及送走傳染病患者。更通過連串《建築物條例》修訂，限制再興建舊式唐樓。
1888	政府提出《收回官地條例》，把原有舊式唐樓收回及拆卸，開闢街道，建下水道等。
	太平山街一帶在一個月內有 450 多人死亡，香港政府封閉太平山街。

1894	核疫（鼠疫）襲港，5 至 10 月，導致逾二千人喪生，本地三分之一人口逃離香港。港府將患者移到躉船隔離治療。華人拒往政府醫院躉船，紛往東華醫院求醫，引起西醫和洋人不滿，要求解散東華醫院，改為「公立平民醫院」，用西法治病。
1896	政府頒佈《生死登記條例》，授權西醫簽發死亡證。政府醫院接受西法治療而死因不明者，必需剖屍驗明是否有傳染病才能殮葬。中醫則無權簽發死亡證。
	東華醫院被指防疫工作不足，《調查東華醫院委員會報告書》建議東華引入西醫服務，並增設永遠顧問。
1897	王老吉在香港文武廟直街（今荷李活道）開設「王老吉遠恒記」，並將「杬線葫蘆」商標在英國所有屬地註冊，是第一個在英國註冊的華商商標。
1901	香港再度爆發核疫，日本醫生在香港捕獲的老鼠身上發現桿菌，始定名鼠疫。
	5 月，政府進行大規模的滅鼠行動。潔淨局在九龍開設辦事處，專門負責對患鼠疫者的屋宇進行清洗工作；並決定在華人聚集的灣仔、鰂魚涌與筲箕灣等鼠疫最盛的地區，派船將患者運往堅尼地城醫院治理，但這一措施因遭市民阻擋而未能實施。結果鼠疫蔓延不止，最終連中環一帶也發現鼠疫。因此，潔淨局嚴格進行清洗屋宇工作，並從外國輸入疫苗，組織所有市民注射。
	11 月 18 日，港督卜力主持東華痘局奠基，作為政府管理的防疫診所。
1902	港府頒行《捕鼠條例》。
1904	香港出現天花症，並成為風土病。
	馬仲如先生來港設立馬百良藥廠，以安宮牛黃丸最為人熟悉。
	嚴永昌醫師在香港創立恭和堂，售賣龜苓膏及涼茶。
1905	有鑒於過往出現多種疫病，社區衛生最為重要，潔淨局與東華醫院協商在港九設東華分院，分別在灣仔大道東二〇五號、西營盤第一街四十二號及九龍城龍津義學。
	林肇春醫師創立天喜堂藥廠，自製天喜丸。
1906	佛山源吉林來港開設分店，銷售自製源吉林甘和茶（盒仔茶）。
1907	港府同意在九龍增辦廣華醫院，並撥出官地及建院基金。
	政府將東華痘局委託予東華醫院專門作為防治天花之用。
	港府從滅鼠入手作為預防鼠疫的根本方針。全年捕獲鼠隻 38520 隻，其中帶有鼠疫病毒的老鼠只有 28 隻，顯示防疫工作取得相當成效。
	郭柱南先生創辦保心安藥廠，在中環利源西街開店，製造及銷售保心安油（藥油）。
1908	1 月首四天，全港捕獲老 466 隻老鼠，並無染疫個案。

1909	天花個案大減。
	余東旋來港開設余仁生藥廠，以自製余仁生金牌白鳳丸、保嬰丹最為馳名。
1910	東華痘局正式啟用，門額刻有：「TUNG WAH SMALLPOX HOSPITAL, A.D. 1910」字樣。東華醫院派出中醫師駐局，以中醫藥治理天花病人及接種牛痘。
1911	廣華醫院落成開幕，是九龍及新界區的第一間華人醫院。
1912	元旦，中華民國成立。
	華商伍耀廷先生創辦香港參茸藥材寶壽堂商會，以鞏固商行間聯繫、促進各地中藥貿易、謀求社會福利、發揚中藥弘效為宗旨。
	11 月，中華民國政府頒佈《醫學教育規程》，中醫藥未列入規程內，大有廢棄中醫之意圖。
1913	香港八家藥材商行致電中華民國政府教育部請願抗議《醫學教育規程》，指「廢棄中醫，即放棄中藥」。
	本年或以前，九龍牛池灣設有中華醫院，設有中醫內科、外科及眼科，並贈送膏丹丸散，惠及貧黎。
1914	雷丹峰醫師創辦香港丹峰中醫學校，採四年制教學，門下弟子有盧覺非等人。
	劉卓凡先生成立香港靈芝藥房，銷售十靈丹、十靈油、疳積散、濟眾水。
1916	廣州李眾勝堂在香港開設分店，銷售保濟丸、勝保油、保和茶等中成藥品。
	潘陸仙醫師出版《醫藥因緣錄》，每冊三毫。
1917	中醫師陳慶保主辦慶保中醫夜校，並自編《傷寒類編》作為講義。
1918	2 月，跑馬地馬棚發生大火災，死傷逾六百人，震驚全港。
	1918 年 10 月 15 日，潔淨局議決通過准許天花病患者在家療理養，染痘症者亦可延中醫調治。
1919	元朗居民以區內無醫院設施，乃集資創辦博愛醫院，秉承「博思濟眾，慈善仁愛」之旨服務大眾，更為貧病者提供免費醫療及賑濟服務。
	廣華醫院增設接生房，東華改良病人床褥等設施。
1920	南北行公所修訂《南北行條例》，供業界遵守。另增聘更練維持區內治安，並置滅火車，作消防工作。

1921	港府批准在下環（灣仔）開辦集善醫所（院）。同年，集善醫院值理開會商討將院務併入東華醫院。
	在港島開設中藥行的梁仁甫道長，得黃大仙指示到九龍竹園「插竹為記」，創辦嗇色園，建院之初以提供中醫贈診藥服務。
	何爾昌先生創辦何世昌藥廠，製造中藥濟世，以小兒八寶驚風散、蔘茸衛生丸、蔘茸寧神丸等最馳名。
1922	海員大罷工，粵港貨運大受影響，中藥材物流亦受影響。
	有隱名善長捐贈五萬餘元，促請廣華醫院施贈中藥。東華總理深感其誠，遂續籌七萬餘元，正式開中醫贈診藥服務。
	廣州陳李濟藥廠司理陳叔平、李朗如來港開設香港陳李濟藥廠，設廠於堅尼地城卑路乍街，經銷追風蘇盒散、附子理中丸、衛生丸等中成藥品。
	唐拾義在香港開設唐拾義藥房，經銷及自製的瘧疾丸、哮喘丸、疳積散等中成藥。
1924	香港參茸藥材寶壽堂商會、香港中藥聯商會捐鉅款支助廣州成立廣東中醫藥專門學校，培養專業人材，為近代中國首批現代中醫學校。及後亦得兩商會長期支持經費。到五十年代，學校改稱廣州中醫藥大學。
	陳伯壇醫師創辦伯壇中醫專校，以工餘時間傳授傷寒學派醫理，並以其所撰《讀過傷寒論》及《讀過金匱》（在港撰成）為教材。其門人包括謝端甫、謝子健、何勵予、黎景芳、羅世民等。
	6 月 19 日，嗇色園成立贈醫施藥局，訂立「分文不取」原則。
	廣東先天道諸道長遷居香港，在西環太白台設立福慶堂，又名香港道德會，以「研究三教聖人精義，宣揚道德、維正人心」為宗旨，間中亦提供贈醫施醫服務。
1925	6 月，省港大罷工爆發，香港南北行業響應歇業，直接影響本地中藥供應及中醫診治服務，影響巨大。又壟斷本地藥材業的「公志堂」，向生藥行及各藥材幫行提出，將「銀期」由 60 天縮為 30 天。
	年底，香港「公志堂」再向藥材買家及各幫行提出加收「出店」伕力費。
	香港南北行街（文咸東／西街）土產雜貨十分興旺，而藥材業務較平淡，僅有兆豐行、昌源行、永豐和、公發源、廣豐和等店號兼營藥材生意。由於內地藥商並無駐港代理，一切買賣均委託該等店號之賣手（行街員）代理，他們包辦書信聯絡和報告行情，從中抽取交易佣金和筆金。當年，皇后大道西 72 號二樓的廣智、南北行公所和慎遠堂等，又稱為「行街館」，是業內「行街員」聚集之地。為便交流行蘇情報，行街員每人向廣智館支付每月一元茶水費，就可每天在會所內聚會，每逢禡期（農曆每月初二及十六日）則舉行聚餐。當時，賒賬期限訂為 45 天，凡有拖欠或撻賬情形，多由廣智館出面處理；若遇特別事故，則借南北行公所開會商議。

1927	1927 年 5 月，香港南北藥材行以義堂商會成立，以維護商行共同利益、彰顯「以義取利」為宗旨。
	7 月，集善醫所歸入東華醫院管理，即後來的東華東院。
	西環福慶堂成立香港道德會，獲香港政府華民政務司核准註冊。
1928	香港中藥聯商會成立，聯合各幫出入口辦莊、歸片分售、生藥行等組成，成員三百餘位，旨在促進同業團結、爭取及維護業界合理權益及開拓市場。
	增邑同人出資在灣仔皇后大道東開辦貧民醫院，聘單樂生為院長。
	中醫師林屋山人出版《本草》。
1929	何近愚、陳鶩楷、麥星階等 80 名先賢，合力在粉嶺籌建道院，取名蓬瀛仙館。立觀以來提供扶乩、藥鐵及贈醫施藥服務。
	國民政府舉行第一次中央衛生委員會議，上海西醫余雲岫等提出「廢止舊醫以掃除醫事衛生之障礙案」。同年 3 月 17 日，全國各地中醫藥界組成聯合會，向南京政府提出抗議。
	廢止舊醫以掃除醫藥衛生之障礙案，引起全國中醫及社會各界關注，並發起捍衛中醫藥行業爭取合法地位和利益。香港中醫師尤列組織中華國醫學會，獲何佩瑜、黎琴石、盧梓登、盧覺非、陳濟民、梁朝浦、李翰芬、林繼枝、陳秩雲、石媲生、廖孟培、弘耀南等響應。
	僑港中醫師公會成立。
	虎標永安堂來港開業，設廠於灣仔道，生產萬金油、清快水、八卦丹等。
	何佩瑜醫師創辦求新中醫學校。
	三十年代，廣東南海茶山慶雲洞的信徒遷到香港營商，在中環居所設「群賢壇」，供奉呂祖仙師。
1930	3 月 17 日，國民政府公佈《中央國醫館組織條例》，全國中醫改稱國醫，業界將 3 月 17 日定為國醫節。
	香港中醫業界發電報，促請廣州社會局撤銷《停止中醫中藥令》。
	4 月，廣州社會局召集各善堂會議宣佈日後贈醫施藥，需停止使用中醫中藥，一律改用西醫西藥。及後香港中醫師多次表達關注及反對。
	承淡安在無錫創辦中國針灸學研究社，香港的盧覺非、盧覺愚、曾天治、謝永光等人先後前往學習。
	廣州位元堂在香港荔枝角開設分店，銷售扶正養陰丸等中成藥。
	韋少伯先生成立佛標二天堂製藥廠，製造二天油、二天膏、癬藥膏及拔毒生肌藥膏等中成藥。

1931	詹保黎醫師創辦廣東中醫研究社，向國民政府教育部登記為中醫藥學校，聘請趙鶴琴醫師任校長，採兩年制教學，收生約三十人。
	陳濟民醫師主辦的王道國醫實習所，學生包括徐子真醫師。該所於戰時毀壞，戰後復課，陳濟民任院長。四十年代末易名王道中醫學院。
	陳李濟藥丸店李寶祥代表出席中央國醫館發起人籌備會。
	香港中醫國醫學會（香港中醫師公會前身）出版本港第一本中醫期刊《國醫雜誌》。
	8 月 15 日，南京「中央國醫館」正式成立。香港中醫師積極籌組成立香港分會。
	九一八事變，香港中藥聯商會發起救亡工作，呼籲購買公債救國。
	10 月 10 日，港九中醫師黃北海、梁潤霖、呂哲公、洪冠洲、楊伯舫、趙子雲、鍾貫之、林繼枝、黎鏡湖、潘孫海、江松石、莊一新、黃景熙、林澤彝、蕭燥殊、梁永年等組辦僑港國醫聯合會，發揚國醫國術。
	香港兩儀軒藥廠經銷自浸藥酒、補酒，及三蛇膽川貝末。
	12 月 17 日，「中央國醫館」焦易堂館長及廣州醫學衛生社潘茂林訪港，香港中華國醫學會設宴招待。
	12 月，香港白喉症流行，到 29 日共發現 72 宗。而發現最近之 24 宗個案竟無華人染病，引起關注，經追查及研究證明，疫症經牛奶供應而引起。
	東華醫院、廣華醫院及東華東院統一管理，合稱東華三院。
	香港道德會得祖師靈感指示，購置屯門郊地創建善慶洞，除殿堂外，另築洋樓靜室作採藥煉丹之地方。
	梁國英藥局在港島開設藥行，先後在港九開設分店，經辦中成藥物。
1932	1 月 17 日，廣東國醫分館成立，香港中醫界尤列、何佩瑜、黎琴石、梁朝浦、陳秩雲、廖孟培、林繼枝、江松石等八人被聘為分館名譽理事。
	灣仔貧民醫院加設中醫贈診，增聘請蔡德芬、何寶生、源若俊、盧香林、梁春蔡、梁以儉醫師分時段應診。
	8 月 2 日，香港中華國醫學會提出本地醫師及藥店應向中央國醫館登記註冊，以維護業界自身利益。
	本港醫師林屋山人刊印《本草新論》。
	9 月 1 日，鄧昆明醫師開辦香港針灸治療醫學院，至香港淪陷時才停辦。
	師承武術名家林世榮之梁永亨醫師，開設嶺南國術社授拳，兼開班教導跌打傷科，至香港淪陷時才停辦。

1933	12 月，本港之中華國醫學會發現國民政府的《國醫條例》大幅刪減國醫業界權益，公開促請「中央國醫館」為全國中醫師力爭一切權限。
1934	2 月，本港盧覺愚醫師，發表〈突眼性甲狀腺腫病針效之研究〉，刊於江蘇《針灸雜誌》，這是香港中醫業界首次公開發表學術論文。
	5 月，盧覺愚醫師開辦實用針灸學社，定期開辦針灸講座，主張中西醫並重。
1935	2 月，〈研究瘋疾委員會報告書〉獻議政府在新界創辦瘋人院，指出瘋疾非流行症亦非風土病或傳染病，現頒行之《瘋症條例》須修改，使得通融辦理。
	盧覺愚醫師成立中國針灸學研究社香港分社，開設針灸專修班，又出版《針灸醫學》會刊（1979 年改名香港中國針灸協會）。
	拳師潘茂容醫師創辦健民國醫學院（健民國醫研究院），設面授及函授班，專研《金匱》、跌打等科。
	香港中華國醫學會的何佩瑜、香港中藥聯商會的劉麗堂、香港參茸行藥材商會的伍耀廷，當選南京「中央國醫館」第二屆理事。
	僑商顏玉瑩先生來港開設公司，製造及發售和興白花油。
1936	潔淨局改組為市政局。
	3 月 16 日，廣東省國醫分館委託香港中華國醫學會為廣東省國醫分館香港代理事務處，處理本地醫師及藥店向中央國醫館辦理登記等事務。
	3 月 21 日，香港中華國醫學會改名中國國醫館香港分館。
	7 月，全國中醫師提請國民政府解釋《國民代表大會選舉法．附表》關於自由職業團體、醫師藥劑師八人之規定，並請交代中西醫法律地位平等之事項。
	省躬草堂正式在大埔設觀，以「省躬行善，藉修外功」為宗旨，並提供扶乩、藥籤、祝咒及一般中醫贈診藥服務。
	盧覺非醫師出版《患痔須知》。
1937	七七事變，抗日戰爭全面爆發。
	抗日戰爭期間，國民政府發行救國公債及郵政儲蓄，香港參茸藥材寶壽堂商會也義不容辭，傾囊認購，數目之鉅，乃當年全港第二位。中央政府題贈「為國節儲」匾額以資嘉獎。
	7 月，天氣酷熱，傳染病肆虐港九。九龍城區發現霍亂，隨即迅速蔓延，旺角、深水埗、油麻地等區。加上國內避戰難民湧入，露宿街頭者眾，加速霍亂傳播，兩個月間多逾千人死亡。直到九月颱風後，經風雨洗刷，及氣溫轉涼，霍亂始得控制。
	僑港國醫聯合會因應國難當前，迅速開辦「國醫國藥傷科速成班」，又編撰《國醫國藥傷科速成學》為教材。

1938	2 月，本港痘症嚴重，拾獲街頭遺遺四十餘具，死者多患天花症。
	3 月，天花蔓延，死亡逾千人，港府通告指示免費種痘。由於難民大量來港，居住環境惡劣，衛生欠佳，加速天花、霍亂之傳播。當時發現疫症 2327 宗，共 1834 人死亡。
	8 月，九龍城、旺角、深水埗等地區爆發疫症，病故者無數。嗇色園大力贈醫施藥。
	阮君實醫師開辦香港光大國醫學院，至 1941 年香港淪陷結束。
	廣州鄧鐵濤、康北海兩醫師來港開辦香港南國新中醫學校，至 1941 年香港淪陷結束。
	曾天治開辦科學針灸醫學院。
	廣東醫學士何仲陶在廣州創辦的中國醫藥研究院，因戰事而遷校至香港，至香港淪陷時停辦。
	因國內戰災難民湧港，使東華三院不勝負荷，董事局請求香港政府幫忙，港府乘機要求東華三院停止中醫服務及引入醫務委員會制度。幾經爭取協調，保留中醫服務，並在政府督導下提供津貼及監管，標誌東華三院運作納入政府體制中。
	「群賢壇」正式以「茶山慶雲洞駐港通善壇」名義設壇渡化。通善壇之名為呂祖所乩賜，取廣渡善人之意，自來興辦贈醫施藥服務，惠澤人群。
1939	8 月，日軍集結於珠江口，準備進攻深圳。香港社會大為緊張，醫藥物資供應亦受影響。
	8 月 20 日，香港中藥聯商會同人發起「八一三」獻金活動。
	廣州黃焯南醫師避居香港，在港重組華南國醫學院，改以私辦形式復課。
	廣東中醫藥專門學校因廣州淪陷，師生遷到香港，得寶壽堂商會支持，在香港跑馬地禮頓山道 37 號復課，周仲房任教務主任。附設函授，曾出版數期校刊。
	廣州李天白醫師來港應診，並開辦肺科研究函授院，自備教材及設儀器供學員臨症學習。
	張思雲先生將廣州宏興藥廠遷至香港營業，設廠自製兒科中成藥鷓鴣菜。
1940	廣東主要縣市相繼淪陷，大量戰災難民湧港，本地人口超過 150 萬，當時對中醫藥業需求極殷切。而東華醫院駐院中醫亦增至 16 名，每日贈診 3 小時，每天數以萬計病人輪候。
	霍亂流行，死亡率高。據醫務處 10 月初的報告，是年本地發生霍亂症共 763 宗，死亡 499 宗，比率達 65%。霍亂流行區域以九龍城最多，計為 460 宗。

	為了應付不絕的求診需要，東華三院主席李耀祥將中醫藥方重編成《驗方集》，將藥方編成固定號碼。其次將藥劑改為研磨粉末，病人改用藥散吞服，免卻煎藥之煩。加上藥粉所需分量比煎藥少，可節省醫院開支，使更多病人受惠。
	李耀祥主席在報章發表《改進中醫藥方宣言》。
	11 月，漸入寒冬，冬季時症如天花、白喉開始流行，政府加速呼籲居民種痘防疫。
1941	2 月 23 日，港九生草藥涼業商聯總會成立。
	4 月，盧覺愚開辦中華國醫學會附設醫師研究所，招收在職中醫師進修，設全科生及選科生。不久因香港淪陷而停辦，至 1946 年中華國醫學會才恢復會務及教學。
	東華東院被英軍徵用為陸軍醫院，提供有限度服務。
	劉耀明先生設立班中八和堂，銷售救急華陀油。
	12 月，香港保衛戰爆發，軍民抵抗十八天，至聖誕節當夜淪陷，日本佔領香港。
1942	香港淪陷，嗇色園贈醫施藥局的服務一度暫停。
	4 月 15 日，潮州商人周亮星先生到嗇色園禮請黃大仙，欲增辦一宮觀，翌月賜名「駐憇亭」。
	7 月成立「總督部香港中醫學會」，訂定中醫資格標準及辦理中醫登記，容許中醫繼續行醫。
	8 月 25 日，駐憇亭更名黃大仙元清閣，提供扶乩和祝由等道醫服務。
	日本稱中藥為漢藥，日佔初期成立「香港漢藥組合」，後由官方明令解散，指令南北行以義堂、寶壽堂、中藥聯商會三行，重新組織為「香港中藥組合」。
	「香港中藥組合」成員包括南北行藥材批發商、參茸行、生草藥行、熟藥行、膏丹丸散（成藥）行業等五個行頭，共三百餘商號、藥廠參加。
	日治政府認為中藥煎煮手續煩瑣，不適合戰時所需，下令取消東華醫院中醫服務。
	抗生素成功研發，加促西醫發展。
	嗇色園守山道長在極艱難條件下，堅持贈醫施藥，救助同胞。
1943	嗇色園的贈醫施藥局正式復開，惟只得施藥服務，善信只得向黃大仙求取藥籤，再領取藥物。

1944	東華三院經費緊絀，只能提供有限度醫療服務。至 12 月，董事局決定停止中醫贈醫施藥服務。
	吳禮和、陳鑑坡、高廉、陸本良等道侶在上環設立香港雲泉分館，設有藥籤服務。
	雲泉仙館改名雲泉佛堂，成立油粥平賣處，以廉價售予貧民充飢。服務維持到 1945 年 7 月 21 日。
1945	8 月 15 日，日本戰敗投降，香港重光。
	僑港國醫聯合會重組，向港府申請復會。
1946	3 月，通善壇得呂祖先師降乩開示：「大軍之後，必有凶年，將見疫癘降臨，蔓延迅速……」弟子依乩方製造「霍亂痧嘔肚痛散」。隨後各處果然有疫症爆發，道壇派發藥散應急，活人無數。
	中國醫藥研究院於跑馬地源遠街 3 號復辦。
	中華國醫學會附設醫師研究所，恢復會務及教學。
	僑港國醫聯合會重組，再向國民政府行政院呈請復會，獲准增加「香港九龍中醫師公會」為名稱，同時獲承認為中央國醫館香港分館。
	8 月，衛生署建議，貧民住區舉行大掃除，殘破樓宇橫街小巷一律清掃。
	10 月，天氣轉涼，天花症增加。
	由原日中華國醫學會和香港國醫公會合併成香港中醫師公會，保留中醫師研究所，然以習醫學者已不限於職業醫師，乃正名為中醫藥研究所，並修訂組織規模。
1947	1 月，統計去年患天花症的死亡率達百分之六十五。
	春，通善壇成立慈善部，秉承祖師濟世救人，設立慈善基金作贈醫施藥等服務。
	南北行公所討論政府徵收新稅問題，戰時商業損失未補，希望政府收回成命。
	3 月，各行業反對「所得稅」開徵聲中，英倫藥商致函本港輔政司，應撤銷成藥稅。
	註冊醫師如濫發衛生證明書或內容不實不盡者，將由醫務局註冊除名。
	6 月，正式向香港政府登記為香港參茸藥材行寶壽堂商會，並由伍于笛先生、羅偉鈞先生出任第一屆理監事長，會員 共 61 位。
	7 月，居民種痘達百餘萬，天花症威脅解除，醫務部報告稱種痘成績良好。
	譚寶鈞醫師創立中國國醫學院，以實用中醫藥配合西方醫學理論為核心。
	譚寶鈞、李雨亭、陳濟民三位醫師創立中國醫藥研究社。

1948	中國國醫學院學院增設一年制函授班。
	唐天寶醫師來港開辦東華醫學研究所。
	蘇天佑醫師創辦香港針灸專科學院，著有《針灸醫學全科》。
	香港政府社會福利署成立。
	6 月 27 日，政府修訂 1935 年的《第 35 號危險藥物（毒藥）條例》，6 月 30 日通過實施。
	夏，香港中醫師公會、香港中藥聯商會及通善壇合辦暑期贈醫贈藥活動，贈送逾萬劑中藥。
	9 月 26 日，政府要求職業社團需於本月內註冊。
	10 月，性病數字驚人，性病治療工作進行甚為積極。
1949	南北行關切恢恢華北地區貿易，表示年來虧蝕嚴重。
	港九中醫師公會成立。
	3 月，中醫界同人合組港九中醫師公會，3 月 15 日舉行第一次同人大會。翌月開幕，聲稱為本港各中醫會聯合組織之統一機構，已獲香港政府批准立案，並經奉國民政府僑務委員會核定。會方又劃一診例，門診一律收費三元。
	4 月，中國醫學院舉辦夏季贈醫贈藥。
	8 月，香港中醫師公會及通善壇舉辦夏季暑期贈醫贈藥。
	東華三院指定專款添置病床被褥，三個月來門診逾六萬人。
	9 月，香港之馬鐵達醫院、國殤紀念醫院合併，正名馬鐵達國殤紀念醫院。
	10 月 1 日，中華人民共和國成立。
	11 月，中央人民政府成立衛生部。
	新中國成立，內地指定由德信行作為內地中藥總代理，並只與香港南北藥材行以義堂商會建立業務關係，凡經銷中國藥材、成藥或藥酒之商行，均須為以義堂會員。
	港府再修訂法例，規定凡在港執業之西醫，須經政府核准發給執照者始得執業，其餘不得擅用醫師或醫務所之名義執業，但中醫除外。
	廣州何濟公藥廠何善緣先生遷香港經營，在深水埗自設廠房製造西藥及中成藥，尤以何濟公止痛熱散最為馳名。

1950	1 月 21 日，衞生局舉辦醫務工作者登記，第二期則為中醫師登記。
	5 月 22 日，港九中醫師公會、香港中藥聯商會、香港南北藥材行以義堂、香港蔘茸藥材行寶壽堂聯合舉行夏季贈醫施藥。
	西區街坊福利會贈醫施藥，籌款救濟調景嶺居民。
	6 月，香港出現肺癆症，港府宣佈隔離治療是防止肺癆蔓延最佳方法，又呼籲市民捐資多建隔離病所。
	9 月，港九中醫師公會創立港九中醫研究院，培育中醫藥界人才。
	徐建中醫師開辦香港針灸醫藥學院，辦學逾二十年。
	羅世民醫師創辦東方中醫學院，教授醫學，翌年取得註冊。羅氏撰有《中醫氣化論》，曾引起業界在報章筆戰。
	港九中醫師公會舉辦贈醫贈藥活動。
	趙勁柏醫師及張震醫師成立津滬國醫診所電療研究學院，在九龍自設中醫學校及中醫院。
	青松觀設館於彌敦道，隨即籌辦贈醫施藥服務。此外，又常年自製呂仙丹、青松露、跌打丸等藥物，免費派贈市民，解救燃眉需要。
	江蘇籍陳養吾醫師來港創辦香港養吾堂藥廠，自製神龍丸、祛風歸地丸等中成藥。
	廣州潘高壽藥廠在香港設廠，自製潘高壽川貝枇杷露、蛇胆川貝液、蛇胆川貝枇杷膏等中成藥產品。
1951	根據統計，1 月香港共發生肺結核、瘧疾、白喉、腸熱症等傳染病例 1460 宗，290 人死亡。而 2 月初傳染病患者就達 203 人，80 人死亡，其中以肺結核患者亡故率最多。傳染病流行，致使同期嬰兒死亡數也有所上升。
	香港中藥聯商會聯合港九八大團體，舉辦夏季贈醫施藥，持續五年。
	政府醫務總監表示，肺癆症是目前香港面對最嚴重的衞生問題，由於香港人口稠密，屋宇擠迫，空氣不潔，病菌容易傳播。
	2 月，香港性病等傳染病流行，經香港病理檢驗所調查，單是 1 月份，性病病例多達 8389 宗，尤以元朗地區最嚴重。調查認為產婦在分娩前後，應該接受更加嚴格體檢及加以預防，否則感染性病會直接或間接地影響胎兒的健康。
	政府計劃擴大學生健康保障。
	梁翰芝醫師開辦香港中醫學院。
	關德興在北角英皇道開辦寶芝林藥局，經營跌打診所，銷售藥酒。
	黃凝鎏成立黃祥華藥廠，自製黃祥華如意油。

1952	6月22日起，通善壇及中醫、中藥三團體，續辦夏季贈醫施藥活動。
	國醫聯合會再提請政府豁免中醫登記費。
	僑港中醫師公會設立附屬中醫學院，培養中醫人才。
	鄧悟隱醫師開辦廣中中醫學院，辦學逾二十年。
	徐漢屏醫師開辦僑港中醫學院。
	中國醫藥研究社改名中國醫藥學會，並定期舉辦醫學臨床講習班及出版《中醫中藥學報》。
	省善真堂（原東莞蓬瀛閣）成立，宗旨是宏揚「修身勵德，奉仙乩訓，以善為根，以正理道行」。隨後組織道教省善真堂慈善組工作隊，推動社會服務發展。
	廣州位元堂總行遷香港營業，製造及經銷養陰丸等中成藥，擴大經營。
1953	德國醫生許米特博士，赴日本學習中醫學，回國時途經香港，並與本地醫師聯繫交流，開啟戰後香港中醫藥界與國際交流管道。
	梁覺玄醫師創辦梁氏高級針灸研究院。
	藍杏春醫師開辦中華痔瘺專科學院，分別於1958年及1959年增設一間診所，著有《痔瘺之治療與預防》。
	廣州陳居霖醫師僑港行醫，開辦現代中醫藥學院，主張中醫藥科學化。學院定期發行《現代中醫藥》月刊。
	3月17日，港九各中醫團體慶祝國醫節，中國醫藥學會發表〈從紀念國醫節，談到中醫教育〉感言。
	東華三院計劃興建大口環護養院。另僑胞骸骨日增，需要擴展義莊空間。
	秋，方德華醫師在港復辦原在廣州的漢興中醫學院，先後設址九龍砵蘭街29號及於廟街93號增設贈醫站。
	張公讓醫師開辦中國新醫藥研究院，曾出版《中醫新醫藥雜誌》。
	10月，范兆津辦香港菁華中醫學院，設址軒尼詩道539號2樓，自資培訓中醫師。
	石硤尾六村大火，香港中藥聯商會參與慈善救災服務。
1954前	崇德中醫學院成立。
1954	上海的陳存仁醫師創辦中國針灸學院，培養人材。及後，歷屆畢業生組織香港中國針灸學會。
	7月，謝永光醫師辦國際針灸研究所。
	9月25日，第一屆全國人民代表大會第一次會議，周澤昭發言，「對於中醫要取其精華去其糟粕，中醫中藥有價值，中西醫應團結。」

	11 月，中國衛生部增設「中醫司」。
	11 月 23 日，穗加強中西醫團結，廣東衛生部召集中西醫開會，號召中西醫學交流，在醫院設中醫科。
	翌月，成立中國醫藥學習研究委員會，明年內準備制定粵產中藥規格，市醫院設中醫科，公立醫院聘請中醫會診。
	九龍中醫師公會籌組中醫藥研究院。
	江蘇籍王緝菴醫師開辦中醫針灸研究學院。
	譚述渠醫師創立中國醫藥出版社，自任社長，聘馮忠效、蔡逢甲為副主任，設址於彌敦道 322 號三樓 A 座。
1955	菁華中醫學院增設學夜間贈診所，長期贈醫贈藥。
	2 月，嗇色園改革園務，贈醫施藥局恢復贈醫。
	3 月，嗇色園擴建贈醫施藥局，9 月竣工。
	4 月 2 至 3 日，張公讓、陳存仁、謝永光、羅世民、譚述渠等醫師代表香港中醫藥界出席日本東洋醫學會第六屆學術大會。
	7 月 13 日，福建發展中醫中藥，提煉中藥精（濃縮中藥）減少煎藥麻煩。
	12 月，中國衛生部成立中醫研究院。
	九龍中醫公會設立中國跌打傷科研究院，由薛桌聖任院長。
	中國醫學院研究院開設痔瘺專科課程，為期九個月。
1956	7 月 17 日，忠一善堂組織季贈醫施藥委員會，贈醫贈藥。
	7 月 17 日，港九中醫師公會、港九中藥同業合辦贈醫施藥，澳門何熙明藥廠響應。
	8 月，嗇色園正式對外開放，藥局業務亦迅速發展，受惠者日增，贈施藥劑量大增。
	秋，北京、上海、廣州、成都成立四所中醫學院。
	9 月，九龍中醫師公會商討籌設中醫學院。
	9 月 15 日，中醫中藥夏季贈診。有跌打業界辦國術遊藝大會為善舉籌款，一連兩晚，假修頓球場演出。
	梁永亨醫師開辦嶺南傷科研究院。
	約本年，僑商呂詠沂來港開辦嶺南藥廠，生產及發售萬應止痛膏、萬應荳蔻油等中成藥。

1957	春，廣州首辦中國出口商品交易會（廣交會），產品包括中藥材及中成藥。
	亞洲爆發大規模的流行性感冒（亞洲流感），香港中西醫診所同時出現長龍。蓬瀛仙館隨即舉辦夏季贈醫贈藥活動，得到粉嶺區鄉事委員會支持，請張少卿醫師主理，合力維持四個月，醫治病症凡四千餘宗，功德無量。
	4 月，油麻地街坊會舉辦贈中醫中藥活動。
	立法局會議首讀《醫生登記法案》，如果通過實行，則各社團診所聘用之未登記醫師，需於 1958 年元旦前解僱，改聘已登記之西醫生，這將直接影響市民衛生健康之保障。本地工人團體、居民會等呼籲政府暫緩執行。
	港九中藥職工總會主席林業東指出，當今中醫中藥日漸衰落，呼籲同人挽救中醫藥危機。
	九龍中醫師公會於晚間開辦會屬九龍中醫學院。
	陳太羲醫師開辦中華中醫學院。
	鄧昆明醫師重辦鍼灸治療醫學院（鄧昆明針灸學院）。
	華南中醫學院（華南痔瘺專科學院）成立，陳復生任院長。
1958	政府發表報告指本地性病傳染減少，而六種傳染病亦未見病例，惟小兒麻痺症增加。
	4 月 16 日，政府修訂《醫生註冊（修訂）法例》，禁止非註冊醫生醫治眼疾，引起中醫業界反響，並向醫務總監提出質詢，又向立法會提呈三項意見，切勿禁止中醫醫眼。
	5 月 16 日，八大中醫藥團體力爭中醫合法醫眼。
	6 月 11 日，立法會通過《醫務（修訂）條例》，明列「禁止刊登廣告宣傳醫眼」，但不限制正統中醫施行非外科治療。
	6 月 20 日，八間中醫藥團體組織中醫藥團體聯誼會，訂定每年六月十一日為港九中醫藥界聯合節。同時編印《港九中醫藥界聲請維護中醫合法醫眼文獻輯錄》。
	聯合國香港協會舉行講座，題為「予中醫合法地位」，指中醫對公眾衛生大有奉獻，過去已有明證。
	香港傷科學院成立，由陳存仁醫師、阮逸雄醫師任院長。學院又定期舉辦行山採藥活動，俾使學員認識生草藥。
	趙少鸞女醫師開辦光華中醫學院，聘王達人任副院長。
1959	6 月 5 日，裕華國貨成立，主要銷售中國土產、藥材、中成藥及民生用品。成立之初，專設百子櫃售賣中藥材，但無駐診中醫。
	承淡安針灸同學會成立。

	陳建邦、盧健榮、區海天等醫師創辦香港外科中醫學院，另於九龍李鄭屋村設平民診所，供學院進行實習。學院又辦外科班、針灸班、針麻班等，從學者眾。
	謝濟民、謝禮卿醫師開辦復旦中醫學院。本科班外，又增辦針灸班、函授班等。
	中國國醫學院學院將函授班擴展為中國國醫函授學院。
	香港中醫師公會增辦設會所，又將會立中醫師研究所正名為中醫藥研究院。
	吳肇鍾、龐熾南等醫師開辦仲景國醫學院，發揚溫病學理。
	約本年，尚有光漢中醫學院之設，曾借用中環夏漢雄健身院作教室，開辦針灸班。
1960	3 月，政府從白喉症死者檢驗出砒素，因此立例禁制使用雄黃，並先後控告多間中藥店藏有第一類毒藥，引起中醫藥界反響，十大團體聯名向政府交涉。
	誠濟堂涉嫌藏有砒素藥物案，獲銷案。
	麥敬時處長鄭重表示，政府無意干涉正統中醫中藥，指出雄黃含有砒素，為了市民健康，應小心使用。
	4 月，政府醫務總監約見中醫中藥代表。
	5 月，《中國新醫藥》第 51 期西醫張公讓先生發表〈五十年來中西醫在香港之消長〉一文，指自從抗生素面世，中醫即屈居下風，加上中藥一天天漲價，中醫業務，一天天萎縮。
	5 月 11 日，醫務衛生處宣佈已將雄黃列入第二類毒藥管制條例，中醫藥界再上書爭取解決辦法。為維護同業利益，香港中藥聯商會聯合中醫藥業八團體，與政府交涉「雄黃事件」。
	6 月，港府藥劑師化驗結果，指雄黃不是毒藥，雖含砒素但見水不溶解，毒素不起作用。政府中醫藥界今後仍可繼續使用。
	9 月 28 日，以義堂提出代收「九八扣」一成會費，作為以義堂福利基金。
	中華中醫學院增辦臨症專題研究組。
	仲景國醫學院於九龍增辦分院，每年暑期另辦短期中醫學講座，推廣醫學。
	嚴君行醫師開辦神州針灸學院（中醫針灸醫學院）。
	李業勳醫師設立國醫藥研究學院，培育後進。查該學院經辦十餘年，頗有活動記錄。
1961	菁華中醫學院增設研究院，課程一年，學員需要寫作論文及進行實習教學，經導師評定合格，頒發結業文憑。

	9 月，馬來亞華醫藥總會到訪香港中藥聯商會。
	10 月 12 日，港府醫務衛生總監正式宣佈持續五十六天的霍亂已經受控。全港霍亂患者共 129 人，15 人死亡，隔離檢查者 731 人，絕大多數是全家被送往隔離。全港居民中接受預防霍亂注射者共達 250 萬人。
	陳鍾示中醫師出版《飲食健康》及《鼻病專冊》。
	謝永光醫師成立謝永光針灸醫學院，教授針灸學外，亦兼設內經專訓班等。
	廣州太和洞藥廠遷到香港開業，銷售久咳丸及腎虧丸等藥品。
	三生中西酒業公司於深水埗成立，自製中藥補酒，銷售鹿茸大補酒、特級人蔘酒、鹿尾羓酒、鹿筋補酒 ，以三鞭酒最為著名。
1963	4 月，中醫在港仍沒地位，業界認為不公平，必須發揚中醫中藥學術爭回榮耀。
	公立診所與社團診所超過八十間，然而門診服務在過去五年增加 79%，仍然供不應求。
	業界認為集中資源才能發揚中醫學術，建議各團體的中醫學院合辦聯合國醫學院，訓練中醫人才。
	4 月，中國醫藥出版社負責人譚述渠醫師向海外中醫藥人士呼籲，維護中國醫藥研究所。
	7 月 24 日，無牌女醫師胡玲被控無牌行醫及藏有第一類毒藥及盤尼西林。
	7 月 29 日，香港中醫師公會之中醫藥研究院員生，聯赴新界實習煮藥。
	7 月 31 日，立法會首讀通過 1963 年《診療所條例》，管制社團及無牌醫生經營的診療所，條例將於 1964 年 1 月 1 日起實施。
	7 月 30 日至 8 月 4 日，港九二十八個街坊衛生教育組主辦街坊醫務衛生教育展覽會。
	9 月 16 日，義大利醫學教授史嘉伯抵港，研究中醫藥，訪晤譚述渠醫師。
	本港藥材市況逐漸復甦，一方面廣州交易會批發價未有繼續變動；另一方面，一般滋補藥材，因季節性旺月已臨，鎖貨量逐步增加，而部分貨品因供應短缺，價格隨而上升。
	以義堂分設藥材、成藥、藥酒三個專業組，並先後吸納正南行有限公司、宏興公司、華通藥業有限公司、泉昌有限公司、華泰公司、泉盛國產醫藥有限公司、佛慈藥廠、德盛行、華人企業有限公司、永聯昌有限公司、四和中藥行有限公司、華源行、英昌行、美香園、德泰源、永生號、裕興行、協昌號、利興行、仁興號、海記、廣福行、聯豐行、國盛行、同福行貿易有限公司、長春藥材有限公司、源興行、德信行有限公司、華興藥業有限公司、華盛國產藥酒有限公司、新豐年貿易有限公司、中慶國產藥品有限公司、大成酒業有限公司、海源參茸藥材行有限公司、恒昌行、中國銀耳公司及淮安田七公司等數十家中藥商號加入為會員。

	11月8日，中華佛教青年會醫療所開幕，長期贈醫施藥，嘉惠貧病。
	12月，霍亂襲港161天後，港澳霍亂疫埠獲除名。
1964	白花油工展會攤位舉行義賣，響應東華三院籌建院舍計劃。
	中文大學趙冰博士建議中文大學辦中醫學院，並設中醫註冊制度。趙冰博士又領導籌設蔚文中醫學院，獲本地及海外機構支持。
	4月，香港參茸藥材寶壽堂商會自置會址於皇后大道西162號四樓。
	6月16日，本港取消霍亂疫埠名稱。
	7月29日，一連十天的第三屆街坊醫務衛生教育展覽會，詳細介紹中國醫藥在各國情況。
	8月，港九中醫公會舉行夏季贈醫藥開幕禮。
	9日29日，林雨、區海天、何煜林、胡雲綽、羅少如、廖木良、陳麗生、彭幹、曾昭明、蔡雖濤、陳太羲、陳祖曦等醫師開辦真元中醫藥研究院。
	越南東方醫藥業團，參觀九龍中醫學院。
	香港中文大學校董趙冰大律師以香港政府輕視中華文化，尤以中醫最受歧視，倡議籌備成立蔚文中醫學院，弘揚傳統醫學，並聯繫本地及海外醫學教授支持。惜趙氏忽然離世，中醫學院未能實現。
	陳太羲醫師開設東方醫藥研究所，自任所長。
1965	5月，中國成立國家科委中醫中藥專業組。
	陳乙燊醫師創辦靈樞針灸研究院。每年夏季舉辦為期兩個月之贈醫贈藥活動。
	東華三院建立黃大仙醫院。
	約本年、展雲跌打健身學院成立。
1966	香港連場暴雨，引發「六一二雨災」。
	3月9日，香港教師會舉辦中醫藥研究講座。
	4月16日，中藥經營困難較少，外銷可繼續增長。
	4月20日，香港中藥聯商會表示本行業業務理想，全年營業額估計七千萬，比一九六四年增加近二千萬元。銷額增加因中藥市價普遍比一九六四年下降。香港南北藥行以義堂商會（會員二十二家），表示內銷顯得有些萎縮，外銷則遠為暢活，佔銷貨總額百分之六十五。
	4月20日，立法會首讀通過《一九六六年藥物及毒物法案》。
	5月16日，報章提出〈香港中國醫藥應受管制嗎？一個與「藥物及毒藥法案」有關的問題。〉

	5 月 17 日，五大中醫藥團體聯呈當局，請尊重中國國粹，對中藥免加管制。
	政府管制藥物及毒藥新法案涉及中藥方面事件。
	7 月 15 日，天德聖教忠一善堂贈醫贈藥。
	7 月 16 日，六大中藥團體發表聲明指出，藥物新法案如不修正，無異摧殘中醫藥文化，對市民健康及成藥外銷有嚴重影響。
	湯漢中醫師開辦守一精神修養學院。
	政府禁制使用罌粟殼。
	元培書院附設中醫藥研究所。
1967	以義堂片面取消香港中藥聯商會「九八扣一成」的權益，並增加多項限制。
	3 月 19 日，僑港中醫公會理事長林雨，駁斥惡意攻擊中醫，有人妄指痲疹死亡率高為庸醫所誤。
	4 月，推動廣華醫院成為教學醫院。
	4 月，政府設老鼠箱一千二個，每天收屍七百，每月解剖五千老鼠，監察黑死病情況。
	5 月 31 日，政府不斷改進醫療服務，維護四百萬市民健康，本年未有霍亂、黑死病等疫症發現。
	8 月，中醫中藥抗英團體致函中醫中藥同業，反對政府歧視政策。
1968	趙少鸞女醫師當選港九中醫師公會中醫研究所所長。
	7 月，港府以趙氏年來推動本地中醫業界發展，貢獻良多，特頒英帝國員佐勳章（MBE），乃業界之第一人。
	8 月 12 日，港九五個中醫團體，就生草藥治骨科問題，反駁兩西醫團體意見，指為具有偏見及攻擊中醫中藥之嫌。
	黃道益醫師開設藥廠自製銷售黃道益活絡油。
1969	2 月 27 日，一女中醫涉嫌替兩女子墮胎被捕。
	7 月，九龍大角咀發現霍亂病症。翌日，香港宣佈為疫埠。
	香港中國醫學研究所成立。該會注重草藥研究，長年編輯中草藥專書，曾出版《中國本草圖錄》、《香港中草藥》、《香港中草藥大全》等巨著，又經常舉辦香港草藥展覽等活動向市民介紹草藥知識。另研究所定期辦有草藥班，至今未輟。
1970	3 月 17 日，各中醫團體歡聚，熱烈慶祝國醫節。
	3 月 17 日，香港南北藥材行以義堂商會註冊成立有限公司。

	3 月 21 日，批評中醫言論引起不滿，中醫藥團體發表聲明反駁。
	6 月 14 日，中國國醫學院院長譚寶鈞應聯合國港協會主辦之海德公園講座邀請，講述〈中醫中藥在日本〉。
	7 月 10 日，香港中藥聯商會註冊成立有限公司，加強推動會務、會員福利、康樂活動，擴大社會服務。
	11 月，台灣中醫藥考察團，訪問香港中醫業界。
	金蘭觀在元朗開設永久壇址，日常開乩濟世，並作贈醫施藥。
1971	6 月 26 日，香港南北藥材行以義堂商會於尖沙咀中國出口商品陳列館，舉辦首屆大型「中國成藥、藥酒展覽」。
	12 月，越南使館委託香港中藥聯商會簽發貿易簽證。
	陳啟仁醫師創辦中國針灸研究院。
1972	4 月，香港佛教醫院落成啟用。
	4 月，國醫藥研究學院，歡宴台灣中醫會代表團。
	5 月 26 日，《憲報》公佈《修改藥劑業及毒藥條例》。
	6 月 15 日，香港中藥聯商會、港九中醫師公會合辦第一屆香港中醫藥展覽會，在大會堂展出四天。中醫部分包括內科、外科、針灸；中藥部分包括南北藥材、生熟藥、生草藥盆栽、參茸名貴藥材等。
	6 月 18 日，發生「六一八水災」，引致多區山泥傾瀉，傷亡嚴重。
	6 月，中醫中藥展覽會捐出千餘元賑濟雨災，響應華僑日報急賑運動，支援六一八雨災。
	6 月及 7 月，以義堂舉辦第二屆「中國成藥、藥酒展覽」，中外人士讚賞中醫中藥迅速發展。
	8 月 14 日，美國 Michigan（密西根州）青年會東方文化考察組邀請香港中藥聯商會在窩打老道青年會舉中藥英語講座。
	9 月 30 日，中醫界舉行國慶歡宴，數百人聚首一堂，與會者談在中國內地旅行見聞，喜見祖國中醫中藥獲重視。
	關根醫師開辦東方針灸研究院，以自編的《新針療法講義》為教材。該校常有海外醫事人員來港追隨研習，而所發之文憑獲美國紐約州承認，發出執業針灸師證明。
	王炳勛針灸函授學院成立。
	燮和堂五寶散藥廠成立，經銷五寶散、五寶丸等中成藥。
1973	7 月，以義堂舉辦第三屆「中國成藥、藥酒展覽」。
	7 月，香港中藥聯商會邀請費子彬醫師主持大會堂中藥講座。

	9 月 5 日，香港中藥聯商會、港九中醫師公會合辦第二屆「香港中醫藥展覽會」，為期七天。
	中醫中藥展覽響應救童助學及濟貧運動，籌得善款近萬。
	10 月，香港首次派代表團赴韓國漢城出席國際針灸學術大會。
	11 月，美國《真實》雜誌的記者麥基越洋採訪了香港醫師，發表了〈針灸能治癒毒品成癮嗎？〉的長篇採訪報道。
	光華中醫學院增辦研究班。
	曾鏗洋醫師與朱晏輝醫師自設曾鏗洋中醫學院，及後增辦分院。
	譚述渠醫師於中國醫藥出版社附設研究中心，提供現代中醫新法針灸及傳統針灸結合之臨床研究及相關教學，設針灸日夜班、中醫研究班。
	麥堅盛醫師開辦麥氏針灸學院成立。
1974	香港中醫醫院附屬學院開辦針灸速成班。
	3 月，革新會促政府承認中醫地位。
	漢生針灸學院成立，辦針灸速成班。
	7 月，香港中藥聯商會成立中醫藥研究小組。
	7 月 17 日，醫務衛生處長蔡永業在立法局引述《醫生註冊條例》時指出，現行法律，醫生註冊主任無權管理使用中國傳統醫藥行醫人士，及其使用的方法。
	8 月，港九中醫師公會邀請趙少鸞醫師在大會堂講學。
	9 月，香港中醫藥業界發起成立國際中醫中藥總會，並於海外設立分會。
	12 月，香港中藥聯商會主持麗的電視「半邊天下」節目介紹中藥常識。
	中國醫藥學會開辦針灸班。
	中國針灸草藥學院成立。
	元果法師創辦佛教福慧針灸中醫學院，院址附設北角報恩蓮社。
1975	中國出版第一部大型中草藥工具書《全國中草藥彙編》。
	1 月，國際中醫中藥總會舉辦跌打骨醫學術研修。
	中藥聯商會頒發獎學金二千元予香港大學陳淑鴻，研究杜仲對治高血壓效果。
	2 月，國際中醫中藥總會，響應黃品卓議員建議，促當局採針灸戒毒法。
	國際中醫中藥總會特設會立國際中醫藥研究學院。

1976	香港國際中醫中藥總會，決設立贈診所造福市民。
	3 月 17 日，中醫中藥總會慶祝中醫節。
	5 月，香港中藥聯商會邀請許鴻源博士主持大會堂中藥講座。
	7 月，藥學博士那琦教授到訪香港中藥聯商會，他提倡確立「本草學」的獨立地位，並且懷抱「傳承本草，應用科學」的理念，提倡國藥現代化。
	8 月，以義堂協助籌組新華中醫中藥促進會，助其註冊及開辦中華新醫學院。
	吳賜福醫師、藍冬青醫師及吳什昌醫師開辦中國新醫針灸院。
	新華中醫中藥促進會增辦中華新醫學院，由林維康任院長、陳炳忠副院長、陳錦洪任教務長。開設針灸班、草藥班、傷科跌打班等。
1977	2 月，香港中藥聯商會通過購置德輔道西新會所。
	3 月，日本九州福岡市藥業商 17 人到訪香港中藥聯商會。
	6 月，日本生藥協會 30 人到訪香港中藥聯商會，參觀大埔草藥園。
	7 月，中華基督教青年會開辦針灸班。
	7 月 16 日，香港中國醫學研究所舉辦「香港華藥展覽」三天。
	11 月，嗇色園興建醫藥局大樓。
	12 月 15 日，香港國際中醫中藥總會募款，開辦夜間贈醫贈藥協助貧病。
	中華中醫針灸研究院成立。
	司徒植醫師創辦中國針灸手力治療學院。
	白展雲醫師創辦中國針灸醫學院。
	雲泉仙館組織冬賑團，派發寒衣、棉被、醫藥給貧苦大眾。
1978	中華中醫藥學院成立，由許仁生醫師任院長、江一葦醫師、李潔梅醫師任副院長。
	中國推拿學院成立。
	港九中華藥業商會元朗分會會立元朗中醫藥學院成立，曾世錟醫師任中醫學院長長、陳保生任中藥學院院長。
	海外神農華藥醫學研究院成立，陳建醫師任院長、林惠賢院長任副院長。
	中國出版的《中醫名詞術語選釋》及《長沙馬王堆一號漢墓出土藥物鑒定》等獲全國科學大會獎。
	3 月 27 日，國際中醫中藥總會鍼灸班開課，日本國際鍼灸理療學校來港參觀研修。

	5月，中國政府落實改革開放政策。
	6月13至18日，香港中藥聯商會金禧紀念，在大會堂低堂展覽廳舉辦第三次中藥展覽，發揚國藥。
	7月7日，中國藥材、成藥、藥酒展覽。
	國產成藥不斷發展，現行銷港五百多種。
	8月1日，港九中醫師公會開展夏季贈醫藥。
	9月，日本鬼木學園第三回參加國際中醫中藥總會研修會。
	12月28日，中國從明年一月一日起，中藥處方用藥計量改制，港澳和海外中醫中藥界得注意。
1979	政府設立《藥劑及毒藥規例》，但不包括中草藥。
	2月，國際中醫中藥研究院招高級班。
	3月2日，國際中醫中藥總會請莊兆祥醫師作「中草藥與內科」專題講座。
	5月，中國成立中華全國中醫學會。
	5月，新華中醫中藥促進會訪穗代表團收穫良好，內地答允借出部分在本港罕見中草藥盆栽，將運港公開展覽。
	6月，香港中國針灸協會組織香港中醫藥代表團訪問大陸，獲各地醫學院及團體接見，兩地反應良好。
	8月1至3日，香港新華中醫中藥促進會舉辦「中國草藥、藥劑展覽」。
	應香港新華中醫中藥促進會之邀，穗醫學代表團抵港訪問。
	9月3日，第一屆傳統亞洲醫學會議，一連五天在澳洲坎培拉國立大學召開，香港中醫師亦有出席。
	10月30日至11月1日，香港大學理學會中草藥研習組舉辦「中醫中藥初探」。
	11月23日，百物騰貴，西藥來價暴漲下，醫藥費相應提高，中醫中藥亦不便宜。
	香港針灸學會設立針灸研究院。
	黎昇先生成立黎昇中藥廠有限公司，購置大帽山地段興建廠房，製造中藥。
1980	楊顯榮博士提出引證，中醫中藥陰陽學説理論，並非玄虛，實有科學根據。中大中藥研究中心，對人參及天花粉進行分解研究，證明中醫藥理論有臨床經驗和實質療效。
	2月，日本新聞界抵港訪問中醫藥鍼灸研究中心。
	8月，深圳經濟特區成立。

	9 月，日本中醫代表團來港，訪問香港新華中醫中藥促進會。
	10 月，在香港絕跡二十五年的瘋狗症捲土重來，一個月內共發生五宗瘋狗咬人案。
	10 月，大馬華人醫藥總會訪港九中醫師公會。
	外國醫學界來港參觀中醫藥針灸研究中心。
	中國新醫學院成立，由陳豐桂醫生任院長、黃鴻醫師波任副院長。
	嗇色園贈醫施醫藥局擴建落成，並正名為嗇色園醫藥局，繼續服務市民。
	飛雁洞成立，屬道教全真龍門派，以「導人向善、造福社群、利陽濟幽」為宗旨。道壇附設中華道教醫學會，日常研究頑疾及中草藥關係，同時提供中醫贈醫、贈診、贈藥，亦為善信扶乩問事治病，並有不定期舉辦大型或戶外贈診活動。
	道壇特別設立「十醫聖壇」，分別供奉：消災延壽藥師如來古佛、神農氏藥王、扁鵲大神醫、張仲景醫聖、華佗神醫、皇甫謐聖醫、葛洪大聖醫、陶弘景聖醫、孫思邈藥王、李時珍藥聖，堪稱為本港最具特色和齊全的道醫壇場。
	大陸改革開放，走私活動日益猖獗。大陸出現個體戶方式銷售中藥材。而各地農民亦將多餘藥材收穫作私人出售，改變中藥材供應鏈出現新現象。
1981	3 月，日本針灸理療師生．來港研修針灸理論。
	6 月，中華醫學會廣東分會組織醫學代表團訪問香港。
	7 月，台灣中醫師公會聯合會訪問團來港訪問中醫藥鍼灸研究中心。
	11 月，中國成立中國中西醫結合研究會。
	11 月，中醫中藥會派代表參加穗醫學年會。
	12 月 12 日，北京中醫學會及中國人工智慧醫學應用學會在深圳舉辦中醫用電診療科學研討會，香港中醫獲邀出席交流。
1982	2 月，台灣衛生署中醫藥委員會，提議有重修《中醫師典》與《中藥典》，函聘國內外知名中醫藥界人士為編輯委員。本港譚述渠醫師膺選《中醫師典》之編輯委員。
	5 月 17 日，起一連六天，中醫師公會在無綫電視節目講解中醫中藥功能。
	10 月 27 日，新華中醫中藥促進會主辦「中醫藥展覽」五天。
	姜明瑞先生創辦百寶堂，銷售龜苓膏、廿四味、五花茶等。
1983	1 月 15 日，廣州中醫學會代表團訪問，在南北行以義堂商會舉行學術報告。
	3 月 13 日，香港中醫中藥人士自費到廣州參觀學習。

	7 月，中醫誇稱包醫皰疹，引起醫藥管理問題，中醫師公會倡應立法管制以提高中醫的水準。
	永惺法師創辦佛教華夏中醫學院。該院持續發展，先後在港九各處增辦分校。
	中國針灸專科學院成立，賴永和任院長。
	聶保永醫師開辦中國醫藥針灸研究院。
1984	廣州醫學院代表團訪問新華中醫中藥促進會。
	9 月，本港國際中醫中藥總會，為日本會友舉行研修會。
	香港中國治脊學會成立。
	盧子龍醫師開辦盧氏中國針灸學院。
	12 月，中、英國簽訂《中英聯合聲明》，落實於 1997 年將香港主權交還中國政府，並宣佈將推出《代議政制綠皮書》。
1985	2 月，醫務衛生署公佈，香港發現首宗「後天免疫力缺乏症」（愛滋病）病例，患者於同月不治。
	香港西貢發現有人種植大麻，且發現未經炒熟之火麻仁可種出大麻，海關正等候律政司指示，是否以有關禁止市民藏有可供種植的火蔴仁種籽。
	中國醫藥學會伍卓琪醫師指出，火麻仁無毒性，各地中醫師均常用作滑腸劑，又云未經科學化驗前不能妄加管制。
	7 月 16 日，世界衛生組織（WHO）在香港召開針灸穴名標準化研究會，港府衛生部門派西醫代表出席。
	9 月，蓬瀛仙館委託上水廣安堂藥行開辦中醫義診服務。
	政府加緊研究如何管制火蔴仁種籽。
	歐家全先生設立製藥廠，自製皮膚水、膚適軟膏。
1986	6 月，國際中醫中藥總會組團赴吉隆玻亞細安參加中醫學術研討會。
	7 月，國際中醫中藥總會在香港青年協會隆亨邨青年中心舉辦中醫藥講座。
	12 月，中國成立國家中醫管理局。
	北京中醫針灸院成立。
1987	1 月，九龍城樂善堂醫療所重建開幕。
	2 月，國際中醫中藥聯會開設中醫藥研究院贈診所。
	3 月，國際中醫中藥聯合會，宴請來港訪問的台灣高雄傷骨科學會黃勝治醫師。

	4 月，中華中醫中藥促進會永遠會長談靈鈞醫師主題本港中醫師專業資格應訂立一致標準。
	9 月 30 日，新華中醫中藥促進會發表對「政制發展檢討綠皮書」的立場建議書。
	11 月，中國成立世界針灸學會聯合會，簡稱世界針聯，總部設於北京。
1988	5 月 16，警方再於新界發現數十株懷疑大蔴樹，及後證實是中藥火蔴仁之樹苗。
	本港發生多宗中藥中毒事件，港府研究立法規管中醫藥問題，成立中醫藥工作小組。
1989	基本法起草期間，第六章第 145 條有關醫療服務的「促進中西醫藥發展」等字眼被刪除。中醫藥界周旋力爭須以法律形式承認香港中醫藥合法性。
	中醫中藥代表團前赴廣州，向基本法起草委員表達意見，爭取《基本法》列明中醫藥地位。
	4 月，中醫藥界聯歡會，談靈鈞呼籲加強團結，爭取九七回歸後的中醫地位。
	4 月，鑒於報章報道有兩名市民服食中藥龍膽草含後陷入昏迷，立法局議員劉健儀質詢政府是否擬管制傳統中醫醫藥界使用和出售作治療用的中藥。
	5 月，兩局衞生事務小組將於數個月內召開特別會議，研究監管中醫和中藥的可行性，並會邀請對中藥有認識的專業人士出席會議。
	8 月，政府成立了中醫藥工作小組，負責檢討香港中醫的執業情況，以及中醫藥在本港的使用情況，並就推廣中醫藥的正確使用和確保中醫藥的專業水準，提供意見。
	9 月政府中醫藥工作小組委託中文大學調查中醫中藥應用情況。
	蘇元元醫師開辦現代中醫進修學院。
1990	2 月 15 日，港督衛奕信爵士巡視觀塘區，走進一間涼茶舖品嚐涼茶。
	4 月 4 日，中國第七屆全國人民代表大會第三次會議通過及頒布《香港特別行政區基本法》，當中第 138 條列明「香港特別行政區政府自行制定發展中西醫藥和促進醫療衛生服務的政策。社會團體和私人可依法提供各種醫療衛生服務。」
	7 月，本港與中國內地合辦，中醫中藥論文獎。
	香港中華文化促進中心與中國內地多家醫學會聯合舉辦「李時珍中醫中藥」學術論文獎。
	10 月，中國召開全國老中醫藥專家學術經驗繼承大會，全國首五百名老中醫藥專家代表正式收徒。

	10 月 28 日，副衞生福利司余黎青萍表示，由於中醫中藥審訂工作複雜，小組參照各地資料研究，工作進度較慢。又表示會加強檢查有問題中藥及檢控非法售賣、製造的商人。
	11 月，日本中部藥業學院訪問香港國際中醫中藥總會。
	11 月，商務印書館出版《中國本草圖錄》，並舉辦中國全國中草藥展覽及專題講座。
	12 月，中醫藥工作小組向政府提交報告，研究監管中醫中藥。
	現代中醫進修學院安排學員到內地市級醫院作臨床實習。
	香港中醫學會成立。
	省躬草堂成立中醫方脈診所，以優質醫藥、低廉收費，服務坊眾及地區團體。
	香港針灸中醫學院成立，盧錦堃醫師任院長。
	12 月，政府依據《醫院管理局條例》成立醫院管理局，負責管理香港公立醫院及診所服務，執行香港政府的公共醫療政策。
1991	1 月，寶壽堂商會改組為有限公司，施展現代化管理，完善會務發展更為完善。
	國際中醫藥學術研討會在香港首次召開。
	6 月，中文大學舉辦「香港中醫藥的現狀和前瞻」講座。
	香港大學專業進修學院開辦一年制的中醫藥進修證課程。
	東華三院屬下五間醫院加入醫院管理局。
	德明書院獲教育司署批准開辦中醫藥課程，是本地首間獲中醫藥課程註冊之學院。
	東井圓林東慈善基金成立，以「贈醫施藥、濟世利民、推廣德育」為宗旨。東井圓佛會以濟公活佛為師，並提供中醫義診施藥服務。
1992	1 月 16 日，衞生中醫藥工作小組發表中期報告。
	黎昇中藥廠在佐敦道 43 號開店。
1993	3 月，蓬瀛仙館在宗潛道長阮公禪興紀念堂自設中醫門診部，繼續贈醫施藥服務，先後由胡炳良、楊廣寧、馮祥安等醫師主理。
	香港中醫學會成立會立中醫學院。
	7 月，佛教法住學會設立香港中醫專業學院，是本地首間與廣東暨南大學合辦全日制中醫課程。
	中國國貨公司與大華國貨合併為華潤百貨，設有中成藥部門。
	北角寶泉庵成立，除了奉祀保生大帝外，亦提供藥籤服務，附設中醫贈醫贈藥服務。

1994	10 月，中醫藥工作小組再提交報告書。
	農曆八月初八，華山法壇成立，除奉祀神靈及研修道法，亦自製萬靈油，贈送市民。
	東華三院大口環護養院翻新，易名東華三院馮堯敬醫院。
	港九中華藥業商會中醫研究院成立。
1995	3 月，中文大學與四川省成都中醫藥大學聯合開辦《傳統中醫藥學》證書課程及《中藥實用知識及技術》課程。
	4 月，政府因應中醫藥工作小組報告書的建議，成立了香港中醫藥發展籌備委員會，負責就如何促進、發展和規管香港中醫藥，向政府提供專家建議。
	現代中醫進修學院在香港教育司署註冊。
	香港中國治脊學會易名香港中醫骨傷學會，重點研究骨傷科學術。
	鄧惠玲醫師開辦惠玲中醫針灸美容學院。
	陳自宏先生創立香港陳老二藥廠，自製滋陰丸、活絡油等。
1996	年初，政府進行全港中醫師登記，共 7500 人進行登記，審核後約有 6000 人獲確認中醫資格。
	香港中文大學中醫學課程工作小組成立。
	香港浸會大學宣佈籌辦首個大學全日制中醫學學士學位課程。
	德明書院與中國醫藥學會合辦中國傳統醫藥課程，在本地授課及考核，並保送參加中國國家中醫藥考試中心及中國國際針灸考試中心之考試，以獲取國家級專業認證。
	華潤百貨將中成藥部門分拆為華潤堂。
1997	3 月，香港中醫藥發展籌備委員會向政府提交首份報告書，分析了香港中醫藥的使用和監管情況，並就如何規管和發展中醫藥提出建議。
	衞生署成立中醫藥事務部。
	香港浸會大學理學院院長吳清輝教授擔任中醫藥課程發展委員會主席。
	10 月 8 日，行政長官董建華在首份施政報告中表示：「為保障公眾健康，我們計劃在下一個立法年度提交條例草案，設立法定架構，以評核和監管中醫師的執業水準、承認中醫師的專業資格，以及規管中藥的使用、製造和銷售。一套完善的規管系統，會為中醫和中藥在香港醫療體系內的發展奠定良好基礎。我深信香港具備足夠條件，能夠逐步成為一個國際中醫中藥中心，在中藥的生產、貿易、研究、資訊和中醫人才培訓方面都取得成就，使這種醫療方法得到進一步發展和推廣。」

	11 月，衞生及福利局局長就香港特別行政區中醫藥的發展，諮詢公眾。
	香港中醫骨傷學會自設香港中醫骨傷學院。
	1997 年開始，蓬瀛仙館自行浸製及派發蓬瀛跌打酒。
1998	香港浸會大學開辦五年全日制中醫學士及生物醫學理學士（榮譽）雙學位課程。
	香港中文大學成立中醫學院，隸屬於理學院。並開辦首屆中醫進修文憑課程。
	香港大學成立中醫藥學院，提供兼讀制中醫文憑、證書課程。
	行政長官在《1998 年施政報告》跟進有關推動香港成為國際中醫藥中心的目標，包括着手研究成立以應用研究為主的中醫藥科研中心。
	謝永光醫師編撰的《香港中醫藥史話》出版。
	香港保心安藥廠榮獲澳洲藥物管理局簽發 GMP 認證，是本港首批獲此證書之中成藥廠。
	培力（香港）健康產品有限公司成立，生產單方濃縮中藥配方顆粒（農本方）。
1999	2 月，衞生及福利局根據籌委會的建議和在諮詢期間所收集到的意見，向立法會提交了《中醫藥條例草案》。
	3 月，香港中醫藥發展籌備委員會向政府提交第二份報告書。為了加強保障市民健康，建議設立法定組織，以規管中醫的執業及中藥的使用和銷售；設立中醫評審和規管制度，包括中醫註冊、考試和紀律，並且為現職中醫提供過渡安排；以及設立監管機制，通過註冊、發牌和標籤制度，規管中藥的製造、銷售、零售和進出口。
	就中醫藥的未來發展，籌委會提議在香港開辦全日制中醫藥教育課程、鼓勵和支持中醫藥的科學研究和發展，及以循序漸進的方式，把中醫中藥納入香港的醫療體系。
	市民和中醫藥業內人士對籌委會報告書內建議的中醫藥發展方向均普遍表示支持 。
	7 月 14 日，立法會通過《中醫藥條例》（香港法例第 549 章），條例將分批執行。根據條例將設立法定機構規管本港中醫執業，以及中藥的使用、銷售及製造。
	衞生署中醫藥事務部負責執行《中醫藥條例》。
	8 月 6 日，政府成立香港中醫藥管理委員會。根據《中醫藥條例》成立，負責實施各項中醫中藥的規管措施。管委會的成員包括執業中醫師、中藥業人士、教育界人士、業外人士及政府人員。管委會下設中醫組及中藥組。中醫組負責制定及實施各項中醫規管措施，包括中醫註冊、考核、持續進修，以及紀律事宜；中藥組則負責推行中藥規管措施，包括中藥商領牌、中藥商監管及中成藥註冊事宜，而衞生署則向管委會提供專業及行政支援。

	10 月 14 日，香港浸會大學中醫藥學院正式成立，並設立教學部、研究及開發部和臨床部。
	香港浸會大學尖沙咀中醫藥診所開業。
	香港中文大學中醫學院開辦首屆中醫學學士課程。
	新華中醫中藥促進會舉辦中醫全科速成班、臨床科面試培訓班、各類專題課程及講座。
	僑港中醫師公會獲香港中醫藥管理委員會認可行政機構及提供項目進修機構，可提供專題式中醫藥學課程。
	香港新中醫學院成立。
	香港針灸學會會立香港針灸醫學院成立，乃政府認可進修機構。
2000	衞生及福利局推出〈醫療改革諮詢文件〉，當中包括如何促進中醫藥的發展，在公營架構內提供中醫門診服務，以及在選定的公營醫院引進中醫藥服務，進行臨床研究、制定治療標準和發展中西醫藥互相銜接的模式。計劃包括在全港 18 區各設有 1 間中醫診所。
	浸大中醫藥學會舉辦第一屆大型中醫藥展覽。
	浸大中醫藥學會主編《杏林新綠》創刊。
	8 月 16 日，《中醫藥條例》第二批條文實施，落實中醫註冊及表列的法定制度。
	香港中文大學中醫學院開辦首屆中醫學碩士（全日制）課程。
2001	東華三院開辦廣華醫院香港中文大學中醫藥臨床研究服務中心。
	香港浸會大學中醫藥學院開辦四年全日制中藥學學士（榮譽）學位課程。
	浸會大學中醫藥圖書館開幕。
	浸會大學中醫學院為醫院管理局藥劑師舉辦中藥基礎課程。
	11 月和 12 月，香港中醫藥管理委員會討論《中藥規例》及《中藥業（監管）規例》草案擬，並通過由衞生福利及食物局連同《中醫藥（費用）規例》草案提交立法會審議。
	12 月 21 日，共 7707 名表列中醫名單刊登《憲報》。
2002	3 月 1 日，《中醫藥條例》第三批條文生效，規管註冊或表列中醫所使用的名銜。
	4 月，蓬瀛仙館添置流動中醫診療車，由胡達輝醫師主理，服務北區及大埔鄉郊居民，每月診症達千人。
	香港浸會大學陳漢賢伉儷中醫專科診所暨臨床規範研究中心。
	浸大中醫藥學院中藥學生編刊《藥引》年刊。

	《中醫藥條例》對中醫註冊實施過渡性安排。在 2000 年 1 月 3 日已在香港執業的中醫，可申請成為表列中醫，並可依據其執業經驗和學歷，分別循三個不同的途徑申請成為註冊中醫，包括直接註冊、通過註冊審核或通過執業資格試。表列中醫註冊資格的評審結果，共有 2543 名表列中醫可直接註冊、2515 名表列中醫須參加註冊審核，以及 2619 名表列中醫須參加執業資格試。
	11 月 29 日，香港中醫藥管理委員會公佈首批註冊中醫名單，共有 2384 名表列中醫獲接納為註冊中醫。
	12 月，三項附屬法例《中藥規例》、《中藥業（監管）規例》及《中醫藥（費用）規例》呈交立法會。
	衞生署設立香港中藥材標準辦事處推行香港中藥材標準（港標）計劃，分階段為常用中藥材制訂標準，以確保中藥材的安全及品質。
	香港大學中醫藥學院增辦中醫全科學士學位課程。
	黎氏藥業成立，以先進科研技術創製現代化中成藥。
2003	1 月 18 日，立法會通過《中藥規例》、《中藥業（監管）規例》及《中醫藥（費用）規例》。
	2 月，廣華醫院接收嚴重急性呼吸系統綜合症（非典型肺炎，SARS）的源頭病人。由於院方採取嚴格的感染控制措施，因此病毒並沒有在醫院蔓延。
	3 月，SARS 病毒在社區持續爆發，東華三院成為政府指定的抗疫運作基地，為廣東省中醫院兩名專家林琳和楊志敏教授提供診症設備、供應中藥及送藥服務，以醫治 SARS 病人。
	疫症期間，蓬瀛仙館響應全城抗炎大行動，捐款舉辦免費中醫師診症及派發清熱解毒飲，又推動鄉郊攜手齊抗炎等大型健康教育活動。
	4 月 7 日，國務院公佈《中華人民共和國中醫藥條例》，定於 10 月 1 日起執行。
	4 月 30 日，《中醫藥條例》第四批條文實施，訂明中藥規管架構，所有中藥材批發商及零售商，以及中成藥批發商及製造商均須遵守領牌管制規定實施。
	衞生福利及食物局局長同時公告，指定 2003 年 12 月 19 日為該條例（第四批條文訂明中藥的規管架構），第 120 至 128、130、162、163、167 及 175 條例開始生效。該等條文涉及規管中成藥註冊的申請、更改及續期和相應修訂的事宜。
	5 月，省善真堂於非典型肺炎疫病期間，派發防炎包予善信。
	5 月 5 日，中藥商發牌開始。香港中醫藥管理委員會實施中藥商發牌制度，凡經營中藥材零售、中藥材批發、中成藥製造或中成藥批發等業務的人士，必須向管委會轄下中藥組申領牌照。
	東華醫院香港大學中醫藥臨床教研中心接受醫院管理局資助，成為首間公營中醫門診。

	東華三院黃大仙醫院香港浸會大學王李名珍中醫藥臨床研究服務中心投入服務。
	6 月 14 日，廣東省中醫院林琳和楊志敏教授在港為 88 名非典患者，共 298 人次進行診治，病人病情均有好轉。兩名專家指本港愈來愈多患者要求接受中醫治療。
	本地的急性呼吸系統綜合症（非典型肺炎，SARS），導致 299 人死亡。
	7 月，內地中華中醫藥學會舉行「中醫藥抗擊非典特殊貢獻獎」頒獎大會。
	食物及衞生局委任醫院管理局逐步在全港 18 區設立中醫教研中心。
	香港中醫藥管理委員會舉行首次中醫執業資格試的筆試及臨床考試。
	浸會大學中醫藥學院第一屆五年全日制中醫學學士及生物醫學理學士（榮譽）學位課程學生畢業，並且全部通過香港首次中醫執業資格試，成為香港本地培育的第一批註冊中醫師，別具意義。
	香港中文大學中醫學院開辦中醫學碩士課程（兼讀制）課程。
	耶魯大學鄭永齊教授發起成立中藥全球化聯盟（Consortium for Globalization of Chinese Medicine）（CGCM），香港浸會大學中醫藥學院為創辦成員之一，大會秘書處在香港大學。
	10 月 9 日，浸會大學中國銀行（香港）中藥標本中心落成啟用 。
	浸會大學中醫藥學院推出《香港中藥材圖鑑》，匯集 500 多種本地常用中藥材的資料。
	浸大中醫藥研究所獲香港認可處授予 ISO 17025 國際認可資格，成為香港首間取得中藥測試認可資格的大學實驗室。
	浸會大學推出中醫醫務社會工作服務試驗計劃，派駐專職中醫醫務社工。
	12 月，香港中醫藥管理委員會中藥組開始實行中成藥註冊制度。
	本地十一個中醫學會合組成香港註冊中醫學會。及後附設會立中醫學院，並獲香港中醫藥管理委員會認可「註冊中醫進修中醫藥學」之行政機構及培訓機構，可為會員提供專業進修機會。
2004	春，連續有市民服用中藥「白英」後出現馬兜鈴酸中毒的個案，病人患上腎衰竭及尿道癌。
	3 月，衞生署發出通知，暫停使用中藥白英和尋骨風。
	3 月，香港中藥聯商會獲香港工業貿易署中小企業發展支援基金撥款資助，與香港浸會大學中醫藥學院合作，展開香港容易混淆中藥研究工作。整個研究項目為期 18 個月，分多個階段推行，包括出版書刊、製作網頁、大型展覽、舉辦講座等。

	5 月 14 日，本地接二連三發生「執錯中藥」引致市民中毒事件，令市民關注中藥的品質及監管是否足夠。根據衞生署資料顯示，由 2001 年至今年三月，該署接獲四十七宗懷疑中藥中毒的查詢或投訴，當中廿九宗可能確實與中藥中毒有關。有中藥業界人士指出，隨着愈來愈多藥店自行北上內地採購中藥，濫竽充數情況愈趨嚴重，除了珍貴藥材外，市民常用的中下價藥材也攙雜假貨，一般普羅大眾根本難以分辨真偽。
	香港中文大學中醫學院開辦針灸學理學碩士（兼讀制）課程及中醫骨傷推拿文憑課程。
	浸會大學與南京中醫藥大學合作開辦修課式中醫學碩士學位課程。
	蓬瀛仙館中藥部登記和應診記錄全面電腦化，達至專業化管理水平。
	省躬草堂中醫方脈診所與香港中文大學中醫學院合作，由駐診醫師「帶教」實習中醫學生。除此之外，亦與香港大學中醫學院中藥配劑部合作，成為學生實習地方。
2005	1 月，《香港容易混淆中藥》出版。
	1 月，配合港府對中醫藥的規管政策，嗇色園中藥局實施改革，沿用多年中藥藥劑施贈改為中藥配方顆粒施贈。仙方贈發服務正式結束。
	蓬瀛仙館中醫部為中文大學中醫學院學生提供臨床實習。
	2 月 28 日起，中醫組正式實施註冊中醫進修中醫藥學機制，並甄選進修機制下認可的「行政機構」及「提供進修項目機構」。
	現代中醫進修學院、新華中醫中藥促進會獲香港中醫藥管理委員會批准成為認可的「行政機構」和「提供項目進修機構」。
2006	1 月，廣東省召開建設中醫藥強省大會。
	11 月 1 日，世界衞生組織就針灸中使用 361 處人體穴位的「取穴定位」，制定了國際統一標準。
2007	由國家中醫藥管理局等 17 個部門和單位主辦，為期三年的「中醫中藥中國行」大型科普宣傳活動啟動，希望通過在全國舉辦多種形式的科普宣傳活動，集中展示中醫藥悠久的歷史、科學的理論、獨特的方法，以及良好的療效，讓整個社會更好地了解中醫藥為中華民族繁衍生息所作出的巨大貢獻，並達致「覆蓋廣、惠及民眾」的目標，獲香港中醫藥界支持。
	廣華醫院、東華醫院、黃大仙醫院為院病人提供中西醫藥治療，開創先河。其後東華東院（2008 年）及東華三院馮堯敬醫院（2009 年）亦引入。
	7 月，由於政府行政架構重組，衞生及福利局改組為「食物及衞生局」。

2008	1月，「中藥商必須領牌」的法例條文，以及「中藥的進出口管制」正式生效。
	蓬瀛仙館更換診療車。增設大埔社區保健中心，由註冊中醫師主理，為普羅大眾提供廉宜而優質的中醫醫療服務。
2009	東華三院王澤森上醫館投入服務，以「中醫治未病預防保健」為宗旨。
	6月，國家首次評選並授予30位中醫名家「國醫大師」榮譽稱號。
	11月13日，香港藥行商會資助於香港專業教育學院（觀塘）成立香港中醫藥信息化中心。
2010	《施政報告》公佈，政府將為推行製造中成藥必須依循「生產質量管理規範」訂定時間表，以提升本港中成藥製造的質量。政府將廣泛諮詢業界的意見。
	11月16日，中醫針灸被列入聯合國教科文組織「人類非物質文化遺產代表作名錄」。
	12月3日，「中成藥必須註冊」的法例條文，及申請「中成藥進行臨床證驗」，或「進行藥物測試」的法例條文開始實施。
	博愛與衛生署合作開展中醫針灸戒煙先導研究計劃，首創以中醫流動醫療車深入社區，為市民提供免費的針灸戒煙服務。
2011	東華三院增添兩間中醫流動診所。
	5月27日，中醫古籍《黃帝內經》和《本草綱目》入選「世界記憶名錄」。
	香港中文大學中醫學院開辦中醫骨傷推拿高等文憑課程入學。
	12月1日，有關中成藥必須附有法例條文訂明的「標籤」及「説明書」的法例條文生效，讓消費者購買中成藥產品時就更有保障。至此，所有在《中醫藥條例》下與中醫藥規管有關的法例條文，已全部實施。
	12月21日，隸屬創新科技署的中藥研究及發展委員會舉行會議。委員會取代了香港賽馬會中藥研究院的平台角色，協助政府就如何有效支援推動研發、檢測及推廣中藥發展的工作蒐集意見。
	12月，中藥研究及發展委員會成立，創新科技署署長擔任主席，成員包括5個政府部門、公營機構的代表、科研專家、中西醫藥業界和業外人士，目的是協助收集持份者意見及更有效地協調推動中藥研發和檢測的工作。
2012	香港中藥材標準辦事處已完成制定200種中藥材標準。此後，計劃每年會繼續為約28種中藥材訂定標準。
	4月，衛生署中醫藥事務部獲世界衛生組織委任為傳統醫藥合作中心，以協助傳統醫藥地區策略在西太平洋區的推展，以及發展及完善傳統醫藥的全球策略。
	博愛醫院世界針灸學會聯合會針灸專科中心設有診療室、艾灸室及針灸室，院方更聘請三位國家資深中醫針灸專家駐診。院方又向世界衛生組織，推薦43種可透過中醫針灸的診治案例，供大會參考。

2013	東華醫院王澤森中醫日間服務中心成立名老中醫傳承工作室，由國家名老中醫實行專科專病臨床教學，藉此栽培中醫臨床人才。
	政府成立中醫中藥發展委員會，提出鼓勵中西醫結合治療以及設立中醫住院服務。
	博愛醫院與世界針灸學會聯合會、中大中醫學院舉行「兩岸四地控煙交流研討會議」，推動中醫戒煙治療。
	2 月，中醫中藥發展委員會成立，由食物及衞生局局長擔任主席。委員會就推動香港中醫中藥業發展的方向及長遠策略，向政府提供建議。委員會由來自中醫、中藥、學術、科研、檢測、醫療等界別代表以及業外人士組成。委員會轄下成立了中醫業小組委員會和中藥業小組委員會。
	香港中文大學中醫學院由理學院轉往醫學院。
2014	2 月，國際標準化組織（ISO）頒佈首個中醫藥標準「一次性使用無菌針灸針標準」。
	博愛醫院、衞生署與內地中國中醫科學院合辦的中醫針灸戒煙計劃，免費為戒煙者提供中醫針灸戒煙服務，於 8 星期內為戒煙者提供 6 次針灸及 4 次專業面談輔導。數據顯示，接受中醫針灸戒煙療程的 1149 名煙民中，有 41.6% 在完成療程後半年內無吸煙，34% 一年內無吸煙。即使戒煙失敗人士於接受治療後的半年內，每天吸煙量由平均 17.9 支減至 7.6 支，一年內由平均 17.9 支減至 8.5 支，顯示成效顯著。
	李甯漢、劉啟文主編的《香港中草藥大全》（兩冊）出版。
2015	2015 年《施政報告》公佈將會籌劃一所由衞生署管理的中藥檢測中心，專責中藥檢測科研，為中藥安全、品質及檢測方法建立參考標準。中藥檢測中心亦會將《香港中藥材標準》及中藥檢測的參考標準推廣成為具權威性的國際標準，推動本港中藥業邁向國際。
	10 月 5 日，中國中醫科學院研究員屠呦呦榮獲諾貝爾生理學或醫學獎。
	以義堂設立中藥專業人材培訓教育基金，推出獎學計劃，支助業內人士及本港三所大學的學生修讀中藥本科謀課程，鼓勵年青一代對中醫藥學的傳承與研究。
	2 月 22 日，國務院印發《中醫藥發展戰略規劃綱要（2016-2030）》，把中醫藥發展上升為國家戰略。
2016	12 月 6 日，中國首次就中醫藥發展發表《中國的中醫藥白皮書》。
2017	五個月內出現五宗病人服中藥黑順片（製附子）後有烏頭鹼中毒，其中兩人更須進入深切治療部。衞生署決定停用同一批黑順片。據了解，有兩名病人未按指示煲藥一至兩小時，以致未能消除黑順片的毒性。
	2 月 25 日，中科院科學家研究了近 8000 種中草藥，其中在近 200 種中藥植物中發現了大量天然抗中風化合物，證實中藥有助中風治療與康復。該項研究成果日前發表在隸屬國際期刊《自然》的《科學報告》（*Scientific Reports*）上。

	3 月 1 日，中國內地《廣東嶺南中藥材保護條例》正式實施。
	3 月，《香港中藥材標準》全套八冊出版，涵蓋了 275 種中藥材的研究結果和標準。
	5 月，兒童中醫健康中心在沙田石門開業。
	6 月 7 日，香港浸會大學中醫藥學院早前分析慢性腎衰病例，顯示以中醫藥治療有效穩定逾八成患者病情。
	6 月 9 日，申訴專員公署指出，本港市面銷售以中藥為主要成分的保健食品，加入小麥、礦物質等成分後，則毋須註冊為中成藥，認為本港規管中成藥產品的機制可能存在漏洞，對市民健康構成威脅，決定主動調查衞生署和食物及衞生局對未註冊中成藥產品的規管。
	6 月 27 日，衞生署早前公佈，兩名中醫師涉嫌處方含西藥類固醇藥膏給病人治療濕疹，病人其後出現副作用。個案已轉介中醫藥管理委員會跟進，考慮是否需要作出紀律處分。
	7 月 1 日，《中華人民共和國中醫藥法》正式實施。
	浸會大學中醫藥學院研究針灸對肥胖人士控制體重的成效，發現每週兩次於腹及腳不同穴位針灸及進行耳穴按壓，8 周後體重平均減少 2.47 公斤，而對照組、即沒有真正針灸的 36 人，可減重 0.54 公斤。
	流感高峰期間，本港 18 間中醫門診的求診人數未見急升，仍有約 2 至 3 成空間處理求診市民。中醫師建議情況非緊急的流感患者，可考慮向中醫求診。
	7 月 21 日，本港流感肆虐，222 名註冊中醫師聯署致函食物及衞生局長陳肇始，建議政府把中醫加入前線抗治流感的隊伍，適當地把公立醫院輪候的流感病患者轉介予中醫診治。
	浸會大學卞兆祥教授發表有關〈浸大制定中藥複方臨床試驗報告指引（CONSORT—中藥複方 2017）〉，在美國《內科醫學年鑒》（*Annals of Internal Medicine*）刊登。
	香港中文大學公共政策研究中心進行本港市民「過去一年曾使用過中醫」的調查，顯示本港市民使用中醫的比例，在 1993 年為 29.4%，2004 年顯著提升到 43.6%，而在 2015 年只稍微上升到 45.2%，反映回歸後中醫服務得到實質性增長，而在 2004 年至 2015 年的 11 年間市民對中醫診療的需求則沒有太大的增長。
	過去的 10 年中醫就診率都無太多增長，但市民實際上對「中西醫的信心差不多」的比例卻有明顯的大幅增加，在 2015 年的調查甚至超過「對西醫較有信心」的比例。調查亦顯示，市民認為「中醫處理普通疾病時較有效」的比例已比過去有明顯增加，而且亦很接近認為「西醫處理普通疾病時較有效」的比例。
	8 月 24 日，中醫師批評原為過渡性質的「表列中醫」制度已實施十七年，本港仍有 2600 多名表列中醫未註冊。多名資深中醫師直言執業試內容偏向「學院派」，部分問題更與醫術無關。
	大批資深中醫在現行制度下慘成「政策孤兒」，要自生自滅，令人心灰意冷。

浸會大學中醫藥學院公佈臨床研究，證實使用蟬花、丹參、川芎及大黃等藥材的「益腎化瘀泄濁法」，對治療慢性腎衰竭患者有明顯療效，七成參與研究的患者在服藥兩個月後，病情有改善，較早期患者的效果明顯。

9 月 9 及 10 日，本港 12 個中藥商會聯合舉辦慶回歸 20 周年中藥博覽，活動設有展覽，使市民認識瀕危中藥材，加深市民對中醫藥的認識，推廣中藥的安全使用和中藥養生之道。

9 月 11 日，浸會大學中醫藥學院在中小學推廣簡單中醫教育，希望加強學生對中醫學科的認識，同時培養學生對中國文化的認識。

食衞局表示，《醫療人力規劃和專業發展策略檢討報告（中醫部分）》指出本港中醫現時出現人手過剩的情況。數據顯示，2012 至 2016 年間，平均每年有 204 名新註冊中醫，而當中只有 80 名來自本地三間大學中醫課程的畢業生，其餘均為在國內大學完成學士課程來港考取執業試及取得註冊。

9 月 23 日，有中藥師團體反映行內人手短缺，每年政府大學合共只有 15 名中藥學學士畢業，未能滿足行業發展需求。香港中藥師協會與香港中文大學合辦免費課程，以提升中藥師行業的質素。

2017 年的《施政報告》中，香港特區政府宣佈在將軍澳預留土地興建中醫醫院。中醫院除肩負推動香港中醫及中藥發展的目標，亦要發揮提供服務、人才培訓及科研等任務。政府亦定出了一個發展框架，要求中醫院要以中醫為主，同時亦要包含中西醫協作的元素。就籌建中醫院方面，政府已邀請醫院管理局協助以招標方式挑選合適的非牟利團體以自負盈虧的模式營運。醫管局現時正協助政府進行中醫院的前期準備工作，首要是確立中醫院將來的營運模式，諮詢及探討工作已經展開，內容涵蓋五個範疇：醫院管治架構、業務模式、運作模式、財務安排及合約管理模式。要構建一所中醫院，最大挑戰並不是在硬件的設計或建築部分，而是要確立一個適當的理念，建立一個完善可行的系統，去確保中醫院能達成所肩負的重任。

中醫藥界批評，《中醫藥條例》成立十八年以來，只側重於監管，卻缺乏發展元素。這個缺陷對業界帶來嚴重打擊和困擾，這些現象歸納為兩大主要原因：一、香港中醫藥缺乏一套發展與規管平衡的政策；二、《條例》本身存在一些結構性的缺陷、誤設的前提及脱離現實的要求。

浸會大學中醫藥學院研究發現，頭皮針灸對自閉症兒童的病情有改善作用。經過 30 次施針後，他們在社交及語言能力方面有改善，而 3 歲前接受治癒最為有效。「原發性自閉症」方面，研究發現，兩歲或之前出現徵狀的兒童，療效較顯著。

10 月 18 日，習近平總書記在十九大報告中提出「堅持中西醫並重」，傳承發展中醫藥事業。

10 月 30 日，中文大學中醫學院，為了讓公眾更認識中西醫學治療和循證醫學，研究所設立的「證視中西醫理」網上資料庫（www.hkiim.cuhk.edu.hk/ceim/tc）已結集二百個醫學相關的臨牀研究及回顧分析，按治療手段及健康狀況作分類，將艱深的研究理論和結果加以簡化和整合，讓有興趣人士更容易掌握中醫及結合醫學的資訊。

	11 月 6 日，中文大學與博愛醫院合作研究，利用「腹針」治療頸痛，療效明顯。腹針是以肚臍為核心，將附近穴位連成一個龜形圖案，稱為神龜圖，治療頸、肩、手、腳痛症。
	11 月 15 日，食衛局建議成立中醫醫院發展計劃辦事處，由 4 名非首長級公務人員及由醫管局借調人員，支援發展辦總監，推動將軍澳中醫醫院的規劃、招標和興建等工作；局方亦建議在食衛局副秘書長轄下成立中醫藥處，處理中醫藥政策事務。五日後，提交立法會衛生事務委員會商討。
	11 月 24 日，浸會大學獲得捐資 500 萬港元，成立珍卡兒中醫透皮治療實驗室，支持該校中醫藥學院研發治療產品、藥物和培訓研究人才。
	11 月 27 日，《施政報告》建議在食物及衛生局下成立專責發展中醫藥的組別，統籌和推進中醫藥發展;積極籌建將軍澳中醫院，並就中醫院管治架構，運作和財務安排等繼續諮詢業界和其他持份者。另外，特首還特別強調致力促進中醫藥發展，使中醫藥在推廣公眾健康服務中擔當更積極的角色。
	12 月 15 日，浸會大學中醫藥學院研究團隊利用具靶向癌細胞的適配子，加上具有高細胞毒活性的天然產物，形成新的腫瘤靶向化合物——「適配子－藥物偶合物」，有助腫瘤治療並減低毒副作用。
	12 月 22 日，衛生署公佈有急性肝衰竭個案，病人曾服食痃風散的藥粉，經化驗後發現藥粉含有未標示的西藥「撲熱息痛」成分，過量服用可使肝臟及腎臟受損。涉事中醫聲稱藥粉是在打磨機溝到西藥成分。
	11 月至 12 月，就香港首家中醫院的籌建和營運，醫院管理局舉行多場諮詢會，聽取中醫藥業界和其他持份者對籌建中的中醫院定位、營運模式等重要問題的意見和建議。稍後再舉辦題為「如何為中醫醫院作人才準備？」的研討會。
2018	1 月 9 日，理大應用生物及化學科技學系轄下的食物安全及技術研究中心，研發了以直接電離質譜方法，於鑑別靈芝和天麻中的主要活性成分中，10 分鐘即可分真偽。
	世界衛生組織（WHO）首度將中醫傳統醫學納入國際疾病分類（ICD）（第 11 版）內。
	3 月，首位港醫師中山開診，組織義診探望孤寡老人。
	3 月 26 日，衛生署表示，中醫師採用的治療方法，應依照傳統中醫藥學為基礎的原則，開出中藥材或中成藥的處方，使用傳統治療儀器或結合中醫藥學理論研製創新的治療儀器，以及不可使用其他的醫療專業法例所涉及的專業治療方法。
	5 月，政府成立了中醫醫院發展計劃辦事處，由張偉麟醫生任總監。辦事處專責醫院的發展規劃及相關招標事宜，轄下設有兩個委員會，將有專家提供意見協助規劃。
	香港中文大學「植物化學與西部植物資源持續利用國家重點實驗室」以科學方法研究中藥古方，發展常規治療以外的藥性補充品，輔助西醫，目前已完成 32 項創新藥方，橫跨內外婦兒、心臟、老人科等。

7月14日，政府預留將軍澳百勝角土地計劃出資興建中醫醫院。

香港中文大學邵鵬柱教授研究團隊，聯同香港大學和廣州醫科大學的研究人員發現，中藥古方「升降散」具有良好的治療流感的效果。

香港浸會大學傳理學院公佈一項調查結果，近七成受訪市民認同中醫治療有效，惟五成人治病時，不一定優先選擇中醫。

香港中醫藥管理委員會制定《中藥材零售商執業指引》，確保有關中藥從業人員具備藥材及其調配的知識，包括審方、調配、發藥等，但其實現時並沒有所謂的中藥師，對中藥配發從業員亦沒有一個註冊制度。

10月10日，《施政報告》指中醫院除提供中醫門診及住院服務外，亦負責教育培訓、創新及科研發展的角色。食衛局指將與大學等機構合作籌備中醫護理課程。

10月22日，漁護署委託香港本草醫藥學會勘查香港的地質公園，發現位於新界東北地質公園景區的鴨洲及吉澳，不但擁有獨特的沉積岩地貌，而且蘊藏豐富中草藥資源。鴨洲四公慎面積，平均每1000平方米就有一種中草藥，密度甚高，雖然該島沿岸幾乎寸草不生，但是仍擁有豐富的中草藥資源，甚為難得。漁護署表示，計劃於兩小島各規劃一條約半公里長的中草藥徑，最快2019年完成。

10月26日，食物及衛生局與國家衛生健康委員及國家中醫藥管理局簽署《關於中醫藥領域的合作協議》，加強雙方在中醫藥領域合作，進一步推動香港與內地的中醫藥發展。

《中醫藥條例》立法近20年，逾八成中成藥仍未獲證冊證明書，申訴署斥食衛局、衛生署責無旁貸。

申訴專員公署主動調查政府對未註冊中成藥產品的規管，指註冊制度至今已推行經8年，其過渡期亦已過3年，但逾1.8萬宗申請當中，僅1539宗能成功註冊（HKC），即成功申請個案不足10%，9成坊間中成藥仍未正式註冊。專員又指，申請個案中，有三分一仍然屬於臨時註冊，當中逾6781宗僅獲「確認中成藥過渡性註冊通知書」（HKP）及58宗「確認中成藥註冊（非過渡性）申請通知書」（HKNT）。而市面上部分持有「確認中成藥過渡性註冊通知書」（HKP）的產品已售近20年，仍未獲正式註冊。公署批評註冊制度進展緩慢、情況惡劣。

中藥業界則指在本港設立實驗室的成本高昂，本港目今只有11間化驗所可提供中成藥測試服務，而衛生署管理的政府中藥檢測中心3年來仍未公佈正式選址。政府的支援措施不足，其規管未能跟上預期進度，在中藥檢測的發展上一再拖延，嚴重窒礙產業發展。

申訴專員又指，根據《中醫藥條例》對中成藥的定義是指純粹由中藥作為有效成分，配製成劑型形式，並有治療或保健用途的專賣產品。然而只要加入其他食物元素後，該產品就變成「不純粹中藥成分」的食品，產品便可繞過規管。顯示《中醫藥條例》存漏洞，敦促政府盡快堵塞漏洞。

	4 月，醫院管理局轄下有 18 間中醫教研中心的門診藥物首次轉換內地供應商。有中醫師認為供應的單味顆粒種類增加是好事；亦有人質疑來自內地的新供應商未有在本港申請中成藥註冊，藥效存疑，業界對此仍意見紛紜。
2019	1 月 4 日，業界對中成藥規管意見頗多，例如「影射藥」模仿古方宣傳；另一則是中成藥一旦加入非中藥，即不屬於中成藥範疇，從而獲豁免註冊；第三則是不要求按中醫醫理作宣傳和指導用藥；也有為機構選用複方或單味顆粒劑而爭議。
	中大中醫學院與醫道惠民醫館及香港中醫骨傷學會合作，以深水埗醫館作為中醫藥的臨床訓練基地。亦提供一般門診服務，特別為殘疾兒童提供中醫義診。
	6 月 25 日，政府推出中醫藥發展基金，為中醫界和中藥界提供五億元財政資助，以推動中醫藥發展，提升業界整體水平，包括培養人才、促進中醫藥科研，支援本地中藥商提升生產質素和水平及按法例註冊中成藥，並加強市民對中醫藥的認識。
2020	香港中醫院校聯席向食衛局長發公開信，促請成立專家小組介入冠狀病毒肺炎治療。
	3 月 2 日，醫院管理局轄下全港 18 區設立的中醫教研中心，改名為中醫診所暨教研中心。在新服務模式下，中醫診所會按籌額向符合資格人士提供政府資助中醫服務，由原有內科門診擴闊至與治療相關的針灸及骨傷及推拿服務，每項按次收費 120 元。中藥處方則而按中醫師臨床判斷，由不多於兩劑增加至不多於五劑。此外，綜合社會保障援助受惠人及 75 歲或以上的高額長者生活津貼受惠人亦將可獲豁免收費。
	香港爆獲疫情，黃大仙元清閣翻查文獻，找得仙方，可防治肺炎。該仙方包括佩蘭、防風、冰片、薄荷葉、荊芥穗、蒼術、高良薑、香茅草，其中冰片作為一個相對昂貴的藥材，帶有寧神、陣痛及消炎的作用，因而隨即大量製作成驅瘟逐疫香囊，贈送給市民配帶在衣服外圍或懸掛在室內，以淨化周圍的空氣，借藥味驅散病菌，不單針對新冠肺炎，亦能阻隔一般感冒菌，並有助提升睡眠質量。本地宮觀道堂隨即響應，分頭製作及派發，持續近半年，累計派送逾三十萬個香囊，功德無量。
	3 月中，國家中醫藥管理局送了一批中成藥連花清瘟膠囊及藿香正氣片給食物及衛生局。食衛局並轉交給香港中醫藥界，轉贈給市民。
	3 月 19 日，香港 50 多個中醫藥團體成立香港中醫藥界抗疫聯盟，派發抗疫愛心包，將一批有助防治肺炎的中成藥連同防疫用品送給市民，名額 5000 個。每個抗疫包內包括連花清瘟膠囊及藿香正氣片兩種中成藥各一盒、外科口罩 5 個及搓手液 1 瓶。
	食物及衛生局禁止將中藥（包括中成藥）帶入隔離營，引起社會回響。及後衛生署刪去將中藥列作違禁物品字眼。並更新指引：帶進檢疫中心的中藥必須由註冊中醫師處方。
	中成藥製造商聯合協會贈防疫包感謝紀律部隊義工。

	4 月 23 日，食物及衞生局宣佈翌日起醫院管理局轄下的中醫門診特別診療服務計劃涵蓋新冠肺炎康復者，其在出院後首六個月內，到有關中醫診所暨教研中心，可接受最多 10 次的免費中醫內科門診復康服務，每次按臨床需要包括不多於五劑中藥。
	香港首間中醫院接受投標，政府一共接獲 5 份申請，最終挑選出 4 名申請者進入下一階段招標，入選者包括仁愛堂、東華三院、香港浸會大學及博愛醫院。
	香港浸會大學、澳門大學等港澳高校被提議參與共建的大灣區中醫藥創新中心項目。
	5 月，本港中草藥專家李甯漢教授研製「如茱萸寶防疫黃金膏」，藉吳茱萸藥性驅散濕邪瘟疫。防疫膏先後製作及派發逾三萬盒，免費提供予本港市民及團體使用，廣澤民生。
	任勉芝、李甯漢編撰的《香港著名中醫人物誌》出版。

□責任編輯：黃杰華
□裝幀設計：簡雋盈 Sands Design Workshop
□排　版：陳美連
□印　務：劉漢舉

醫道鏡詮：香港道醫文化史略

□
項目執行人
林久鈺　羅偉強

□
出版
中華書局（香港）有限公司
香港北角英皇道 499 號北角工業大廈一樓 B
電話：(852) 2137 2338　傳真：(852) 2713 8202
電子郵件：info@chunghwabook.com.hk
網址：http://www.chunghwabook.com.hk

□
發行
香港聯合書刊物流有限公司
香港新界荃灣德士古道 220-248 號
荃灣工業中心 16 樓
電話：(852) 2150 2100　傳真：(852) 2407 3062
電子郵件：info@suplogistics.com.hk

□
印刷
美雅印刷製本有限公司
香港觀塘榮業街 6 號 海濱工業大廈 4 樓 A 室

□
版次
2022 年 7 月第 1 版第 1 次印刷

□
規格
特 16 開（260 mm × 190mm）

□
ISBN：978-988-8808-03-8